BECKER · KREBS UND UNFALL

# KREBS UND UNFALL

Von

Professor Dr. med. THEO BECKER

Direktor der Chirurgischen Klinik
der Friedrich-Schiller-Universität
Jena

Mit 85 Abbildungen sowie 2 farbigen Tafeln
und 22 Tabellen

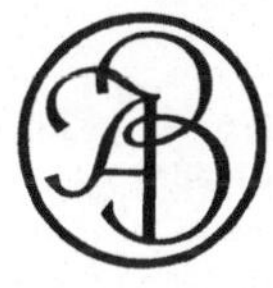

1966

JOHANN AMBROSIUS BARTH · LEIPZIG

ISBN-13: 978-3-642-87239-6 e-ISBN-13: 978-3-642-87238-9
DOI: 10.1007/978-3-642-87238-9


Softcover reprint of the hardcover 1st edition 1966

Lizenz-Nr. 285 125/73/65 ES 17 G

HERBERT UEBERMUTH

in Dankbarkeit zugeeignet

## Vorwort

Als Volkskrankheit ersten Ranges nimmt der Krebs immer bedeutendere Mittel für Aufklärung, Forschung und Behandlung in Anspruch. Je weiter wir jedoch in dieses Gebiet eindringen, um so mehr festigt sich die Überzeugung, daß die fundamentalen Fragen der Ätiologie, der Genese, der Diagnostik, der Therapie und der Rehabilitation noch der Beantwortung harren.

Eine solche Einsicht zwingt dazu, bestimmten Komponenten des vielschichtigen Problems besondere Aufmerksamkeit zu schenken.

Wenn unter der Vielzahl der Geschwulstträger auch solche in der Minderzahl sind, deren Leiden in irgendeiner Weise mit einem Unfall in Zusammenhang gebracht werden können, sind sie doch nicht weniger wichtig. Gerade an ihnen erweist sich immer wieder, wie schwierig es ist, eine Entscheidung zu treffen, die sowohl den Ansprüchen wissenschaftlicher und klinischer Stichhaltigkeit genügt als auch die Forderungen der Verletzten zu ihrem Recht kommen läßt.

Die Bearbeitung solcher Fragen ist um so dringlicher, als sie sich aus der Berührung zweier für die Volksgesundheit gleichermaßen schwerwiegenden Gebiete ergeben.

Daß der Unfall und vor allen Dingen ein durch mechanische Wirkung hervorgerufenes Trauma nicht ursächlich in die Cancerogenese eingreifen, bedarf keiner Erörterung. Gelegentlich entwickeln sich aber auf dem Boden von Unfallfolgen ohne das erkennbare Mitwirken cancerogener Noxen maligne Tumoren, die ohne die Verletzung aller Wahrscheinlichkeit nach dort nicht entstanden wären. Ähnliche Bedingungen treffen aber auch für die meisten Spontantumoren des Menschen zu, deren überwältigende Zahl die wenigen, durch spezifische Cancerogene erzeugten Geschwülste weit hinter sich läßt. Soweit wir das zu überblicken vermögen, gehen sie aus einer völlig unspezifischen Praecancerose hervor.

Die Analogie zum Komplex Krebs und Unfall wird offensichtlich, wenn man berücksichtigt, daß auch die Unfallfolgen den Boden für solche chronischen Reizzustände des Gewebes vorbereiten können. Diesen und eine Anzahl weiterer Faktoren auf die Zusammenhangsfrage übertragen, führt uns zu der Auffassung, daß auch der traumatogene Krebs den gleichen Gesetzen unterliegt, die für die kausale und formale Genese der Spontantumoren verbindlich sind. Unter diesen Gesichtspunkten wurde die Monographie aufgebaut mit dem Ziel, dem ärztlichen Gutachter ein Ratgeber zu sein. Darüber hinaus bestand die Absicht, dem Studierenden aus der Sicht des Chirurgen einen Einblick in die Vielfalt der Cancerogenese zu geben und ihm das Verständnis für Zusammenhangsfragen der beiden wichtigen Gebiete der Traumatologie und der Onkologie zu erleichtern. Schließlich dürfte auch der klinische Assistent Interesse an Vorstellungen nehmen, die das Krebsproblem unter dem Leitgedanken der Praecancerose betrachten. Denn daraus ergeben sich meiner Meinung nach die wichtigsten Gesichtspunkte für die Prophylaxe.

Die Anregung zu dieser Schrift verdanke ich meiner früheren Tätigkeit an der Leipziger Chirurgischen Universitätsklinik, die den Grund für die Neigung zur Traumatologie gelegt und das Verständnis für Behandlung und Rehabilitation der Krebskranken geweckt hat.

Der wissenschaftliche Zeichner, Herr Horst SCHMIDT, Halle, hat sich mit großem Einfühlungsvermögen der bildlichen Darstellung angenommen. Ihm und meinen Mitarbeitern, vor allem den Herren Dr. Hermann OSWALD, Dr. Klaus WINNEFELD, Dr. Karl-Gerhard VOIGT, meiner Sekretärin, Frau Ilse WEBER, und der Leiterin des Fotolabors der Klinik, Fräulein Sieglinde WAGNER, habe ich für ihre Unterstützung herzlich zu danken. Schließlich ist es mir ein Bedürfnis, dem Leiter des Verlages Johann Ambrosius Barth, Herrn Fritz SCHUBERT und seinen Mitarbeitern meinen Dank dafür zu sagen, daß sie meinen Wünschen in großzügiger Weise nachgekommen sind, mich durch zahlreiche Anregungen unterstützt und dem Buch eine so schöne Austattung gegeben haben.

Jena, im Oktober 1965. THEO BECKER

# Inhaltsverzeichnis

# I. Einleitung

Die Erfahrungen der Klinik bösartiger Geschwülste und die Erkenntnisse der Traumatologie sprechen dagegen, daß ein Unfall zur unmittelbaren Ursache für einen Krebs werden kann. Darum ist es müßig, gegen das Phantom einer nie ernsthaft diskutierten direkten Kausalität zu polemisieren und auf die unfreiwilligen Experimente großer Kriege, auf die Vielzahl von Verletzten bei Betriebs-, Verkehrs- und Sportunfällen, ja sogar auf den chirurgischen Eingriff hinzuweisen.

Andererseits ist diese Ablehnung des direkten ursächlichen Zusammenhanges nur im Sinne der Verneinung echter Cancerogenität mechanischer Noxen zu verstehen. Sie wäre gegeben, wenn etwa ein Stoß oder ein Schlag einem Äquivalent cancerisierender Strahlen oder krebserzeugender chemischer Substanz entsprechen würde. Daß dies nicht der Fall ist, bedarf keiner Erörterung. Wohl aber ist die Feststellung angebracht, daß beliebige Noxen einschließlich der Cancerogene, so heterogen sie sein mögen, stets ihre Wirkung in einer Traumatisierung der Zelle ausüben und so den Anstoß zur malignen Entartung geben können, ohne selbst notwendigerweise spezifisch cancerogen zu sein. Denn wenn ein hauptsächliches Merkmal des Krebses die Destruktion ist, kann auch die Gewebsdestruktion im Spezialfall zum Ausgangspunkt der Entartung werden.

Aus der Sicht des Themas entsteht damit die Frage, innerhalb welcher Grenzen eine physikalische oder chemische Noxe und vor allen Dingen eine mechanische Alteration überhaupt befähigt sind, den Vorgang der malignen Entartung einzuleiten. Man wird diese Frage, um die Antwort vorweg zu nehmen, im Prinzip bejahen müssen. Ob man den erwähnten Noxen aber einen größeren Wert als den einer Gelegenheitsursache beimessen kann, ist sowohl eine Frage der Quantität als auch der Qualität, die nur von Fall zu Fall entschieden werden kann.

In diesem Sinne gibt es Beobachtungen, die eindeutig für einen Zusammenhang sprechen. Sie erfüllen alle Bedingungen, die man billigerweise an sie stellen muß, um zu einer positiven Beurteilung zu gelangen, indem das Trauma als Folge eines Unfalls sich in die Reihe synergistischer Faktoren so zwanglos einfügt, daß erst seine Anwesenheit die Kausalkette schließt.

Wenn solche Ereignisse auch relativ selten sind, sagt das nichts über ihr Abweichen von einer Regel aus, der die Cancerogenese, wo immer sie abläuft, unterliegt. Diese Regel läßt sich aus der Erfahrung vielfältiger klinischer Beobachtung ebenso ableiten wie aus dem Experiment, und sie muß auch als Maßstab für die Beurteilung traumatogener Tumoren gelten.

Um zu prüfen, ob ein Unfall den Anstoß zur malignen Entartung geben konnte, müssen in erster Linie die Kenntnisse, die uns aus der Klinik der sogenannten Spontantumoren geläufig sind, herangezogen werden. Dies zwingt unter anderem dazu, die Tatsache zu berücksichtigen, daß solche Geschwülste immer auf dem Boden einer Praecancerose entstehen. Nimmt man außer dem Erfahrungsgut mit der Klinik spontaner Tumoren das Wissen über die Entstehung von Berufskrebsen hinzu, so zeigt sich, daß auch sie, unabhängig von der Qualität des jeweils ursächlichen Agens, stets von einer Praecancerose eingeleitet werden. Selbst die Ergebnisse des Experiments, die unter denkbar günstigen Bedingungen zustande kommen, weisen in die gleiche Richtung. Darum darf ein so wichtiger Fakt bei der Besprechung des Zusammenhanges von Krebs und äußerer Gewalteinwirkung nicht ausgelassen werden, weil er den Angelpunkt des Problems darstellt. Er führt zu der Feststellung, daß auch der traumatisch bedingte Krebs seine Praecancerose hat. Daß aber nicht jede Verletzung zwangsläufig zur Praecancerose führt, steht ebenso fest wie die Tatsache, daß nicht jede Praecancerose zum Krebs wird.

Soll in folgendem auch unter Trauma vorwiegend das Ergebnis einmaliger, von außen kommender, mechanischer Gewalteinwirkung im Sinne der Unfallfolge verstanden werden, so schließt das Thema dennoch Schäden chemischer, thermischer und aktinischer Natur ein, weil sie nicht selten mit der ersten kombiniert auftreten. Die Erörterung der exogenen Beeinflussung existenter Malignome oder Praeneoplasien kann ebenfalls nicht unberücksichtigt bleiben.

Mit Absicht soll das Wort Krebs seinem ursprünglichen Begriff entsprechen und nur das maligne Wachstum epithelialer Herkunft bezeichnen. So wichtig die Besprechung der Sarkome ist, sie müßte den Rahmen dessen sprengen, was darzustellen beabsichtigt ist. Zwar gehören sie untrennbar zu den bösartigen Geschwülsten, doch repräsentieren sie eine Gruppe, deren Beziehungen zum Unfall nicht immer auf der gleichen Ebene liegen.

Soweit das für die Erörterung des Zusammenhanges nötig ist, muß die Theorie der Cancerogenese gestreift werden. Ferner muß der Schilderung der Kasuistik genügender Raum vorbehalten bleiben, denn die Zahl der tatsächlich repräsentativen Verknüpfungen ist gering genug, um dem Einzelfall Beachtung zu erwerben. Sie sind aber, wie sich zeigen wird, in Entstehung und Verlauf keineswegs so abartig, daß es nicht möglich wäre, sie in das Gebäude der klinischen Vorstellungen über die Cancerogenese einzuordnen.

Die Besprechung des Zusammenhanges von Unfall und bösartiger Neubildung liegt zwar vorwiegend im Interesse praktischer Fragen der Begutachtung, dennoch entbehrt sie nicht des theoretischen Wertes. Sie ist geeignet, exogene physikalische und chemische Noxen als einige Faktoren unter vielen zu erkennen, die befähigt sind, die Cancerogenese auszulösen. Daß es dazu der Mithilfe zahlreicher weiterer Momente bedarf, die sich aus der Persönlichkeit des Verletzten, seinem Milieu, zeitlichen und lokalen Bedingungen ergeben, steht außer Frage.

Keinesfalls wird beabsichtigt, das Kausalitätsbedürfnis so weit zu treiben, daß Widersprüche begrifflicher Art entstehen. Die Bearbeitung der Zusammenhangsfrage, etwa im Rahmen eines Gutachtens, verlangt aber neben der wissenschaftlichen Deduktion auch die für den praktischen Gebrauch verwendbare Entscheidung im Sinne des eindeutigen Ja oder Nein. Wenn sich hier Anlaß und Ursache als Begriffe überschneiden, in ihren Auswirkungen sogar identisch werden, so ändert das nichts daran, daß der wissenschaftliche Begriff der Kausalität unantastbar bleiben muß.

## II. Die Theorie der Cancerogenese

Als Ergebnis vielfältiger äußerer und innerer Kräfte, die das Substrat formend beeinflussen, wird die bösartige Geschwulst zum Träger eines zunächst rein lokalen Geschehens, das seinen Ausgang von der entarteten Zelle nimmt. Während dieses Vorganges gehen normale Funktionen verloren, die spezifischen Leistungen und die Fähigkeit der Differenzierung nehmen ab. Die Regelsysteme des Stoffwechsels erfahren eine Wandlung ihrer Qualität im Sinne der Leistungsminderung. Am längsten bekannt und am besten erforscht ist die von O. WARBURG gefundene Änderung der Zellatmung. Diese negativen Eigenschaften werden irreversibel an die Descendenz weitergegeben. Träger der biologischen Vorgänge auf dem Wege zur malignen Primitivzelle sind nicht nur der Kern und das Zentrosom, sondern auch die Mitochondrien und das Cytoplasma. Der Gewinn neuer Eigenschaften, deren am meisten hervortretende in einer positiven Wachstumsbilanz zum Ausdruck kommt, ist nur ein scheinbarer. Er beruht auf dem Verlust der alten Ordnung, der durch die Beendigung der normalen correlativen Beziehungen des Wachstums praktisch bedeutungsvoll wird. Er kommt in einer ungehemmten Proliferation und einer Invasion der mittelbaren und unmittelbaren Nachbarschaft zum Ausdruck. Diese makroskopisch, mikroskopisch und biochemisch gut zu erfassenden Stufen der Entdifferenzierung verursachen der Deutung noch die geringsten Schwierigkeiten. Die Problematik liegt vielmehr darin, daß man nur einen Teil der für den Vorgang ursächlichen Noxen kennt und über ihren Synergismus am Ort der Entartung so gut wie nichts weiß.

Bei den Experimental- und Berufskrebsen ist die Situation noch einigermaßen günstig, bei den Spontantumoren, die das Gros des klinischen Krebskrankengutes ausmachen, ist sie vorwiegend ungeklärt.

Wie die Zahl der ursächlichen Faktoren groß ist, die spezifischer oder unspezifischer Art, exogener oder endogener Natur sein können, ist die Skala der Theorien über die Cancerogenese umfangreich. Sie erstreckt sich über die Reiztheorie, die embryonale Keimversprengung, die Ausschaltung reifer Zellen, die nukleare und plasmatische Mutation bis zur Vererbungs- und Viruslehre. Berücksichtigt man die Spontantumoren des Menschen, namentlich die des Digestions- und des Respirationstraktes und ihre engen Beziehungen zur chronischen Entzündung, und denkt man auch an die Berufskrebse, so muß der Reiztheorie am ehesten das Attribut umfassender Gültigkeit zuerkannt werden. Es bleibt das Verdienst Rudolf VIRCHOWS, die Zelle als Empfänger für spezifische und unspezifische Reize in den Mittelpunkt des Geschehens gestellt zu haben. Im übrigen mögen die zahlreichen Theorien jeweils für einen Spezialfall zutreffen. Ihr Für und Wider zu untersuchen, ist hier nicht der Ort. Sie verbinden sich mit den Namen J. COHNHEIM, H. RIBBERT, Th. BOVERI, B. FISCHER-WASELS, O. LENTZ, K. H. BAUER, W. BÜNGELER, A. GRAFFI, C. OBERLING, F. DURAN-RAYNALS, W. M. STANLEY, L. ZILBER, J. J. BITTNER und C. HALLAUER. Weit mehr muß die Frage interessieren, auf welche Weise die einmal erfolgte Information durch den cancerogenen Reiz von der Mutter- an die Tochtergeneration weitergegeben wird. Die Duplikantentheorie von H. NOTHDURFT gibt dafür die einleuchtende Erklärung, indem sie den Kern und die plasmatischen Korpuskeln der Mutterzelle mit Eigenschaften der Selbstreproduktion ausstattet, die den einmal empfangenen Reiz vervielfacht oder mindestens verdoppelt der Nachkommenschaft weitergeben. Dieser in Abb. 1 wiedergegebene Vorgang, dessen Interpretation sich neben anderen A. v. ALBERTINI, H. LETTRÉ, R. DANNEEL, H. DRUCKREY und N. SCHÜMMELFEDER angenommen haben, ist inzwischen im Experiment zur vielfachen Reproduktion gelangt. Der Auffassung von K. H. BAUER, der die Konzentrationswirkung auf eine Zelle und deren sprunghafte Umwandlung vertritt, liegt die Mutationstheorie von H. DE VRIES zugrunde. Ob die Umwandlung als ein gesetzmäßiges Eintreffersystem anzusehen ist, läßt sich heute noch nicht entscheiden, zumal die Antwort unter den auf die Spitze getriebenen Bedingungen des Experiments anders ausfallen dürfte als unter denen des protrahierten klinischen Verlaufs. Ihr stellt H. DRUCKREY die Summationswirkung vieler Treffer auf den Zellverband gegenüber. Die Umwandlung erfolgt fließend und mündet in der Primärgeschwulst. Bleibt die Art, auf welche die zunächst gesunde Zelle ihre Information empfängt, vorerst umstritten, so identifiziert man den Zeitpunkt, zu dem das geschieht, mit dem Einsetzen der Wirkung cancerogener Noxen. Ihre Anwesenheit wird für unabdingbar gehalten, und in der Tat findet sie sich sowohl im Experiment als auch bei den Berufskrebsen bestätigt.

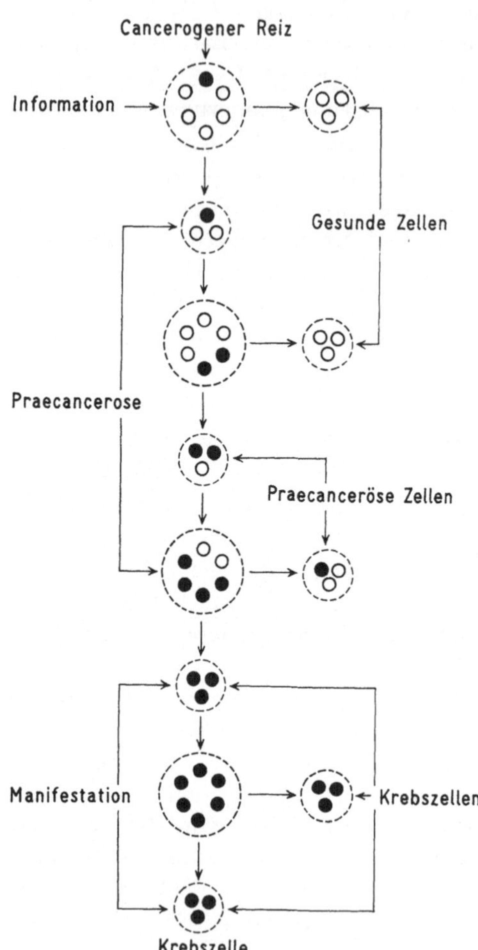


Abb. 1. Modell der Cancerogenese durch Duplikation (nach NOTHDURFT)

Die Cancerogenese definiert A. GRAFFI als einen komplexen Vorgang, dessen erste Phase von der irreversiblen Wirkung eines spezifischen Cancerogens bestimmt wird. Die von ihm, J. BERENBLUM und P. SHUBIK als „spezifischer Initialvorgang“ bezeichnete Phase schafft eine Situation im Gewebe, die B. FISCHER-WASELS „Tumorkeimanlage“ genannt hat. Dieser latente Zustand kann in der Folge durch unspezifische, nicht cancerogene Reize bis zur manifesten Geschwulst entwickelt werden. Ähnliche Auffassungen wurden schon von H. T. DEELMANN vertreten, und der nach ihm genannte Effekt weist ebenfalls auf die Zweiphasigkeit der Cancerogenese und das Wechselspiel spezifischer und unspezifischer Reize hin.

N. MELCZER meint das gleiche, wenn er von „Carcinogenopexis“ spricht. Er versteht darunter die Fixierung eines Carcinoms an der Stelle eines unspezifischen Reizes nach Applikation eines spezifischen Cancerogens. Im nämlichen Sinne ist K. H. BAUER zu verstehen, der von Syncarcinogenese spricht, und auch M. J. SHEAR hat mit dem Wort Co-Carcinogenese nichts anderes sagen wollen.

Für die Spontantumoren des Menschen fehlt einstweilen der Nachweis spezifischer Cancerogene, und wir müssen uns vorläufig mit hypothetischen Konstruktionen begnügen. Sie schreiben den Hormonen und den Produkten des intermediären Stoffwechsels nicht nur cocarcinogene, sondern zum Teil auch cancerogene Eigenschaften zu, ohne daß bis jetzt die Kenntnis solcher Funktionen über den Zustand experimenteller Forschung hinaus gediehen wäre.

Ist die erste, von spezifischen Faktoren bestimmende Phase der Cancerogenese — wenigstens so weit das den Menschen angeht und mit Ausnahme der Berufskrebse — noch weitgehend ungeklärt, so ist die zweite weitaus deutlicher. Sie bedarf zu ihrer Erklärung keiner spezifischen Noxen, sondern kann sich auf unspezifische Einwirkungen aller Art beziehen. Sie umfaßt chemische, thermische, mechanische, entzündliche und degenerative Reize. Während der Primärvorgang der Information kausalen und determinativen Charakter hat, ist die ihm nach einem mehr oder weniger langen Intervall folgende Phase konditionell realisierender Natur. Danach kann man sich etwa folgendes Bild von der Cancerogenese machen, deren Modell in Abb. 2 wiedergegeben ist.

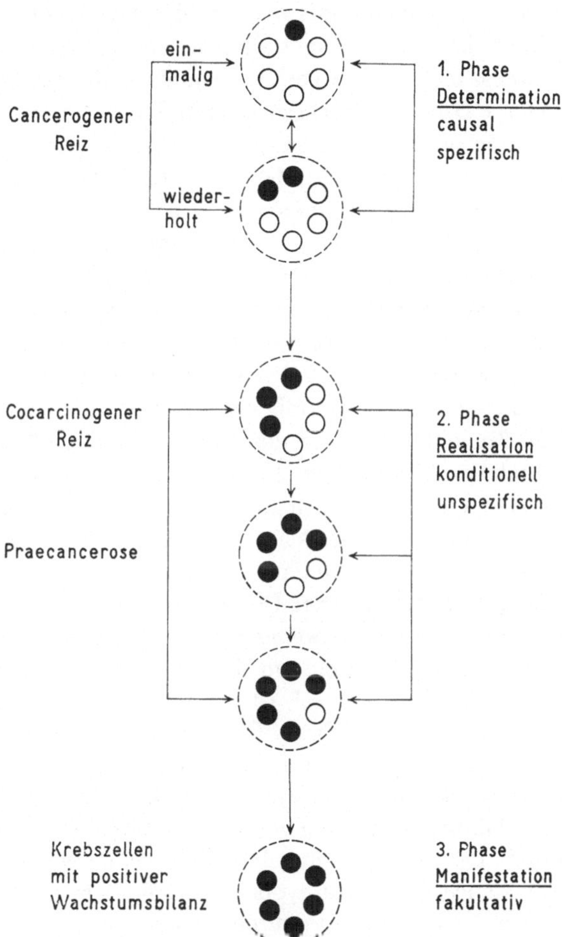


Abb. 2. Modell der Cancerogenese als Folge einmaliger oder mehrmaliger spezifischer determinierender Information

Der Rahmen, in dem wir versuchen, die Krebsentstehung unterzubringen, ist freilich aus der Sicht der einzelnen Theorie immer noch zu eng. Zum Beispiel läßt sich nicht ohne weiteres erklären, warum die Zelle auf die Unzahl denkbarer Noxen — allein ein halbes Tausend chemischer Cancerogene ist bekannt — stereotyp die gleiche Antwort bereithält. Das läßt sich nur verstehen, wenn man unterstellt, daß die Cancerogene letztlich in gleicher Weise in der Zelle ihre Wirkung entfalten.

Was in Anbetracht des immer gleichen Verhaltens der nur von ihrem Mutterboden morphisch abhängigen Krebszelle nicht befriedigen kann, ist unserer Meinung nach der Zwang, ausschließlich mit spezifischen Cancerogenen manipulieren zu müssen. J. HUXLEY bezeichnet den Krebs als multikausal, und man muß ihm beipflichten, wenn er feststellt: „Es gibt keine einzelne ‚Krebsursache' ". Allerdings ist fraglich, ob es zum Verständnis des Problems beiträgt, wenn er fortfährt: „Der Ausdruck ‚Krebs' ist ein bequemes Etikett oder ein Ablegefach für eine Reihe pathologischer Gewebszustände, die gewisse gemeinsame Charakteristika zeigen, die jedoch alle in anderer Hinsicht einzigartig sind. Es ist in der Tat nicht eine Krankheit, sondern eine Vielzahl verschiedener Krankheiten mit gewissen gemeinsamen Symptomen." Er bezieht sich unter anderen auf R. A. WILLIS, der den Krebs „eine schlecht definierte, heterogene Gruppe von Krankheiten" genannt hat.

Wenn aber die menschliche somatische Zelle derartig geringe Ausdrucksmöglichkeiten besitzt, braucht das nicht unbedingt an der Zelle zu liegen, sondern daran, daß die auf sie einwirkenden Noxen, so heterogen sie sein mögen, letzten Endes die gleiche Wirkung entfalten. Eine solche Auffassung sagt, daß es nicht unbedingt spezifischer Reize bedarf, um die Zelle zu ihrer stereotypen Reaktion der malignen Entartung zu veranlassen. Ob der Erfolg eines Reizes manifest wird, scheint in viel höherem Maße eine Frage der Zeit und des Milieus zu sein. Das Ergebnis, die Primitivzelle, legt die Annahme nahe, daß im Primitivvorgang der Cancerisierung die Zelle und die cancerisierenden Noxen sich zueinander verhalten wie ein Schloß, das bei einiger Geduld von jedem beliebigen Schlüssel geöffnet werden kann.

Die verursachenden Cancerogene tragen ihren Namen solange zu Recht, als sie bereits in relativ geringen Dosen ihren spezifischen Effekt entwickeln. Der Übergang aber zu Agentien von weniger großer Durchschlagskraft scheint ein fließender zu sein, und die Entscheidung, wo die Trennung zwischen spezifischen und unspezifischen Noxen vorzunehmen sei, ist insofern eine willkürliche, als sie sich einschließlich der Berufskrebse lediglich auf Experimente stützen kann, die nur unvollkommen die Verhältnisse bei den Spontantumoren zu rekonstruieren vermögen. Andererseits können selbst so neutrale Faktoren wie die Zeit scheinbar spezifische Qualität erlangen. Daß sich dahinter eine Unmenge innerer und äußerer Einflüsse verbirgt, bedarf keiner Frage. Dessen ungeachtet läßt sich rechnerisch der Augenblick ermitteln, da die Zeit zum Cancerogen wird, wobei sich offenbart, daß zwischen spezifischen und unspezifischen Noxen nur ein gradueller, aber kein prinzipieller Unterschied bestehen kann.

Es mag von Vorteil sein, die Cancerogene in einer exklusiven Gruppe zusammenzufassen. Dieses Vorgehen hat aber nur theoretische Bedeutung und nicht immer einmal diese. Denn teilt man nach der geläufigen Auffassung den Vorgang der Cancerogenese in einen Akt der Determination und einen der Realisation, kommt man an einer gewissen Diskrepanz nicht vorbei, sobald man die Korrelate der beiden Phasen ansieht. Naturgemäß müßte die Determination zeitlich vor der Realisation liegen. Tatsächlich ist es aber so, daß vielfach die sogenannten realisierenden Faktoren zeitlich vor den determinierenden auf das Substrat einwirken. Zumal bei den Krebsen des Menschen ist eine Fülle realisierender Momente, wie Entzündung, Stauung, Infektion und gestörte Regeneration bekannt. Die zugehörigen determinierenden Faktoren aber sind unbekannt. So liegt der Gedanke nahe, daß der Übergang vom spezifischen zum unspezifischen Cancerogen als dem determinierenden Prinzip ein kontinuierlicher sei und die sogenannten unspezifischen Reize oder realisierenden Faktoren auch spezifisch cancerogen wirken können, wenn nur der Faktor Zeit hinreichend groß ist. Auf die Dauer vermag der unspezifische Reiz das gleiche, was der spezifische Reiz infolge seiner massiven Wirkung in kurzer Zeit hervorbringt.

Sehen wir die spontane Entstehung des Krebses als einen lokalen Vorgang an, den der Organismus zunächst nicht als Krankheit registriert, beginnt die Krankheit dort, wo die örtlichen Grenzen überschritten werden, oder dort, wo spezifische Cancerogene mit ihren allgemein toxischen Eigenschaften zur Wirkung kommen. Das ist bei den Berufskrebsen der Fall, und vielfach potenziert tritt es im Experiment in Erscheinung.

So wichtig es ist, eine möglichst große Skala exogener cancerisierender Noxen zu kennen, um sie dem Menschen fernhalten zu können, noch notwendiger scheint es, sich von der Vorstellung freizumachen, bestimmte Produkte des intermediären Stoffwechsels müßten unbedingt spezifische Cancerogene sein, um als solche ursächliche Bedeutung für die spontanen Krebse des Menschen zu gewinnen. Vieles spricht dafür, daß diese zu ihrer Entstehung keines massiven Bombardements hochtoxischer spezifischer Produkte bedürfen, sondern bereits unter der Dauerwirkung banaler chronischer Reize zur Entwicklung kommen.

Dem Zeitraffertempo des Experiments und der beruflichen Exposition steht das Zeitlupentempo aktueller Bedingungen gegenüber, und es kann kein Zufall sein, wenn die Mehrzahl der malignen Neubildungen die höheren Lebensalter betrifft. Das soll nun keinesfalls eine Absage an die Bedeutung experimenteller und theoretischer Forschung sein. Wir wenden uns aber gegen eine zu enge Fassung des Begriffes der Spezifität der Cancerogene. Zumal für die Klinik und im Zusammenhang damit für die Prophylaxe liegt der Schwerpunkt dort, wo die Praecancerosen beginnen. Wir kommen zu dieser Auffassung, weil die Carcinome des Menschen immer auf einem Substrat entstehen, das sich längere Zeit im Zustand chronischer Entzündung befand. Da dieser Gesichtspunkt von ausschlaggebender Bedeutung für unsere Fragestellung ist, werden wir darauf zurückkommen müssen. Aber schon jetzt soll folgendes als Arbeitshypothese ausgesprochen werden:

1. Die Praecancerose nimmt im Komplex der Cancerogenese eine Schlüsselstellung ein.
2. Es gibt keinen Krebs des Menschen — die Berufskrebse eingeschlossen — dem nicht ein Zustand chronischer Entzündung vorangegangen wäre.
3. Die aus Experiment und beruflicher Schädigung bekannten Cancerogene sind spezifische Noxen erster Ordnung. Sie schließen jedoch die Cancerogenität anderer und schwächerer Noxen nicht aus, zu denen fließende Übergänge bestehen.
4. Eine wie immer geartete Noxe kann sich letztlich cancerisierend verhalten, ohne im Sinne der klassischen Definition ein Cancerogen zu sein. Entscheidend ist, daß sie geeignet ist, eine Entzündung hervorzurufen.
5. Ob aus der Entzündung ein Krebs hervorgeht, ist eine Frage der Dauer ihres Bestehens und der örtlichen Situation.
6. Ursache und Anlaß einer Entzündung und solche Faktoren, die dem Geschehen Dauer verleihen, sind vorwiegend unspezifischer Natur, das heißt, sie sind mit den experimentellen und beruflichen Cancerogenen nicht identisch.

7. Auch die spezifischen cancerogenen Noxen können nur über ein Stadium der chronischen Entzündung zur Realisation gelangen.
8. Die experimentell bewiesene Mehrphasigkeit der Cancerogenese wird von den Spontantumoren des Menschen in der Reihenfolge Determination – Realisation – spezifischer Reiz – unspezifischer Reiz nicht eingehalten.
9. Bei den Berufskrebsen ist diese Reihenfolge obligatorisch.
10. Krebse, die auf dem Boden nichtcancerogener, traumatischer Einwirkung, auch mechanischer Art, entstehen, nehmen, wenn man sich an das Modell der experimentellen Cancerogenese hält, in ihrer Entwicklung die konditionelle Phase unspezifischer Einwirkung vorweg.

## Schrifttum

Albertini, A. v., Schweiz. med. Wschr. **85**, 873 (1955).
Bauer, K. H., Das Krebsproblem. Berlin Göttingen Heidelberg 1963.
–, Hefte Unfallhk. 43, 576. Berlin/Göttingen/Heidelberg 1963.
Berenblum, J., Cancer Res. **1**, 807 (1941).
–, u. P. Shubik, Brit. J. Cancer **1**, 252 (1947).
Bittner, J., Science **84**, 162 (1956).
Boveri, Th., Zur Frage der Entstehung maligner Tumoren. Jena 1914.
Büngeler, W., u. M. Eder, Dt. med. Wschr. **85**, 259 (1960).
Cohnheim, J., Vorlesungen über allg. Pathologie. Leipzig 1882.
Danneel, J., Zschr. Krebsforsch. **59**, 167 (1953).
Deelmann, H. T., Zschr. Krebsforsch. **19**, 125 (1922).
De Vries, H., Mutationstheorie. Leipzig 1901.
Druckrey, H., Grundlagen u. Praxis chemischer Tumorbehandlung. 2. Freiburger Symposium. Berlin/Göttingen/Heidelberg 1954.
Duran-Raynals, F., Med. J. **8**, 490 (1950).
Fischer-Wasels, B., in: Handb. d. normalen u. pathologischen Physiologie v. A. Belke, G. v. Bergmann, C. Embden u. A. Ellinger. Berlin 1927.
Graffi, A., Untersuchungen über den Mechanismus der Cancerogenese und die Wirkungsweise cancerogener Reize. In: Abh. Dt. Akad. Wiss. Berlin, Klasse f. Med. Wiss. Jg. 1953, Nr. 1.
–, Arch. Geschwulstforsch. **22**, 7 (1963).
–, u. H. Bielka, Probleme der experimentellen Krebsforschung. Leipzig 1959.
Hallauer, G., Die Virusätiologie der Tumoren. Bern 1961.
Huxley, J., Krebs in biologischer Sicht. Stuttgart 1960.
Lentz, O., Krebs und Vererbung. Arb. Inst. exper. Therapie, Frankfurt a. M. H. 45 (1947).
Lettré, H., Dt. med. J. **4**, 4 (1951).
Melczer, N., Schweiz. med. Wschr. **79**, 225 (1949).
Nothdurft, H., Zschr. Krebsforsch. **56**, 176 (1948).
Oberling, C., u. M. Guérin, Cancer Res. **2**, 353 (1954).
Ribbert, H., Die Entstehung des Carcinoms. Bonn 1906.
Schümmelfeder, N., Münch. med. Wschr. **106**, 1 (1964).
Shear, M. J., Amer. J. Cancer **33**, 499 (1938).
Shubik, P., A. R. Goldfarb, A. C. Ritchie u. H. Lico, Nature **171**, 934 (1953).
Stanley, W. M., Vortr. 3. Nat. Cancer Conf. Detroit, Juni 1956.
–, Krebsarzt **12**, 307 (1957).
–, Naturwiss. Rdsch. **11**, 401 (1957).
Virchow, R., Die Zellularpathologie in ihrer Begründung auf physiologischer und pathologischer Gewebelehre. Leipzig 1885.
–, Die krankhaften Geschwülste. Leipzig 1867.
–, Vorlesungen über allg. Pathologie. Leipzig 1882.

Warburg, O., Der Stoffwechsel der Tumoren. Berlin 1926.
–, Triangel **2**, 202 (1956).
–, Naturwiss. **41**, 485 (1954).
Willis, R. A., Pathology of tumors. London 1953.
Zilber, L., J. Nat. Cancer Inst. Wash. **18**, 341 (1957).

# III. Die Cancerogene

Die Analyse ursächlicher Zusammenhänge zwischen Unfall und Krebs wird im Einzelfall immer die Berücksichtigung sämtlicher Komponenten verlangen, die an dem Geschehen beteiligt sind. Erst dann ist es angängig, die Synthese als Funktion der Syncarcinogenese vorzunehmen. Nicht selten erweist sich bei einer solchen Analyse, daß zu irgendeinem Zeitpunkt auch Cancerogene im Spiel waren. Man denke an exogene Reize wie die Röntgenbestrahlung von Fisteln und Ulcera oder die Behandlung mit arsenhaltigen Medikamenten. Andererseits ist es unumgänglich, auch die Wirkung etwaiger endogener Cancerogene zu berücksichtigen, die in die Cocarcinogenese eingeschaltet sein könnten. Weiter ist daran zu denken, daß aus Anlaß eines Unfalls gelegentlich cancerogene Partikel aus Metall oder organischen Verbindungen in die Wunde gelangen. Dies alles kann unter den Aspekten des Unfalls Bedeutung erlangen. Deshalb ist es tunlich, kurz auf die ursächlichen Faktoren der Krebsentstehung exogener oder endogener Art einzugehen. Sie gehören im Rahmen des Modells der Cancerogenese zu den determinierenden Faktoren von kausalerBedeutung (vgl. Abb. 2).

Von einem Cancerogen sprechen wir, wenn ein Wirkungsquantum chemischer oder physikalischer Art befähigt ist, ohne Zutun weiterer Kräfte mit reproduzierbarer Sicherheit in einer bestimmten Dosis und in einer bestimmten Zeiteinheit in einem belebten Organismus maligne Tumoren am Ort der Applikation oder am Ort bedingter Kumulation hervorzurufen. Jedoch verlangt diese Definition die Einschränkung, daß sowohl das Experiment als auch die Erfahrungen mit den Berufskrebsen erhebliche Unterschiede in der Empfindlichkeit einzelner Arten und Individuen erkennen lassen. Demnach sind die Cancerogene nicht universell, sondern innerhalb gewisser Grenzen wirksam, die sich nur durch überhohe Dosierung gewaltsam durchbrechen lassen.

Erste Beobachtungen über die Existenz von Cancerogenen betreffen Umweltkrebse des Menschen, hervorgerufen durch chemische und später auch physikalische Noxen. Sie stammen aus der ärztlichen Praxis und sind inzwischen zu einer Vielzahl angewachsen. Diese Krebse als Ergebnis berufsbedingter Schäden stellen eine wichtige Grundlage für die Deutung analoger Vorgänge in der Entstehung der Spontangeschwülste des Menschen dar. So weit sich das erkennen läßt, gibt es keine grundsätzlichen formal-genetischen Unterschiede zwischen den beiden Gruppen. Freilich ist die kausale Genese der letzteren noch ungeklärt und ihre Deutung tendiert bisweilen allzu sehr dahin, die hypothetische Existenz endogener Cancerogene zu unterstellen.

Demnach werden die den Krebs verursachenden Schäden außer in chemische und physikalische Noxen auch in exogene und endogene unterschieden. Obwohl durchaus heterogen, lassen sie sich doch unter vereinheitlichenden funktionellen Gesichtspunkten betrachten. Wesentlich schwerer ist es, eine Erklärung dafür zu finden, wieso sie trotz ihrer unterschiedlichen Qualität am gleichen Ort den gleichen Effekt auszulösen vermögen, was dazu führt anzunehmen, daß die Art des Reizes weniger wichtig ist als seine Dauer und seine Intensität. Unter verallgemeinernden Gesichtspunkten lassen sie sich auch deshalb betrachten, weil alle — das kann man aus der Sicht der Klinik der Spontantumoren und der Berufskrebse sagen — am Substrat zunächst ein Stadium der Praecancerose erzeugen. Seine Dauer scheint sich zu der cancerogenen Stärke der jeweiligen Reize umgekehrt proportional zu verhalten, wenn man einmal von der individuellen Empfindlichkeit absehen will. H. GUMMEL spricht von „einer eigenen Bereitschaft der Zellen zur bösartigen Umwandlung". Sie kommt nach seinen Worten darin zum Ausdruck, daß sich mit der gleichen chemischen Substanz an verschiedenen Orten und bei verschiedenen Tierarten differente Tumortypen erzeugen lassen.

## A. Exogene Cancerogene

1775 äußerte Percival POTT den Verdacht, der Skrotalkrebs der Schornsteinfeger habe seine spezifisch berufsbedingten Ursachen. Im Ruß vermutete er das schädigende Agens. Immerhin dauerte es weitere 100 Jahre, bis Richard v. VOLKMANN mit seinen Untersuchungen über den Teerkrebs der Haut bei Brikettarbeitern die Reihe der Beobachtungen fortsetzte. Im Jahre 1905 konnte dann Ludwig REHN den Blasenkrebs der Anilinarbeiter mit deren beruflicher Tätigkeit in ursächlichen Zusammenhang bringen.

Inzwischen ist es zum Bestandteil des Wissens geworden, daß Ruß, Teer, Pech, Mineralöle, Tonschieferöle und deren Derivate nach langdauernder Einwirkung Malignome an bestimmten Prädilektionsstellen entstehen lassen. Die spezifischen Inhaltsstoffe dieser Substanzen sind isoliert und zum Ausgangspunkt für umfangreiche klinische und experimentelle Untersuchungen geworden. Im Zusammenhang damit sei auf die Arbeiten von K. H. BAUER, F. KOELSCH, E. GROSS, W. G. HUEPER, E. HOLSTEIN, H. GUMMEL, A. GRAFFI und H. BIELKA hingewiesen, die diesen Komplex aus der Sicht der klinischen, der gewerbeärztlichen und der experimentellen Onkologie erschöpfend abgehandelt haben.

Von den physikalischen Noxen mit cancerogenen Eigenschaften ist in erster Linie das breite Spektrum der Strahlen zu nennen. Es erstreckt sich vom Bereich der Wärme über das Licht bis in das Röntgengebiet und die Emission der natürlichen und künstlichen radioaktiven Substanzen. Neben den Folgen beruflicher und therapeutischer Röntgenschäden sind die Bronchialcarcinome im Uranbergbau und die Knochengeschwülste der Zifferblattmalerinnen klassische Beispiele berufsbedingter Strahlenschäden geworden (F. KOELSCH und H. SIKL).

Auch die chronische und akute Einwirkung von Wärmestrahlen ist vom Schienbeinkrebs der Kesselheizer, dem Kangrikrebs der Bauchwand und dem Brandnarbenkrebs als cancerogen bekannt. Hier zeigt sich bereits, wie komplex die Vorgänge sein können, wenn physikalische und chemische Wirkungen ineinandergreifen. Erwähnt seien die Untersuchungen von M. KURATSUNE, der in den Verbrennungsprodukten verschiedener organischer Substanzen wie Brennstoffen, Treibstoffen, Textilien, Nahrungs- und Genußmitteln geringe Mengen Benzpyren fand. Daß dieses spezifische Carcinogen auch bei der Verbrennung in die Wunde gerät, ist anzunehmen. Es fragt sich aber, ob es für längere Zeit dort fixiert bleibt und zu einer Information des Gewebes im Sinne der Determination führt. Immerhin zeigt dieses Beispiel, daß bei einer primär rein physikalischen Noxe durchaus zusätzliche Schäden chemischer Art zur Wirkung kommen können.

## 1. Chemische Ursachen

Namentlich industrielle Schäden sind es gewesen, die auf die Gefährlichkeit aliphathischer und aromatischer Verbindungen aufmerksam gemacht haben. Die als Ursache für Gewerbekrebse anerkannten organischen cancerogenen Verbindungen zeichnet die Tatsache aus, daß langanhaltende oder häufig wiederholte Exposition erforderlich ist, um den krebsauslösenden Effekt zu erreichen. Die Gruppe chemischer cancerogener Noxen enthält ferner Stoffe anorganischer Natur, wie Arsen, Asbest, Chrom und Nickel. Die Folgen ihrer Einwirkung sind, soweit offenkundige Beziehungen zur Tätigkeit der Kranken bestehen, in die Liste der entschädigungspflichtigen Berufskrankheiten aufgenommen worden (F. Koelsch, H. Holstein, H. Spannagel). Daneben ist nicht zu übersehen, daß auch diäthetische, ja sogar therapeutische Maßnahmen, wie etwa der Gebrauch von Arsen zur Behandlung der Psoriasis, die Geschwulstentstehung förderlich beeinflussen können.

## 2. Physikalische Ursachen

Als physikalische Cancerogene kommen hauptsächlich die Strahlen in Frage, deren Bereich sich vom Infrarot bis zu den korpuskulären Emissionen erstreckt. Wie erwähnt, sind physikalische und chemische Wirkung schwer voneinander zu trennen, indem die gesamte Skala der Strahlen biologische Wirkungen hervorruft, deren Effekt nach O. Warburg darauf beruhen soll, daß sie in der Zelle Wasserstoffperoxyd freisetzen. Auch C. Popescu hat auf dieses Ineinandergreifen von physikalischer und chemischer Wirkung hingewiesen, dessen Intensität, allerdings unabhängig von der Qualität der Strahlen, unterschiedlich ist. Außerdem ist gerade bei den Verbrennungen das innige Zusammenwirken chemischer und physikalischer Vorgänge offensichtlich. Ein zunächst rein physikalischer Vorgang hat in seinen biologischen Auswirkungen unverkennbar chemische Akzente, auch ohne daß man den Verbrennungsprodukten selbst krebserzeugende Qualität beizumessen braucht. Soweit die Exposition mit beruflicher Tätigkeit in Verbindung steht, sind die Strahlenschäden und ihre Folgen ebenfalls im Katalog der entschädigungspflichtigen Berufskrankheiten enthalten. In diese Gruppe sollten auch das Thorotrast und seine Schäden aufgenommen werden, dessen diagnostischer Einsatz als Kontrastmittel in der Mitte der dreißiger Jahre erst 20 Jahre später das ganze Ausmaß seiner cancerogenen Wirkung zu erkennen gab (K. H. Bauer, C. Hieronymi, F. J. Rosenbaum, A. Becker). Zwar ist das Präparat längst aus dem Verkehr gezogen, dennoch sollte man seinen Opfern durch die Anerkennung der Cancerogenität den Schutz des Gesetzes angedeihen lassen.

### 3. Experimentelle exogene Cancerogene

Die stärksten Impulse hat die Kenntnis der Cancerogene zweifellos aus dem Experiment gewonnen. Seine Bedeutung als Modell ist unbestritten, nur darf man nicht übersehen, wie sehr die äußeren Umstände ein solches Vorhaben begünstigen. Bereits die Auswahl des Versuchstieres ist eine gezielte Maßnahme, und es ist kein Zufall, wenn der Experimentator immer wieder auf Maus, Ratte oder Goldhamster zurückgreift und möglichst keine Meerschweinchen verwendet. Sieht man von reinen Inzuchtstämmen ab, dann ist die Tendenz zu spontaner Geschwulstbildung bei diesen Spezies bereits von Natur aus groß. Sie bringen eine Disposition in den Versuch, die der Absicht, maligne Tumoren zu erzielen, entgegenkommt. Wird dazu noch mit toxischen Substanzen in unverhältnismäßiger Dosierung gearbeitet, wie sie unter normalen Bedingungen niemals zustande kommt, dann ist das Ergebnis abzusehen. Ähnliches gilt für die Impfgeschwülste und ganz besonders für die virusbedingten Tumoren. Dennoch ist das Experiment von unbestrittenem Wert nicht nur für die Theorie der Cancerogenese, sondern auch für die Prophylaxe der exogenen Krebse schlechthin. Die Beobachtungen von P. Pott, R. v. Volkmann und L. Rehn haben ihre wissenschaftlich-experimentelle Bestätigung erfahren, als K. Yamagiva und K. Ischikava durch Teerpinselungen am Kaninchenohr und H. Tsutsui durch Teerpinselung der Rückenhaut weißer Mäuse benigne und später auch maligne Tumoren erzeugen konnten. Der Aufwand um das p-Dimethylaminoazobenzol (Buttergelb) erschien zunächst übertrieben, da seine Anwendung in der Nahrungsmittelindustrie niemals zu Konzentrationen geführt hat, die dem Menschen bei einer mittleren Lebenserwartung hätten gefährlich werden können. Dennoch sind die späteren Experimente H. Druckreys und seiner Schule richtungweisend geworden, indem sie den Nachweis der Relation von Dosis und Zeit für die Wirkung der exogenen Cancerogene ergaben.

Die Skala der organischen, der anorganischen und der physikalischen krebserzeugenden Faktoren ist auf dem Gebiet der experimentellen Geschwulstforschung weitaus größer als die Zahl der vergleichbaren berufsbedingten Schäden des Menschen. Jedoch lassen sich Analogien in den einzelnen Gruppen erkennen, wie auch

Tabelle I. Exogene Cancerogene

I. Organische Verbindungen
   a) Polycyclische aromatische Kohlenwasserstoffe, z. B. 3:4-Benzpyren, 3-Methylcholanthren, 9,10-Dimethyl-1:2-benzanthracen.
   b) Aromatische Amine, z. B. β-Naphthylamin, 2-Acetaminofluoren, 4-Dimethylaminostilben, 4-Dimethylaminoazobenzol (Buttergelb).
   c) Alkylierend wirkende Verbindungen, z. B. Stickstofflost (Nitrogen mustard), Äthylenimine, gewisse Diepoxyde, β-Propiolacton.
   d) Einzelvertreter ohne gemeinsames chemisches Kennzeichen, z. B. Urethan, Tetrachlorkohlenstoff.

II. Anorganische Verbindungen, z. B. Arsen-III-Verbindungen, Chromate, Berylliumverbindungen.

III. Folien von Kunststoffen oder Edelmetallen bei Implantation.

IV. Physikalische Einflüsse: UV-Strahlen und ionisierende Strahlen.

Die wichtigsten Typen exogener krebserzeugender Faktoren nach H. Dannenberg.

H. Dannenberg hervorhebt (Tabelle I). Besonderes Interesse müssen die unter der Gruppe der physikalischen Einflüsse genannten Folien von Kunststoffen und Edelmetallen erwecken. Hier wird ein Prinzip offenbar, das physikalisch struktureller Natur zu sein scheint. Vor allem hat H. Nothdurft ein Verdienst daran, auf die Abhängigkeit der Cancerogenität solcher Körper von der Gestalt ihrer Oberfläche hingewiesen zu haben. Die Ergebnisse dieser Untersuchungen sind jedoch nicht einheitlich, denn A. Lacassagne und seine Schule vertreten die Auffassung, daß es sich hier um das Wirken von Nebenvalenzen hochpolymerer Plaste handele, also um einen chemischen Vorgang, der sich nicht einmal immer reproduzierbar erweist. Demgegenüber kommt O. K. Sperling zu Ergebnissen, die weder für physikalische noch für chemische Cancerogenität der hochpolymeren Kunststoffe sprechen.

Für das Thema Krebs und Unfall ist die Kenntnis der experimentellen Cancerogenese deshalb wichtig, weil sie uns über exakte Vorstellungen vom Ablauf der malignen Entartung und vom Umfang der möglicherweise in Betracht kommenden Noxen informiert. Denn wir sind davon überzeugt, daß ein weiteres Studium der Dosis-Wirkungs-Relation dazu führen wird, das Schwergewicht der Untersuchungen von der Spezifität einzelner Noxen abzuwenden und es mehr auf die Frage nach der Dauer auszurichten.

## B. Endogene Cancerogene

Für die Pathogenese der Spontangeschwülste des Menschen weitaus bedeutungsvoller als die exogenen Cancerogene könnten Verbindungen sein, die, im Organismus selbst entstanden, das Prinzip der vermuteten endogenen Cancerogenese darstellen würden. In erster Linie müssen solche Komplexe in Erwägung gezogen werden, die als End- oder Zwischenprodukte des normalen Stoffwechsels mit cancerogenen Eigenschaften ausgestattet sein können. Zum anderen ist daran zu denken, daß die in Organen und Geweben physiologischerweise entstehenden Metabolite, Inkrete und Exkrete chemisch strukturell nahe Verwandte bekannter Cancerogene sind. In ihnen die Ursachen endogener Krebsentstehung zu suchen, liegt also nahe.

### 1. Normale Stoffwechselprodukte

Um die möglicherweise geschwulsterzeugende Wirkung bestimmter physiologischer Stoffwechselprodukte zu erörtern, muß zunächst darauf hingewiesen werden, daß für die spontanen Krebse bislang kein derartiger spezifischer Faktor bekannt geworden ist. Zumindest sind alle Versuche, aus Stoffwechselprodukten echte Cancerogene zu isolieren, nicht über das Experiment hinaus gediehen.

Bereits im Jahre 1925 konnte W. Büngeler aus dem Kot Stoffe, zum Beispiel das Sterkobilin, isolieren, die unter normalen Bedingungen als Folge der Fäulnis entstehen und im Tierexperiment pathogen sind. Ihre Konzentration reicht normalerweise sicherlich nicht aus, um im Sinne der spezifischen Determination wirksam zu werden. Unter den Bedingungen der Stauung und der Entzündung aber könnten sie Bedeutung für die Entstehung der Dickdarm- und Rektumcarcinome erlangen.

Im Jahre 1939 veröffentlichte Untersuchungen von M. Bürger und K. Plötner über die Gallensäuren zeigten, daß auch physiologischerweise im Organismus entstehende Stoffwechselprodukte bei hoher Dosierung im Experiment krebsähnliche Bilder hervorrufen können. Gleiches sagen die Ergebnisse von L. M. SHABAD, der mit Extrakten aus menschlicher Leber im Tierexperiment maligne Tumoren erzeugen konnte. Nun wäre es denkbar, daß Exkrete von Organen oder Organextrakte Stoffe enthalten, die normalerweise in einer so geringen Konzentration vorliegen, daß sie unwirksam bleiben. Eine cancerogene Wirksamkeit könnten sie dann nur erlangen, wenn bei Erreichen eines hohen Lebensalters der Zeitfaktor zur Wirkung kommt, indem sich auch geringfügige Einzeldosen auf die Dauer summieren. Ferner könnte es unter pathologischen Bedingungen zu einer vermehrten Bildung physiologischer Cancerogene kommen, die eine lokale Anhäufung von Exkreten hervorrufen und damit zu einer Erhöhung ihrer Konzentration Anlaß geben. Schließlich wäre an die Affinität solcher Verbindungen zu bestimmten Organen oder Geweben zu denken, die nicht mit der Entstehungsstätte örtlich übereinzustimmen brauchen. In Verbindung mit der Anhäufung von physiologischen Cancerogenen sei schon hier auf die Prädilektionsstellen spontaner Tumoren hingewiesen, die sich mit Vorliebe an physiologischen Engen mit der immanenten Möglichkeit der Stauung ansiedeln.

Zum gleichen Komplex gehört die von M. BÜRGER und G. WÜST vertretene Auffassung von der Cancerogenität des Cholesterins, dessen Kumulation an den Prädilektionsstellen der Intestinalkrebse auffallen muß. Vor ihnen hat F. SAUERBRUCH auf dieses Phänomen hingewiesen und sich dabei auf M. BORST gestützt. Dieser konnte im Experiment allerdings nur bei gleichzeitiger Pinselung mit Teer, Paraffinöl, $\beta$-Naphthylamin und dauernder Cholesterinüberfütterung multiple Carcinome erzeugen. Die Verwandtschaft des Cholesterins mit dem carcinogenen Methylcholantren leitet zu solchen Verbindungen über, die auf Grund ihres strukturellen Aufbaues die intermediäre Umwandlung des einen in das andere möglich erscheinen lassen.

### 2. Stoffwechselprodukte mit strukturellen Beziehungen zu organischen Cancerogenen

Der Beweis für die prinzipielle Möglichkeit einer derartigen Reaktion gelang über die Dehydrierung des im Stoffwechsel der Gallensäuren auftretenden Dehydronorcholen zu dem cancerogenen Methylcholantren (H. WIELAND und E. DANE, J. W. COOK, A. D. HASLEWOOD und E. L. KENNAWAY).

Die von F. SAUERBRUCH, M. BORST, L. M. SHABAD, M. BÜRGER und G. WÜST entwickelte Vorstellung von der Cancerogenität des Cholesterins und der Hinweis auf seine nahe Verwandtschaft mit dem Methylcholantren sprechen noch nicht für die Spezifität des ersteren. Freilich ist es im Labor gelungen, auch Cholesterin in das cancerogene Methylcholanthren zu überführen. Dies allein beweist jedoch noch nicht, daß solches auch unter physiologischen Bedingungen im Organismus möglich wäre. H. DANNENBERG hält die Umwandlung von Steroiden in krebserzeugende Kohlenwasserstoffe infolge einer fehlgeleiteten Biosynthese des Säugetierorganismus für grundsätzlich „zellmöglich". Diese Auffassung ist für die Erklärung der Ätiologie der Spontangeschwülste auch deshalb so wichtig, weil hier Beziehungen zu den übergeordneten Regulationssystemen des Stoffwechsels bestehen. Denn von allen im

Organismus vorkommenden Gruppen von Steroiden – dazu gehören die Hormone der Keimdrüsen und der Nebennierenrinde – lassen sich strukturelle Beziehungen zu cancerogenen Kohlenwasserstoffen herstellen. In Abb. 3 sind die strukturellen Verwandtschaften des Cholesterins zum 3-Methylcholanthren und die mögliche Form des Überganges nach der Hypothese von W. BERGMANN dargestellt. K. SCHUBERT hält die Östrogene für bedeutsame Faktoren für die Cancerogenese und die Ausbildung

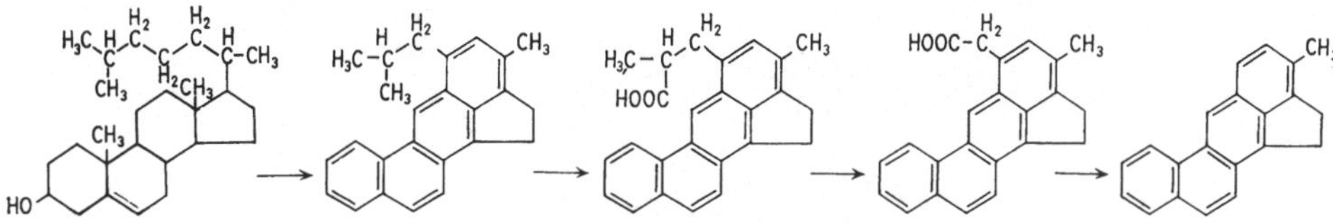

Abb. 3. Strukturelle Verwandtschaft des Cholesterins zum 3-Methylcholanthren (nach der Hypothese von W. BERGMANN)

praecanceröser Veränderungen. Die Androgene sind nach seiner Meinung in ihrer Wirkung mehr auf die zweite Phase der Geschwulstentstehung ausgerichtet, indem sie sich wachstumsfördernd verhalten. Auch er weist auf das Methylcholanthren und seine strukturelle Verwandtschaft mit den Steroiden hin. Dies entspricht sowohl den Erfahrungen der Klinik mit der gegengeschlechtlichen Hormonbehandlung, die mit umgekehrten Vorzeichen selbstverständlich zu einer Stimulierung des Geschwulstwachstums führt (A. BUTENAND). Auch haben wir im Zusammenhang mit der Chemotherapie darauf hinweisen können, daß bereits in der Realisationsphase durch die Glukokortikoide ein explosives Geschwulstwachstum auszulösen ist. Dieser Effekt läßt sich auch experimentell reproduzieren (TH. BECKER).

Erwiesen ist, daß die Sexualhormone in ihrem ursprünglichen Zustand für den Menschen nicht cancerogen sind, daß sie selbst in unphysiologisch hoher Dosierung unwirksam bleiben und daher keine Vollcarcinogene sein können. A. BUTENAND und auch W. DONTENWILL bezeichnen das Follikelhormon als einen bedingt carcinogenen Faktor, dessen Unspezifität sie im Experiment belegen konnten. Um mit Hilfe von Östrogenen im Experiment Krebse zu erzeugen, bedarf es auch nach eigener Erfahrung außer sonstigen die Abwehr brechenden Maßnahmen so hoher Konzentrationen, wie sie unter natürlichen Bedingungen nie erreicht werden.

## Zusammenfassung

Wenn man die Cancerogenese als ein in mehreren Stufen ablaufendes Geschehen ansieht und vereinfachend von zwei Phasen spricht, dann sind die Cancerogene in die erste Phase der Determination einzugliedern. Daß ein Trauma, auch ein mechanisches, ursächlich in die Krebsentstehung eingeschaltet sein kann, wird noch zu erörtern sein. Andererseits kann eine Verletzung zum Anlaß dafür werden, daß echte Cancerogene in den Organismus gelangen. Schließlich muß man an die Möglichkeit denken, daß endogene carcinogene Verbindungen sich den Verletzungsfolgen aufpfropfen. Das in Abb. 4 dargestellte Modell ist nunmehr um die hier besprochenen Faktoren ergänzt. Vor allem die der ersten Phase angehörenden Verbindungen und Noxen können bei der Diskussion der Zusammenhangsfrage Bedeutung erlangen.

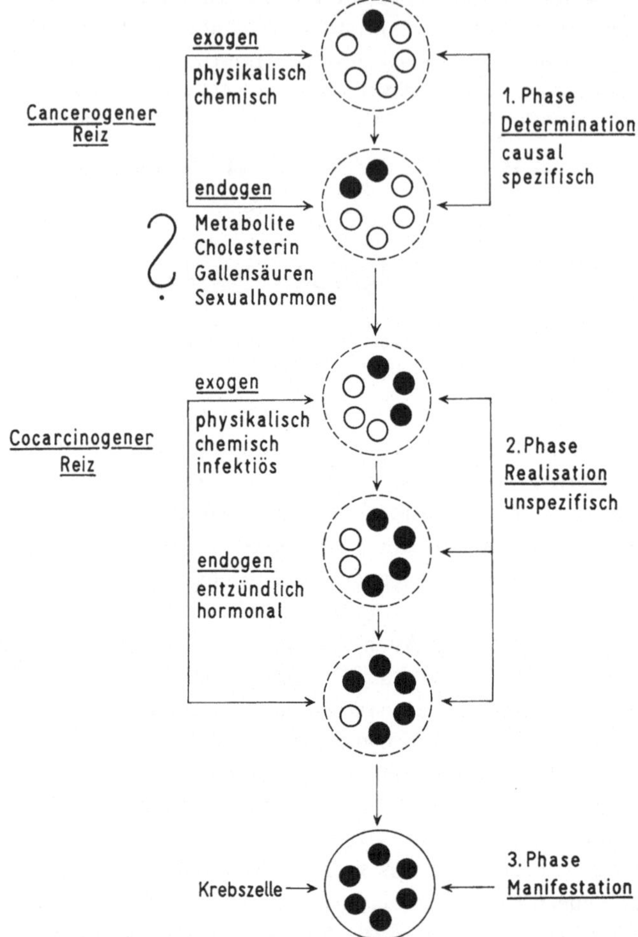


Abb. 4. Modell der Cancerogenese, die in der ersten Phase der spezifischen Information durch physikalische oder chemische Noxen entspricht, während in der zweiten Phase der Realisation cocarcinogene, exogene und endogene Reize wirksam werden

## Schrifttum

Bauer, K. H., Das Krebsproblem. Berlin/Göttingen/Heidelberg 1963.
Becker, A., Dt. med. Wschr. **84**, 853 (1959).
Becker, Th., Zschr. ärztl. Fortbild. **46**, 458 (1952).
–, Arch. Geschwulstforsch. **15**, 238 (1959).
–, Zbl. Chir. **24**, 1904 (1959); **86**, 31 (1961); **86**, 541 (1961).
Bergmann, W., Zschr. Krebsforsch. **48**, 546 (1939).
Borst, M., Allg. Pathologie der malignen Geschwülste. Leipzig 1924.
Büngeler, W., u. M. Eder, Dt. med. Wschr. **85**, 259 (1960).
Bürger, M., Einführung in die Pathologische Physiologie. Leipzig 1956.
Bürger, M., u. K. Plötner, Dt. Zschr. Verdauungskrkh. **3**, 255 (1939).

Butenand, A., u. H. Dannenberg, Die Biochemie der Geschwülste, in: Handbuch der allg. Pathologie, VI, 3. Berlin/Göttingen/Heidelberg 1956.
Cook, J. W., u. A. G. D. Haslewood, Chem. Ind. **52**, 758 (1933).
Dannenberg, H., Dt. med. Wschr. **83**, 1726 (1958); **88**, 605 (1963).
Dontenwill, W., in: Krebsforschung u. Krebsbekämpfung. Bd. 4, München/Berlin 1961.
Druckrey, H., Klin. Wschr. **22**, 532 (1943).
Druckrey, H., u. K. Küpfmüller, Zschr. Naturforsch. **36**, 254 (1948).
Graffi, A., u. H. Bielka, Probleme der experimentellen Krebsforschung. Leipzig 1959.
Gross, E., Zschr. Krebsforsch. **59**, 180 (1953).
Gummel, H., Dt. Gesd.wes. **18**, 2217 (1963).
Hieronymi, G., Dt. med. Wschr. **83**, 1959 (1958).
Holstein, E., Lunge und Beruf. Leipzig 1962.
Hueper, W. G., Münch. med. Wschr. **100**, 1167 (1958).
Kennaway, E. L., Biochem. J. London. **24**, 497 (1930).
Koelsch, F., Handbuch der Berufskrankheiten. Jena 1962.
Kuratsune, M., u. M. Fukuosa, J. Nat. Cancer Inst. Wash. **16**, 1485 (1956).
Lacassagne, A., J. C. Arcos, N. P. Buu-Hoi u. Z. Zajdela, Bull. Cancer, Paris **44**, 545 (1957).
Nothdurft, H., Strahlentherapie **100**, 192 (1956).
–, Zschr. Krebsforsch. **56**, 176 (1948).
Popescu, C., Der Vorkrebs. Jena 1962.
Pott, P., Chir. Observ. **61** (1775).
Rehn, L., Arch. klin. Chir. **50**, 588 (1895).
Rosenbaum, F. J., Dt. med. Wschr. **82**, 428 (1959).
Sauerbruch, F., Dt. Zschr. Chir. **199**, 1 (1926).
Schubert, K., Arch. Geschwulstforsch. **15**, 142 (1959).
Shabad, L. M., Compt. rend. Soc. biol. **124**, 213 (1937).
Spannagel, H., Lungenkrebs u. andere Organschäden durch Chromverbindungen. Leipzig 1953.
Sperling, O. K., Habilitationsschrift. Leipzig 1958.
–, Dt. Gesd.wes. **14**, 1051 (1959).
Struppler, V., Mschr. Unfallhk. **62**, 121 (1959).
Tsutsui, H., Gann. Tokyo **12**, 17 (1918).
Volkmann, R. v., Beitr. Chir. S. 370. Leipzig 1875.
Warburg, O., Naturwiss. **45**, 192 (1958).
Wieland, H., u. E. Dane, Hoppe-Seylers, Zschr. physiol. Chem. **219**, 240 (1933).
Wüst, G., Arch. Geschwulstforsch. **12**, 149 (1958).
Yamagiva, K., u. K. Ischikawa, Mitt. Med. Ges. Tokyo **15**, 295 (1915).

## IV. Die malignen Tumoren und ihre Praecancerosen

Wiederholt haben wir die Praecancerose als das zentrale Problem im Ablauf der Cancerogenese bezeichnet. Wir sind besonders aus dem Grunde zu dieser Auffassung gelangt, weil dieses Stadium alle Geschwülste gemeinsam haben, gleichviel, ob sie experimenteller Art sind, ob sie beruflichen Schäden entspringen oder ob man sie zu den Spontantumoren rechnen muß. Vor allem bei diesen scheint die Praecancerose zugleich der Etappe der Information zu entsprechen, ohne daß es bisher gelungen wäre, ein dafür adaequates Cancerogen zu ermitteln. Wenn man aber gewisse bösartige Geschwülste kausal mit einer mechanischen Alteration in Verbindung bringen will, dann ist es in erster Linie erforderlich nachzuweisen, daß sie sich bezüglich ihres Entstehungsablaufes nicht anders verhalten, als das bei der Mehrzahl der Krebse der

Fall ist. Wir sind an diesem Nachweis um so mehr interessiert, als auch die traumatogenen Tumoren das spezifische cancerogene Agens vermissen lassen. Darum erscheint es uns wichtig, diesem Komplex besondere Aufmerksamkeit zu widmen und der Analyse des Zusammenhanges von Trauma und Geschwulst einige Daten über die praeautonomen Stadien der spontanen bösartigen Neubildungen vergleichend beizuordnen. In erster Linie gilt das für die Erfahrungen der Klinik mit diesen Tumoren.

In jedem Falle bedarf die maligne Entartung der Vorbereitungszeit, während der eine Vielzahl von heterogenen Reizen wirksam wird. Das Ergebnis dieser Vorgänge sehen wir in der morphischen Wandlung des Substrats, die wir aus Gründen der Empirie als Praecancerose bezeichnen, ohne freilich in der Lage zu sein, diesen Zustand an Hand biologischer oder gar histologischer Kriterien als einen spezifischen definieren zu können. Er ist darüber hinaus reversibel und braucht nicht notwendig zur letzten Konsequenz zu führen. Andererseits ist aber seine Praeexistenz für die Realisation der Geschwulst unabdinglich, so unspezifisch auch immer die Faktoren sein mögen, die zu einer Praecancerose führen.

Der Begriff erscheint zuerst bei W. Dubreuilh 1896. Indem er die Vorkrankheit vom eigentlichen Krebs abgrenzt, bringt er zugleich die Mehrphasigkeit des Geschehens und die potentielle Entartungsbereitschaft des Zustandes zum Ausdruck. Dagegen beinhalten die Bezeichnungen „Praeneoplasie, Praecancer, Praeblatomatose, Praeneoblastose“ schon mehr. Sie sagen nach A. v. Albertinis Interpretation, daß es sich hier bereits um „latent neoplastische Zustände“ handelt. Mit Rücksicht darauf, daß der Determinationsphase des menschlichen Spontankrebses das Korrelat des echten Cancerogens fehlt, wollen wir unter Praecancerose nicht mehr als eben die Vorkrankheit eines Krebses verstehen und nicht so weit wie Albertini gehen, der bei Praecancerosen wie dem Morbus Paget von fertigen, ruhenden Krebszellen spricht und dafür den Begriff „latente Carcinome“ gebraucht. Hier beginnt auch das Gebiet des sogenannten „Carcinoma in situ“, das zwar einen perfekten Krebs des Oberflächenepithels darstellt, dem aber das wichtigste Attribut maligner Neubildung, das infiltrierende Wachstum, fehlt, von der Metastasierung nicht zu reden.

Wenn E. Schneider sagt, daß solche Veränderungen möglicherweise wieder verschwinden können, dann handelt es sich nicht um ein Carcinom im Sinne des Wortes, denn Krebszellen sind morphisch und biologisch irreversibel determiniert. Unbestritten bleibt die potentielle Bereitschaft solcher Gewebe zu entarten. Sie tun dies aber nicht regelmäßig, und die Möglichkeit der Spontanheilung läßt sie scharf gegen die eigentlichen Krebse kontrastieren.

Der Begriff „Praecancerose“ soll hier also lediglich die obligatorische Vorkrankheit des Krebses bezeichnen, der die typischen morphischen und biologischen Kennzeichen des Krebses fehlen, die rückbildungs- und heilungsfähig ist, die aber jederzeit den Boden für eine maligne Entartung abgeben kann (H. Hamperl). Es handelt sich also um einen empirisch gewonnenen Begriff, dessen Syntrophie zum Krebs der Erfahrung klinischer Beobachtung entspricht. Selbst den Vorstadien der Berufs- und Experimentalkrebse kann man ihre Bestimmung nicht ansehen, obwohl bei ihnen die Bindung zwischen Praecancerose und Krebs eine viel festere ist.

Da nun alle bekannten Krebse von einem vorbereitenden Stadium der unspezifischen Metaplasie eingeleitet werden, gehört es mit zu den Aufgaben dieser Abhandlung, die Bedingungen ihres Entstehens und ihres Verhaltens zu prüfen, weil sich hieraus, wenn zwischen Trauma und Geschwulst Beziehungen bestehen, Analogien ergeben müssen.

## A. Spontantumoren

Wenn auch nur einige der häufigen, darum aber für den Kliniker vor allem wichtigen Spontangeschwülste hier erwähnt werden, können die Praecancerosen der malignen Tumoren der Speiseröhre, des Magens, des Dickdarms, der Leber, der Gallenblase und der Harnwege doch für die Vielzahl gleichartiger Vorgänge als Modell dienen, dessen Prototypen angeborene oder erworbene Fisteln sind. In Abb. a auf Tafel I ist ein hierfür charakteristisches Carcinom dargestellt, das sich aus einer branchiogenen Fistel im Laufe von 40 Jahren entwickelt hatte.

### 1. Das Oesophaguscarcinom

Als Vorläufer des Oesophaguscarcinoms werden Cadiospasmus, Oesophagitis, Leukoplakie, Divertikel, Narben und Strikturen angesehen. H. Uebermuth weist darauf hin, daß derartige Veränderungen vorwiegend aus exogenen Ursachen herrühren, die durch Verätzungen, gewohnheitsmäßig heißes Essen oder Trinken gegeben sind. Die gleiche Auffassung vertreten R. Nissen, der den Auswirkungen konzentriert genossenen Alkohols richtungweisende Bedeutung beimißt, und H. Franke, der die Gefährdung der passionierten Likörtrinker hervorhebt. Sicherlich ist es kein Zufall, daß die Angehörigen des Gaststättengewerbes weit häufiger an Oesophaguscarcinomen erkranken als andere Berufsgruppen.

So weit das den Alkohol und die Hitzewirkung sowie die gelegentliche Kombination beider angeht, besitzen solche chemischen oder physikalischen Noxen keine eigentlichen cancerogenen Eigenschaften. Ihre Schädlichkeit besteht allein darin, daß sie eine unspezifische chronische Irritation der Gewebe hervorrufen. Damit wird aber eine Situation geschaffen, die durch örtliche Entzündung, Stase, Nekrose, Infektion und Oedem gekennzeichnet ist und ihrerseits nicht unwesentlich dazu beiträgt, die Passage von Speisebrei und Sekret so zu behindern, daß in Form der Stauung eine weitere mechanische Komponente hinzukommt.

Ähnliche Bedingungen treffen auf die Stagnation und Zersetzung des Inhalts von Divertikeln zu und auf Stauungen an Stellen der Speiseröhre, die durch Gewebshyperplasien, gutartige Neubildungen oder Strikturen eingeengt sind (C. Candardjis, R. Wanke). Besonders betont ist diese Situation bei den Folgen von Verätzungen, von denen bekannt ist, daß sie gern den Boden für spätere maligne Entartungen abgeben. Ohne Zweifel sind Natron- oder Kalilauge, auch in hohen Konzentrationen, ebenso wie die Säuren nicht zu den Carcinogenen zu zählen. Es genügt die durch sie hervorgerufene narbige Stenose, um das Gebiet für die Entartung vorzubereiten. Deshalb ist es keine Ausnahme, wenn A. Dubecz und Mitarbeiter in der Anamnese von 149 Kranken mit Oesophaguscarcinom 9mal Laugenverätzungen feststellen konnten. Das Durchschnittsalter dieser Patienten lag dazu 2 Dezennien niedriger als bei den übrigen, was darauf hinweist, daß derartige Schäden mindestens beschleunigend auf die Carcinogenese in einem Organ einzuwirken vermögen, dessen anatomischer Bau bereits eine gewisse Disposition darstellt.

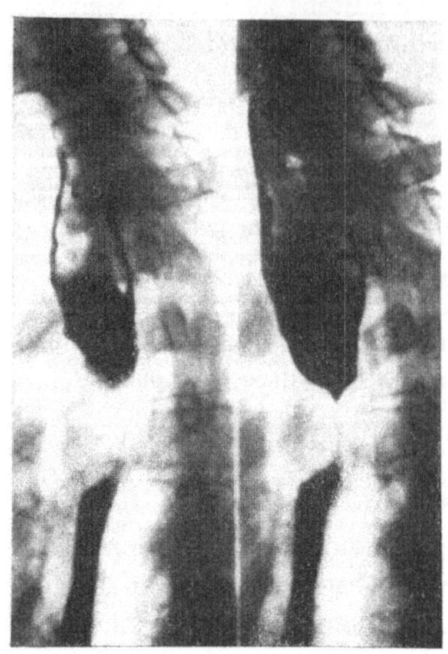

Abb. 5. Kontrastdarstellung eines Oesophaguscarcinoms nach Verätzungsstriktur durch Natronlauge vor 15 Jahren (51jährige Frau)

Auf der Abb. 5 ist das Röntgenkontrastbild eines Oesophaguscarcinoms im mittleren Drittel wiedergegeben. Hier hat sich bei einer 51jährigen Frau der Tumor auf dem Boden einer Striktur nach Verätzung mit Natronlauge 15 Jahre zuvor entwickelt. Die praestenotische Erweiterung des Oesophagus, sonst ein Zeichen für Benignität, dürfte auf die lange Zeit bestehende Striktur zurückzuführen sein. Dem Operateur ist die Beobachtung geläufig, daß solche Zustände regelmäßig von Entzündungen begleitet sind, die sich nicht auf den Ort beschränken, sondern auf die Nachbarschaft übergreifen. Dem entspricht im histologischen Befund ein gering verhornendes Plattenepithelcarcinom und die begleitende schwere chronische Entzündung.

Die maligne Entartung von Divertikeln ist zwar nicht allzu häufig, doch wird gelegentlich vor allem am Grunde von Pulsionsdivertikeln ein Carcinom gefunden. Auch in diesem Falle sind die Stagnation von Sekret und Speisebrei, die Zersetzung, Entzündung und Stauung Faktoren, die das Substrat vorbereiten (Tabelle II).

Tabelle II. Praecancerosen des Oesophagus

| Organ | Praecancerose | Ursache | Folge | Begünstigung |
|---|---|---|---|---|
| Oesophagus | Cardiospasmus | Verätzungen (Lauge, Säure) | Entzündung | physiologische Engen |
| | Achalasie | | Infektion | Alter |
| | Oesophagitis | Alkohol | Nekrose | Geschlecht |
| | Leukoplakie | Hitze | Oedem | Milieu, Lebensgewohnheiten |
| | Divertikel | Mißbildungen | Stauung | |
| | Narben | benigne Neubildungen | Zersetzung | |
| | Strikturen | | Gewebshyperplasie | |
| | | | gestörte Regeneration | |

## 2. Das Magencarcinom

Wesentliche Aufschlüsse über die Bedeutung der chronischen Entzündung der Magenschleimhaut verdanken wir G. E. KONJETZNY, H. H. BERG, J. BÜCKER und R. PRÉVOT, deren grundlegende Untersuchungen gelehrt haben, die hypertrophische und atrophische Gastritis und das Ulcus als Vorkrankheiten des Magencarcinoms anzusehen. Auch sei auf die Arbeiten von E. HAFTER und R. E. SIEBENMANN verwiesen, die klare Vorstellungen von der Struktur, der Oberflächen- und Tiefenausdehnung der verschiedenen Formen der Gastritis vermitteln.

L. ZUKSCHWERDT, dem ein bedeutendes Verdienst in der Erforschung der Pathophysiologie des Magens zukommt, und Th. O. LINDENSCHMIDT nennen die chronische Gastritis und das chronische Magengeschwür den „vorbereiteten" Boden für den Magenkrebs.

R. SCHADE hat die Frage des „Carcinoma in situ" im Zusammenhang mit den verschiedenen Formen der Gastritis erneut aufgegriffen und darauf hingewiesen, daß seit C. E. KONJETZNY (1938) eine gewisse Stagnation in der Forschung und auf dem Wege zu einer einheitlichen Auffassung eingetreten sei. So ist es zu verstehen, wenn R. SCHINDLER in seiner Monographie die Gastritis eine der umstrittensten Krankheiten nennt. In der Tat ist die Literatur über die Gastritis als fakultative Praecancerose bis auf Arbeiten von R. RÖSSLE, R. HESS und A. P. STOUT nicht sehr umfänglich. Erst mit dem Ausbau der modernen gastroskopischen Methoden ist ein Meinungsumschwung eingetreten, der dem „Carcinoma in situ" die ihm gebührende Beachtung verschafft hat. R. SCHADES Darstellung vor allem der mikroskopischen Befunde am Oberflächenkrebs der Magenschleimhaut spricht überzeugend für die Notwendigkeit des Ausbaues der Frühdiagnostik, die über den Weg der Magenschleimhautbiopsie wesentlich bessere Ergebnisse verspricht, als sie bislang die Regel sind.

Das in Abb. 6 dargestellte Resektionspräparat gibt den Zustand einer voll ausgeprägten Atrophie der Magenschleimhaut mit einem praepylorischen Polypen wieder. Dagegen handelt es sich bei der Abb. 7 um eine starke Hypertrophie der Magen-

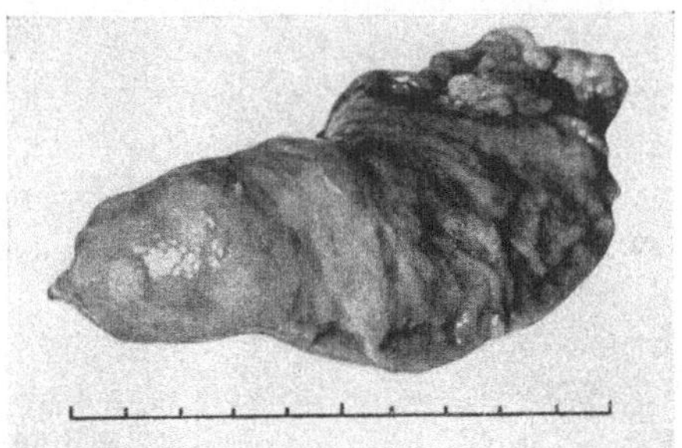

Abb. 6. Resektionspräparat eines Magens mit ausgeprägter Schleimhautatrophie und polypöser breitbasig aufsitzender praepylorischer Neubildung

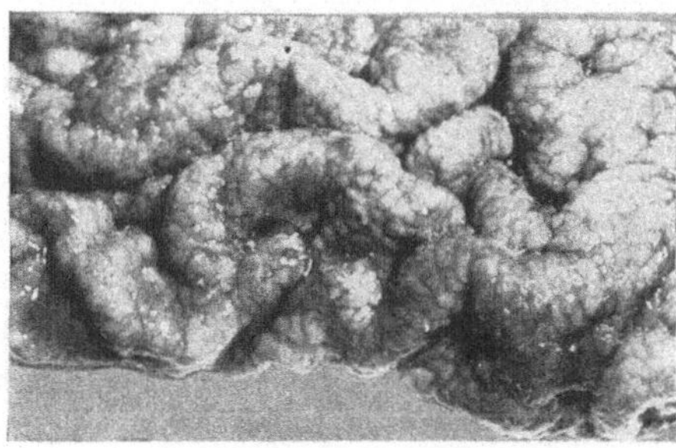

Abb. 7. Resektionspräparat eines Magens mit erheblicher Schleimhauthypertrophie und deutlicher Gyrusbildung

schleimhaut mit gyrusartigem Relief. Beide Veränderungen müssen ebenso als Praecancerose angesehen werden wie die Polypen des Magens, deren Bereitschaft, maligne zu entarten, H. GROSSE nach der Literatur mit 12–70% angibt. Der in Abb. 8 wiedergegebene Befund eines maligne entarteten Magenpolypen bei einer Sechzigjährigen zeigt deutlich die vor dem Pylorus entstehende ventilartige Wirkung der Neubildung. Die Entartungsbereitschaft solcher Polypen ist unverkennbar. A. SZÉSÉNY und J. SZILÁGYI halten sie besonders dann für gegeben, wenn sie in Kombination mit der perniciösen Anaemie, Achlorhydrie und atrophischer Gastritis auftreten. J. MASSA erwähnt darüber hinaus Veränderungen bei der perniciösen Anaemie und die benignen Adenome der Schleimhaut. Derartige Fehl- und Überschußbildungen werden von A. DIETRICH bereits zu den determinierenden Faktoren gezählt. Wesentlich für diese beim Manne immer noch mit an erster Stelle rangierende Geschwulstlokalisation hält D. SCHMÄHL Milieueinflüsse, vor allem die Eßgewohnheiten. Die Entartungsrate beim callösen Magenulcus bewertet H. UEBERMUTH mit 8%. Mit fast 10% beziffern W. HERZOG und auch J. JUHASZ die Wahrscheinlichkeit einer malignen Entartung. A. DIETRICH wie auch H. FINSTERER sprechen sogar von 20%. Diese Auffassung findet sich bei R. A. GUTMANN bestätigt, der meint, daß von je 5 Magengeschwüren eines nicht heilt, weil es bereits in Entartung begriffen ist. H. GÜTHERT hat sich mit diesen Fragen ebenfalls auseinandergesetzt und mit der immer noch umstrittenen Möglichkeit der sekundären peptischen Ulceration im primären Carcinom, die er meint bejahen zu müssen. Der von ihm gefundene Satz von 3,5% sekundärer Carcinome in primären peptisch-callösen Ulcera ventriculi in Resektionspräparaten entspricht den von W. ANSCHÜTZ und R. WANKE ermittelten Hundertsätzen. Hier ist der Hinweis auf Größe und Form des Ulcus angebracht, vor allem auf die immanente Entartungsbereitschaft solcher Geschwüre, deren Durchmesser mehr als 2,5 cm beträgt, worauf auch A. GÜTGEMANN und H. W. SCHREIBER im Zusammenhang mit dem Magensarkom aufmerksam gemacht haben.

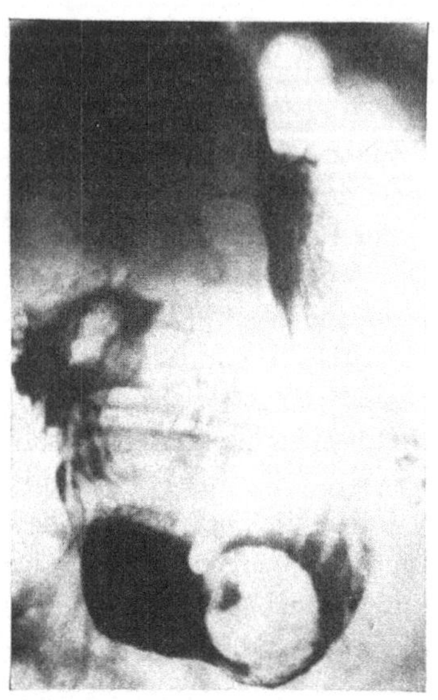

Abb. 8. Röntgenkontrastbild des Magens mit einem praepylorisch breitbasig aufsitzendem, kugelförmigen Polypen, der den Pylorus ventilartig verschließt

Gemeinsame Untersuchungen mit J. MAYLAND haben am Jenaer Krankengut der Jahre 1935 bis 1964 einen Hundertsatz von 3,9 ergeben, das heißt, von 1545 Ulcera ventriculi waren 60 maligne entartet. Ihnen standen in der Berichtszeit 1875 primäre Carcinome des Magens gegenüber (Abb. 9).

Bemerkenswert ist die Feststellung von W. H. REMINE, J. T. PRIESTLEY und J. BERKSON aus der Mayo-Klinik, daß auch zwischen Acidität des Magensaftes und der Letalität der Magenkrebskranken Relationen bestehen. Sie drücken sich darin aus, daß bei einer Achlorhydrie die postoperative Sterblichkeit bei 9% liegt, während sie bei Hyp- oder Normacidität nur 2,1% beträgt.

Auch P. M. BROWN, J. C. CAIN und M. B. DOCKERTY vertreten die Auffassung, daß jedes Ulcus, das unter konservativer Behandlung nicht in kürzester Frist ausheilt, resektionspflichtig ist, vor allem dann, wenn sein Durchmesser die 2 cm-Grenze erreicht hat.

Die Abb. 10 zeigt das Resektionspräparat eines pylorusnahen Magencarcinoms bei einem 48jährigen Kranken mit 10jähriger Ulcusanamnese. Daß weder der chronische Reiz noch der durch ihn hervorgerufene Zustand der Praeneoplasie des Magens spezifische Faktoren im Sinne der Determination darstellen, bedarf keiner Betonung. Andererseits ist aber auch das Fehlen echter Cancerogene, die man für die Entstehung des Krebses ursächlich verantwortlich machen könnte, offensichtlich. Demgegenüber ist es naheliegend, an die für die Magengeschwüre bedeutsamen Durchblutungsstörungen, an die peptische Selbstverdauung und auch an mechanische Momente zu denken, die sowohl am Eingang als auch an seinem Ausgang durch die Funktion von Cardia und Pylorus den Praedilektionsstellen der entzündlichen Metaplasie bestimmte günstige Voraussetzungen schaffen. Sie werden gefördert und verstärkt, wenn die chronische Entzündung mit der Zeit zur narbigen Stenose führt, die der weiteren und nun unphysiologischen Retention oberhalb der natürlichen Sphinktermechanismen Vorschub leistet und so eine wechselseitige Beeinflussung hervorruft.

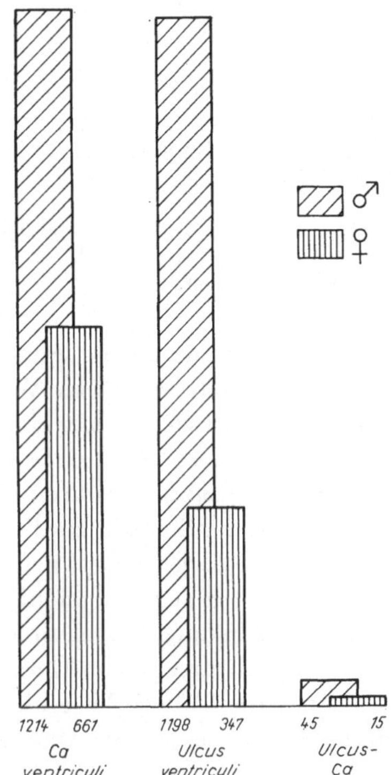


Abb. 9. Unter 1875 Carcinomen des Magens waren 60 = 3,2% aus ulcera ventriculi entstanden. Unter 1545 ulcera ventriculi waren 60 = 3,9% maligne entartet (Krankengut der Jenaer Chirurgischen Universitätsklinik 1935 bis 1964)

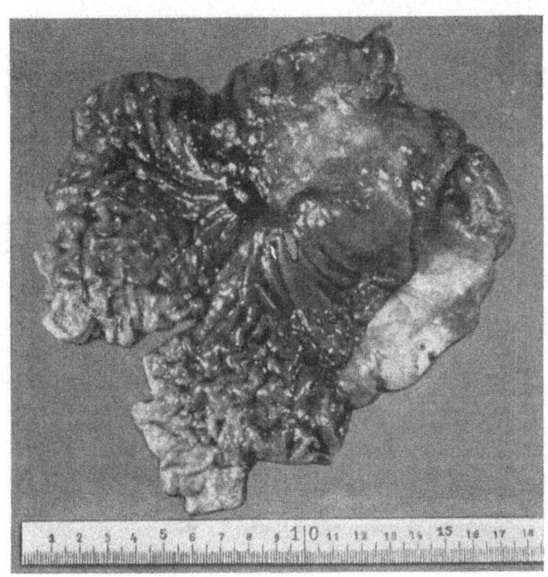

Abb. 10. Resektionspräparat. Praepylorisches Ulcus-Carcinom bei 48jährigem Mann mit 10jähriger Ulcus-ventriculi-Anamnese

Durch Untersuchungen von V. Rapant angeregt, haben wir auch die Frage der Praecancerose und der malignen Entartung im Magenstumpf und in der Anastomose am eigenen Krankengut überprüft (Th. Becker und E. Freund). Die Ergebnisse zeigen, daß die Resektion offenbar einen Schutz für den Ulcuskranken darstellt, wenn man ihn unter dem Gesichtspunkt der Anwartschaft auf ein späteres Carcinom betrachtet. Selbst die einfache Gastroenterostomie ist dazu schon in der Lage, wenn auch nicht in so ausgeprägtem Maße, obwohl sie keinesfalls den biologischen Zustand des Organs ändert. Allein die durch sie bedingten besseren Abflußbedingungen dürften dafür verantwortlich sein (Tabelle III).

Tabelle III. Anastomosencarcinome

| | GE | B. I | B. II |
|---|---|---|---|
| Operation wegen Ulcus | 264 | 373 | 2474 |
| Carcinom nach Ulcusoperation | 10 | 7 | 21 |

Im Jenaer Krankengut finden sich unter 3248 Eingriffen wegen Magen- und Duodenalulcus (1900–1962) 38 Magenstumpf- und Anastomosencarcinome. Die Entartungsrate ist nach der GE am größten, doch liegt sie niedriger als die beim nichtresezierten Ulcusmagen.

Für die Entstehung des Ulcus ventriculi sind sicherlich keine Cancerogene irgendwelcher Art verantwortlich. Auch seine hohe Entartungsbereitschaft ist unseres Wissens durch keine spezifischen Faktoren bedingt. Wenn bereits die Resektion hier einen Wandel schafft, indem sie durch Ausschaltung des Gastrins die Salzsäureproduktion der Fundusdrüsen bremst, dann werden damit durchaus unspezifische Momente eliminiert. Andererseits zeigt sich, daß durch zu sparsame Resektion die Neigung zur Entstehung des Ulcus pepticum jejuni und auch zu Rezidivulcera im Magenstumpf gefördert wird, womit gleichzeitig die Rate der Carcinome ansteigt. Auch hier sind offenbar unspezifische Faktoren am Werk, die der peptischen Geschwürbildung Vorschub leisten und damit eine Praecancerose hervorrufen, die auf Grund ihrer hohen Entartungsbereitschaft als obligatorisch bezeichnet werden darf. Die Tabelle IV gibt in einer Zusammenfassung Ursachen und Folgen der Praecancerosen des Magens wieder.

Tabelle IV. Praecancerosen des Magens

| Organ | Praecancerose | Ursache | Folge | Begünstigung |
|---|---|---|---|---|
| Magen | atrophische Gastritis | Verätzungen | Entzündung | physiologische Engen |
| | hypertrophische Gastritis | heiße Speisen | Infektion | Alter |
| | Perniciosa | Alkohol | Oedem | Geschlecht |
| | Ulcus pept. | Mißbildungen | Ulceration | Milieu, Lebensgewohnheiten |
| | Polypen | benigne Neubildungen | Nekrobiose | |
| | Adenome | Dbl.-Störungen | Stauung<br>Narben<br>Stenosen | |

### 3. Das Colon- und Rectumcarcinom

Bei den Krebsen des Dickdarms und des Mastdarms können Colitis, Proctitis, Diverticulitis als der Boden gelten, auf dem die spätere maligne Entartung erfolgt. Abb. 11 zeigt das Exstirpationspräparat einer generalisierten Colitis ulcerosa.

G. HARTMANN, der sich an unserer Klinik eingehend mit dieser Krankheit befaßt hat, nennt als hypothetische Ursachen Virus- oder bakterielle Infekte, allergische oder enzymatöse (Lysozym) Faktoren, psychische Momente und Avitaminosen (Folsäuremangel). Keine dieser Möglichkeiten gibt einen Hinweis auf ein beim Menschen wirksames spezifisches Cancerogen. Dagegen zeigt sich, in welchem Maße die chronische, nekrotisierende und teilweise stenosierende Entzündung geeignet ist, das Substrat für die maligne Entartung vorzubereiten. Aufschlußreich sind die Untersuchungen von M. REIFFERSCHEID, der bei 22456 einschlägigen Erkrankungen eine Entartungsrate von 3,5% ermittelte. Diese vielleicht noch nicht sehr eindrucksvolle Zahl gewinnt ihre rechte Bedeutung erst mit der Feststellung, daß die Quote der malignen Degeneration nach 5 Jahren bereits 17% und nach 15 Jahren 25% erreicht hat. Nach M. REIFFERSCHEID hatten 275 von 10000 Colitikern ein Rectocoloncarcinom, während auf 10000 Nichtcolitiker nur 6 entsprechend lokalisierte Carcinome kamen. Nach N. SVARTZ beträgt die Carcinomhäufigkeit beim Colitiker 4,1%. Dieser Prozentsatz beträgt, auf die Morbidität der Bevölkerung bezogen, mehr als das 200fache. Bei Patienten, deren Krankheitsbeginn im 3. Lebensdezennium liegt, ist die Carcinomerwartung sogar 400mal größer. M. REIFFERSCHEID leitet daraus die unserer Meinung nach einzig mögliche Konsequenz ab, bei jedem chronisch irreversibel veränderten Colon bis zum 45. Lebensjahr die Colektomie durchzuführen. Von besonderer Bedeutung ist auch hier der Faktor Zeit, bei dessen Würdigung die Colitis ulcerosa als eine obligatorische Praecancerose bezeichnet werden muß.

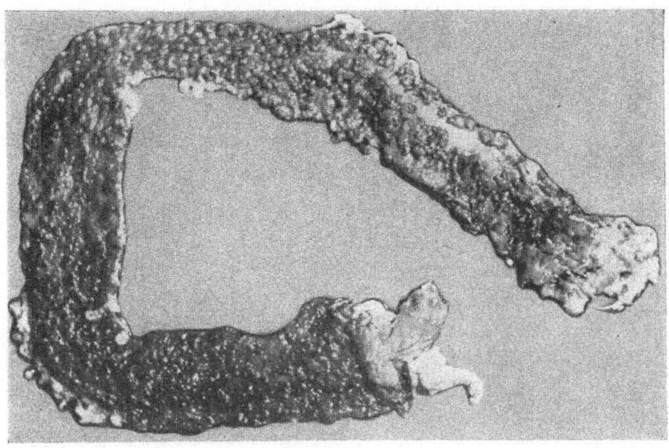

Abb. 11. Präparat einer Colektomie. 34jährige Frau mit 5jähriger Anamnese. Völlige Zerstörung der Schleimhaut und ausgedehnte Ulcerationen und Nekrosen der Submucosa beherrschen das Bild

E. O. MUIR nennt weiter gutartige Tumoren der Darmmukosa, wie Adenome, Polypen und Papillome. Derartige Zustände, durch eine gesteigerte epitheliale Proliferation ausgezeichnet, neigen zur Ulceration, die von der chronischen Entzündung ihren Ausgang nimmt (Abb. 12). Ihre Folgen sind unter anderem Narben, Strikturen und Obturation. Das unmittelbare Ergebnis ist die Stagnation des Darminhalts, die ihrerseits dazu beiträgt, das entzündliche Geschehen zu fördern und zu unterhalten. Die Übereinstimmung der Praedilektionsstellen von Polyposis und malignen Tumoren des Dickdarms (M. REIFFERSCHEID, K. DAUBNER) ist der Hinweis darauf, daß zwischen beiden Leiden ätiologische Verknüpfungen bestehen. Die mechanische Funktion der physiologischen Engen tritt erneut hervor, indem das Coecum, die

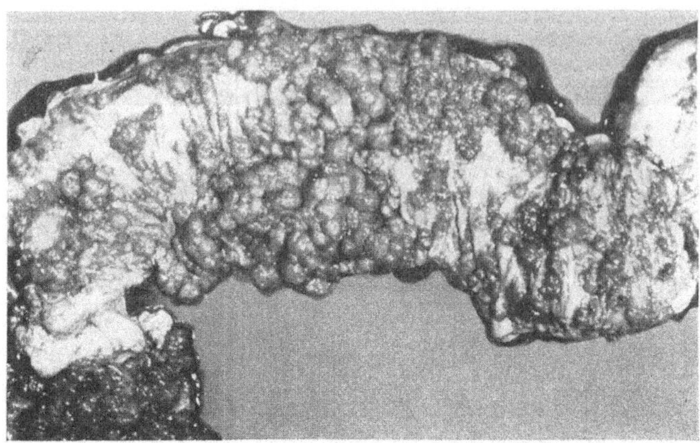

Abb. 12. Polyposis des Dickdarms. 36jähriger Mann, ein Teil der Polypen ist histologisch bereits maligne entartet

Flexuren, die Sigmakrümmung und das Rectum bevorzugt betroffen sind. In Abb. 13 wird die praestenotische Erweiterung des Colons bei einem zirkulären Carcinom der lienalen Flexur deutlich. Sie zeigt, in welchem Maße hier physikalische Kräfte am

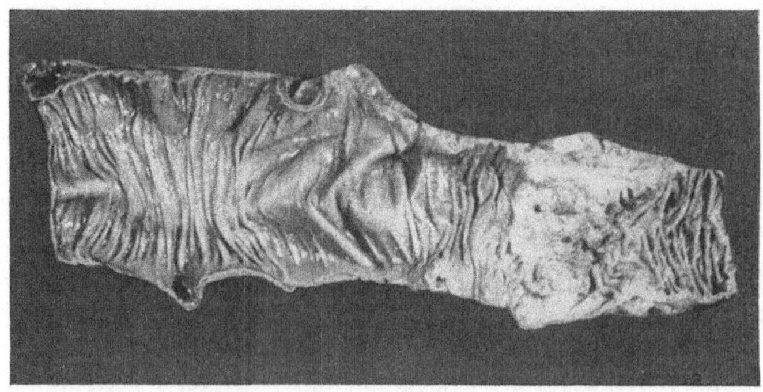

Abb. 13. Resektionspräparat eines Colon-Carcinoms der linken Flexur. Der Tumor wächst zirkulär stenosierend, typisch ist die praestenotische Erweiterung des Darmes

Werke sind, die auch nach dem Zeitpunkt der Manifestation weiter wirken und sich mit zunehmendem Wachstum potenzieren.

Für die Divertikel des Dickdarms trifft Ähnliches zu. S. H. BABINGTON fand unter 10 Menschen jenseits des 40. Lebensjahres jeweils einen, der eine Diverticulitis hatte, und es ist nach seinen Erfahrungen nicht ungewöhnlich, wenn sich hiermit ein Carcinom kombiniert. Die Entartungsbereitschaft der Diverticulitis veranlaßt I. L.

PONKA und Mitarbeiter sogar zu der Forderung, derartige Herde im Zweifelsfalle durch Resektion so auszuschalten, als ob es sich um ein Carcinom handele. Wiederum lassen sich auch bei den bösartigen Geschwülsten des Dickdarms keine spezifisch cancerogenen Faktoren erkennen, die offenbar und ursächlich in Geschwulstentstehung eingeschaltet wären. Wohl aber findet sich die Bedeutung unspezifischer physikalischer und chemischer Faktoren bestätigt. Tabelle V gibt die Praecancerosen des Dickdarms und des Rectums wieder.

Tabelle V. Praecancerosen des Dickdarms

| Organ | Praecancerose | Ursache | Folge | Begünstigung |
|---|---|---|---|---|
| Colon | Colitis | fraglich: | Entzündung | physiologische Engen |
| Rectum | Proctitis | Virus | Infektion | Alter |
| | Divertikulitis | Bakterien | Oedem | Geschlecht |
| | Polyposis | allergische | Ulceration | Milieu |
| | Adenomatose | enzymatöse | Stauung | |
| | Narben | Faktoren | Zersetzung | |
| | Strikturen | Avitaminosen | | |

## 4. Das Lebercarcinom

Die häufige Beobachtung einer Aufeinanderfolge von Cirrhose und primärem Lebercarcinom, das nie in einem gesunden Organ entsteht, weist ersterer ihre Stellung innerhalb der Praecancerosen zu. H. GROSSE spricht von einer positiven Syntropie zwischen beiden Leiden, die nach den Literaturangaben mit einer Häufigkeit zwischen 17 und 100% eintreffen soll. Unter diesen Umständen kann bereits von einer obligatorischen Praecancerose gesprochen werden. Dagegen kann von cancerogenen Eigenschaften solcher Noxen, die geeignet sind, eine Cirrhose der Leber zu erzeugen, keine Rede sein. Sie rufen aber einen Zustand der Stauung, der „entgleisten Hyperplasie" (F. ROULET und F. GLOOR) und der Entzündung hervor, denen W. BÜNGELER und M. EDER den Rang eines Realisationsfaktors einräumen. Beide nehmen an, daß die Cirrhose die entgiftenden Funktionen des Organs außer Kraft setzt, um über diesen Weg die Entstehung und das Wirken carcinogener und cocarcinogener Produkte des intermediären Stoffwechsels zu begünstigen. Das primäre Lebercarcinom der Abb. 14 hat sich, wie der feingewebliche Befund ergab, auf dem Boden schwerer degenerativ-

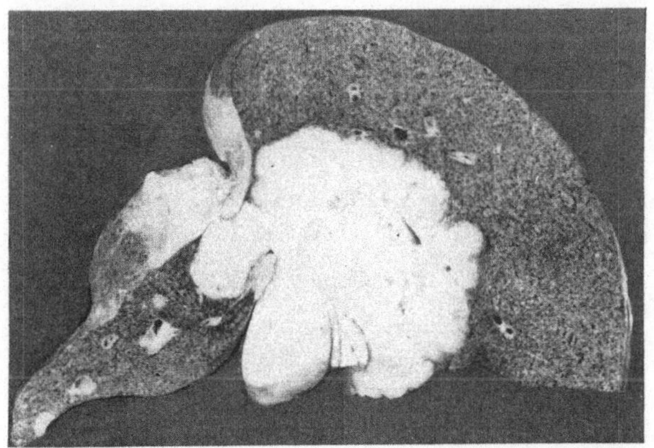

Abb. 14. Primäres Leber-Carcinom, auf die Leberpforte übergreifend, auf dem Boden einer Cirrhose entstanden (62jähriger Mann)

nektrotisierender Veränderungen des Parenchyms entwickelt. Solche Parenchymschäden und die entzündlich indurativen Veränderungen im mesenchymalen Bereich sind als eine Folge des chronischen Alkoholismus unverkennbar (H. THALER, H. F. v. OLDERSHAUSEN, K. KÖHN, C. BERMAN, I. N. P. DAVIES). Wenn auch hier der Alkohol als eins der ursächlichen Momente für die Entstehung der Lebercirrhose in den Ablauf der Cancerogenese eingefügt ist, kann man ihn doch nicht mit dem letztlich resultierenden malignen Tumor in kausale Verbindung bringen. Sinngemäß trifft das auch für die posthepatitischen Formen der Lebercirrhose zu, deren verursachendem Agens keine onkogenen Eigenschaften innewohnen. M. RATZENHOFER, K. ROCHLITZ und Mitarbeiter konnten innerhalb 4 Jahren 10 einschlägige Fälle beobachten, die auf dem Boden einer Cirrhose entstanden waren. K. KÖHN, C. BERMAN, I. N. P. DAVIES verfügen über ein noch größeres Beobachtungsgut. Ebenso wie dem Alkohol läßt sich einer Hepatitis, sofern sie anamnestisch in Erscheinung tritt, keine kausale Bedeutung beimessen.

### 5. Das Gallenblasencarcinom

Als Praeneoplasie der Gallenblase sieht man die Cholecystitis, die Cholangitis und die Cholelithiasis an. Das Ergebnis eigener Untersuchungen läßt die Cholelithiasis und ihre Begleiterscheinungen wohl als realisierendes, nicht aber als determinierendes Moment der Cancerogenese erscheinen. Ihre Entstehung verdanken sie der unspezifischen Infektion, der Entzündung und der Stauung. M. REIFFERSCHEID kommt ebenfalls zu dem Ergebnis, daß die Konkremente für die kausale Genese des Gallenblasencarcinoms keine Bedeutung haben. Als Praecancerose mißt er jedoch der Cholelithiasis entscheidenden Wert bei. Das auf der Abb. 15 dargestellte Präparat zeigt eine schwere chronische Entzündung der Gallenblase mit Teilnekrose der Wand bei Cholelithiasis und maligner Neubildung.

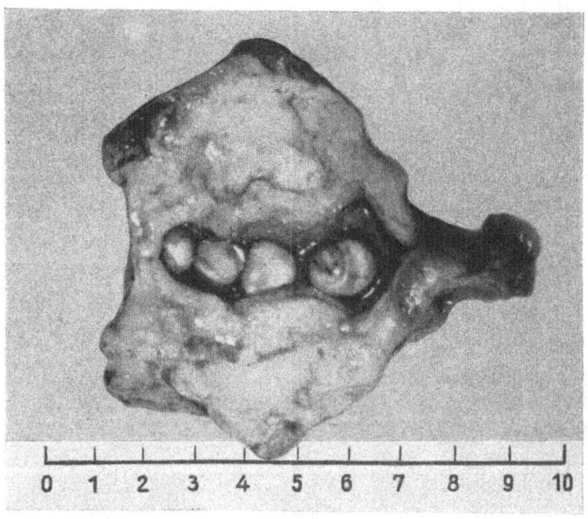


Abb. 15. Noch auf die Gallenblase beschränktes Carcinom bei gleichzeitigem Steinbefund und erheblicher Begleitentzündung (Frau, 52 Jahre alt)

Daß Konkremente als Praeneoplasie der Gallenwege keine ausschließliche Bedeutung haben, wohl aber eine wichtige Rolle spielen, zeigt sich unter anderem daran, daß eine Zahl von Gallenblasencarcinomen frei von Steinen gefunden wird, aber andererseits das Gallengangscarcinom beim Cholecystektomierten eine absolute Seltenheit ist (G. EHRHARDT). Darüber hinaus erkranken nur 2% aller Gallensteinträger an einem Carcinom der Gallenwege, jedoch haben 90% von ihnen eine Cholelithiasis. Bereits J. BACKMEISTER und L. ASCHOFF haben die Auffassung vertreten, daß beide Leiden unabhängig voneinander seien. Außerdem ist nicht erwiesen, ob im Falle des Gallenblasencarcinoms die Steine als Folge der immer vorhandenen Stauung und Entzündung erst sekundär entstehen. Hier ergeben sich Parallelen zu der oben erwähnten Auffassung von M. BÜRGER über die vermehrte Ausscheidung von Cholesterin an den Praedilektionsstellen der Intestinalcarcinome und andererseits zu Störungen im Leberstoffwechsel. N. MARKOFF und E. KAISER weisen in diesem Zusammenhang auf die von H. WIELAND und E. DANE im Jahre 1933 entdeckte Abspaltung des Methylcholanthrens aus der Desoxycholsäure hin. Sie sehen in der Störung des Leberstoffwechsels das primäre Geschehen und denken daran, daß hier entstehende carcinogene Stoffwechselprodukte über die Galle ausgeschieden werden. In der Gallenblase kommt es dann zur Kumulation, die durch Dyskinesie, Entzündung, Stauung und Konkremente zur Realisation des Krebses führt. Sie können am eigenen Krankengut belegen, daß 32% der Gallensteinkranken erhebliche pathologische Leberbefunde haben. Auch sie wollen also dem Steinleiden nicht mehr als die Bedeutung eines potentiellen Realisationsfaktors zubilligen, der am Ende einer ätiologischen Reihe steht, die ihren Anfang in einer Entgleisung des Stoffwechsels der Leber hat.

Auch die unterschiedliche Beteiligung der Geschlechter am Zusammentreffen von Steinen und malignen Tumoren muß auffallen. Während nach H. GÜTHERT bei 10–15% aller Erwachsenen mit Steinen zu rechnen ist und die Häufigkeit bei den

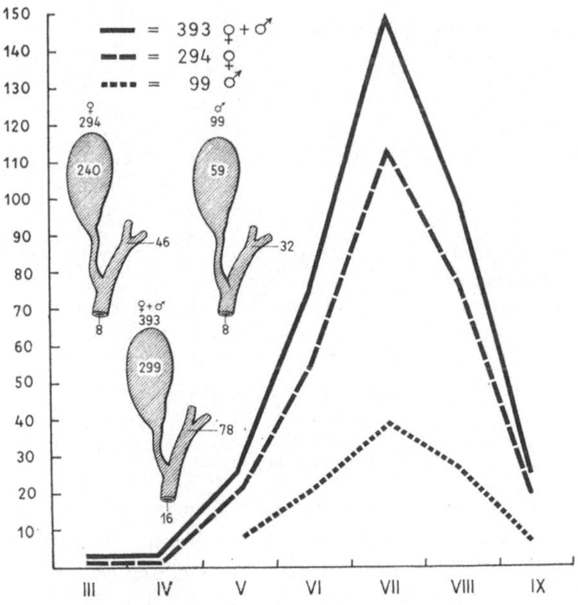


Abb. 16. An insgesamt 393 Malignomen der extrahepatischen Gallenwege waren 294 Frauen und 99 Männer beteiligt. Der Altersgipfel liegt im 7. Dezennium. Auffallend ist die relative Häufigkeit der Gallengangs- und Papillen-Carcinome beim Mann

Siebzigjährigen sogar 70% erreicht, wobei die Frauen stark überwiegen, ist bei den Malignomen der Gallenblase der Anteil der Männer verhältnismäßig viel größer, als dies der Relation der positiven Steinbefunde bei krebsgesunden Probanden beider Geschlechter entspricht. Untersuchungen an der Leipziger Klinik haben ergeben, daß 100 gallensteinkranken Frauen nur 10 Männer entsprechen (Th. Becker). Dieses Verhältnis ändert sich aber zugunsten der Männer im Falle eines Gallenblasencarcinoms zu einer Relation von 2:1. R. Gradischnig fand an der Grazer Klinik eine Verhältnis von 3:1.

Bei den Carcinomen des Ductus choledochus überwiegen die Männer sogar. In der Abb. 16 sind insgesamt 393 Gallenblasen- und Gallenwegskrebse zusammengestellt. Bei den 294 Frauen war 240mal die Gallenblase befallen, während 54mal die Gallenwege und die Papille betroffen waren. Die 99 Männer zeigen ein relatives Überwiegen der Gallenwegskrebse, von denen 40 der Zahl von 59 Gallenblasenkrebsen gegenüberstehen. Die Relation der positiven zu den negativen Steinbefunden bei diesen Patienten verhält sich wie 10:1. Also müssen noch andere Faktoren vorhanden sein, die das Gewebe für die Entartung vorbereiten. In erster Linie ist an die Cholecystitis und an die Cholangitis als vorwiegend entzündlich infektiöse Affektionen zu denken. Begünstigend wirken ohne Frage die anatomischen Verhältnisse im Bereich des Ductus cysticus und des Sphinkter Oddi, die dem entzündlich mechanischen Verschluß und der Stauung entgegenkommen, so die Infektion ermöglichen und unterhalten. In Tabelle VI sind die Praecancerosen der Leber und der extrahepatischen Gallenwege dargestellt. Exogene spezifische Ursachen werden nicht evident.

Tabelle VI. Praecancerosen der Leber und der Gallenwege

| Organ | Praecancerose | Ursache | Folge | Begünstigung |
|---|---|---|---|---|
| Leber | Cirrhose | Alkohol<br>Virus | Hyperplasie<br>Nekrose<br>Stoffwechsel-<br>störung | Milieu<br>Alter<br>Geschlecht<br>Nahrung |
| Gallenblase<br>Gallenwege | Cholecystitis<br>Cholangitis<br>Cholelithiasis | Störungen<br>des Leberstoff-<br>wechsels? | Konkremente<br>Stauung<br>Infektion<br>Nekrose<br>Zersetzung<br>Stenose | Alter<br>Geschlecht<br>physiologische<br>Engen<br>Nahrung |

## 6. Das Peniscarcinom

An der Genese des Peniscarcinoms ist die Phimose als fakultatives Vorstadium beteiligt. Es kann sowohl an der Glans als auch am Praeputium seinen Anfang nehmen auf dem Boden von Veränderungen, die N. Melczer als Condyloma acuminatum, narbige Atrophie, Balanitis xerotisans, Kraurosis penis und Lichen sclerosus beschreibt. Der Hinweis auf die Häufigkeit des Peniscarcinoms in Abhängigkeit von den hygienischen Gepflogenheiten mag erläutern, welchen bestimmenden Einfluß ein mechanisches Hindernis, in diesem Falle die Phimose, auf die

Summation von Reizen in der Cancerogenese ausübt. Völker, denen die Circumcision Verpflichtung ist, kennen diese Geschwulst kaum.

In Indien haben V. NATH und K. S. GREWAL beim Vergleich von beschnittenen Mohamedanern und nichtbeschnittenen Hindus in der Häufigkeit des Peniscarcinoms ein Verhältnis von 2,9 zu 25,6% ermittelt. Noch aufschlußreicher wird die Statistik, wenn man die orthodoxen Juden in sie einbezieht. Sie nehmen im Gegensatz zu den Mohamedanern, die die Circumcision zwischen dem 3. und 14. Lebensjahr durchführen, den Eingriff in der ersten Lebenswoche vor. N. MELCZER hält in Anbetracht des äußerst geringen Vorkommens von Peniscarcinomen bei dieser Population ein solches Versäumnis an Zeit für schicksalbestimmend. Das in Abb. 17 dargestellte Peniscarcinom eines 66jährigen zeigt in der Kombination mit der Phimose deutlich den bestimmenden Einfluß mechanischer Momente auf die Lokalisation auch der Praecancerose.

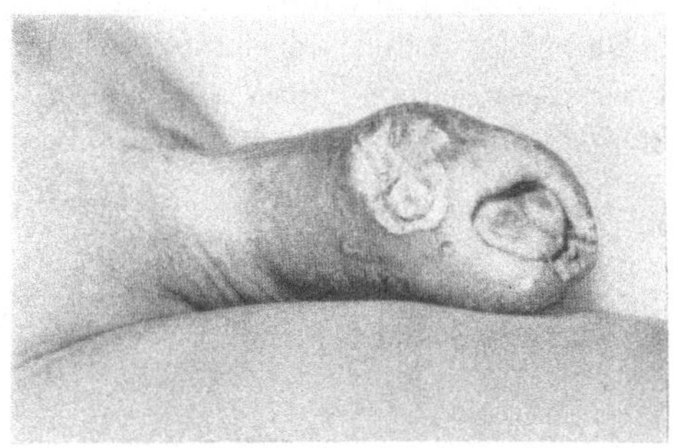

Abb. 17. Penis-Carcinom bei gleichzeitiger Phimose und Balanitis. Anamnese 6 Monate. Der im Sulcus coronarius entwickelte Tumor hat das Praeputium durchbrochen (Mann, 66 Jahre alt)

Wenn bereits das Vorhandensein des Praeputiums die Häufigkeit des Peniscarcinoms begünstigt, so ist das noch in viel stärkerem Maße bei der Phimose der Fall. Unter ihrer vorwiegend mechanischen Wirkung stellen Ansammlung, Stauung und Zersetzung der Sekrete sowie die Infektion den permanenten Reiz dar, der zu Balanitis, Balanoposthitis und zur Entstehung von Condylomen führt. Dennoch sind dabei keine Kräfte am Werk, denen man als exogenen Faktoren spezifisch cancerogene Eigenschaften zuschreiben kann, es sei denn, man wolle sich der Auffassung anschließen, die in den Smegmabakterien den onkogenen Erreger zu sehen meint. K. H. BAUER und auch G. HAGEMANN haben auf diese Möglichkeit hingewiesen, vertreten aber beide im Prinzip die Auffassung der syncarcinogenetischen Summation unspezifischer Reize. Tabelle VII gibt die Praecancerose des Penis in ihrem Zusammenhang zwischen Ursache und Folgen wieder.

Tabelle VII. Praecancerose des Penis

| Organ | Praecancerose | Ursache | Folge | Begünstigung |
|---|---|---|---|---|
| Penis | Phimose | angeboren<br>erworben | Leukoplakie<br>Balanitis<br>Infektion<br>Stauung<br>Stenose<br>Zersetzung | Milieu<br>Alter |

**Zusammenfassung**

Gemeinsam sind den bisher beschriebenen Vorstufen bösartiger Neubildung Entzündung, Oedem, Infektion, Mazeration und Nekrobiose. Ihr Verhalten wird ferner von Hyperregeneration, Hyperplasie und Metaplasie des Gewebes, Vernarbung und Strikturierung bestimmt. So weit es sich um Hohlorgane handelt, kommen mechanische und chemische Momente der Stagnation und Zersetzung des Inhalts, der Sekretstauung und Konkrementbildung hinzu.

Aus solchen vorwiegend anatomisch bedingten Merkmalen erklärt sich die Bevorzugung bestimmter Lokalisationen, die Entstehen und Fortbestehen der genannten Phänomene begünstigen. Es sind die physiologischen Engen, Sphinktermechanismen und Mißbildungen (Abb. 18).

Diese physikalisch-mechanischen Momente sind mindestens für die Ätiologie der Praecancerosen als kausal anzusehen. Sie stehen der natürlichen Passage im Wege, behindern den Abfluß des Transportgutes und der physiologischen Absonderungen

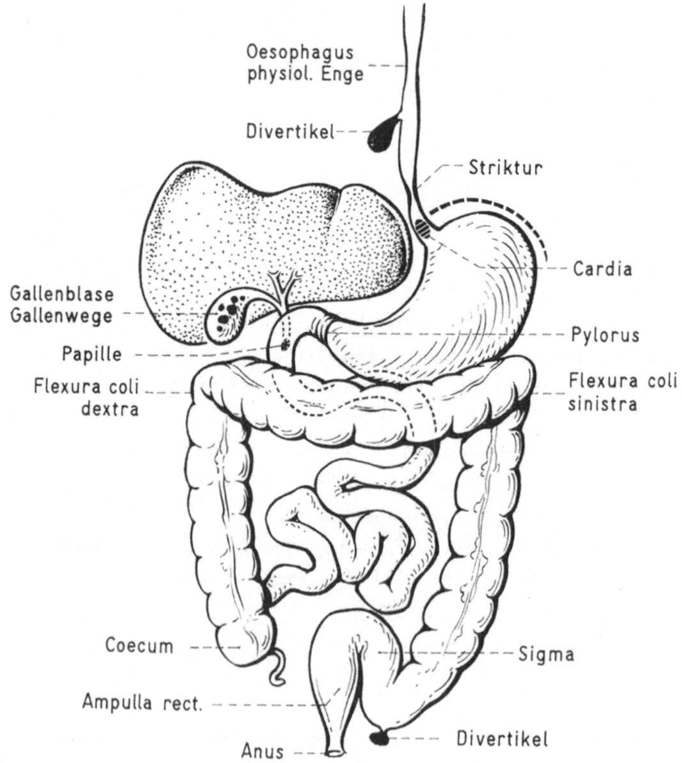


Abb. 18. Schematische Darstellung der Praedilektionsstellen von Praecancerosen im Digestionstrakt

und führen so zu Verhaltungen. Allein durch ein längeres Verweilen geben sie den Sekreten die Möglichkeit, intensiver auf das Substrat einwirken zu können. Darüber hinaus aber erhalten sie, vorwiegend unter dem Einfluß der stets vorhandenen Infektion, die Möglichkeit, sich in Stoffe zu zerlegen, die toxischer sind als das Ausgangsprodukt. Das in Abb. 19 wiedergegebene Modell gibt die unspezifischen Bedingungen der Praecancerosen des Digetionstraktes wieder. Schließlich müssen auch die Größe der Oberfläche, die von der resultierenden Praecancerose eingenommen wird, und ihr Volumen Berücksichtigung finden, wie das Beispiel der peptischen Ulcera ventriculi zeigt.

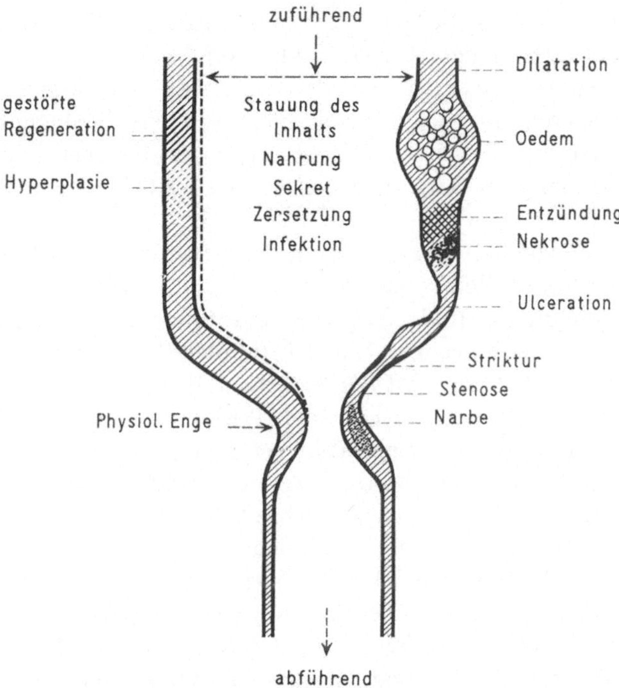


Abb. 19. Modell der physikalischen und physiologischen Bedingungen der Praecancerosen im Digestionstrakt

## B. Spontantumoren des endokrinen Systems

Die Krebse der Drüsen mit innerer und äußerer Sekretion, deren Funktion der Bindung an das endokrine System unterliegt, haben ebenfalls ihre Praecancerosen. Innerhalb der Gruppe der sogenannten Spontantumoren nehmen sie jedoch eine besondere Stellung ein, weil ihre funktionelle Kopplung an die Hypophyse im Wechselspiel der zentrifugalen und zentripetalen Impulse auch die Cancerogenese unter die Gesetze hormoneller Wirkung stellt. Obwohl unter der Vielzahl dieser Wirkstoffe bislang keiner mit cancerogenen Eigenschaften bekannt wurde, läßt sich ihre einmal stimulierende, ein anderes Mal hemmende Wirkung auf die Proliferation der Gewebe und auch der Geschwulstzelle nicht übersehen. Es sei nur an den Effekt der Kastration und an die gegengeschlechtliche Hormonbehandlung erinnert, mit der Ch. Huggins die Ära der humoralen Beeinflussung maligner Tumoren eingeleitet hat.

Einen weiteren Schritt auf diesem Wege stellen Eingriffe dar, die in der operativen oder radiologischen Ausschaltung der Hypophyse bestehen, beziehungsweise in der Adrenalektomie (H. Olivecrona, K. H. Bauer und E. Klar, H. Atkins). Namentlich beim metastasierenden Mammacarcinom, bisweilen aber auch bei den Malignomen der Vorsteherdrüse hat sich diese Therapie ihren Platz gesichert. Es ist deshalb mehr als eine Vermutung, wenn man annimmt, daß die hormonal gesteuerten Gewebe im Falle praecanceröser Veränderung ebenfalls durch die Hypophyse beeinflußt werden. Dabei bedient sie sich der zwar nicht cancerogenen, wohl aber organspezifischen Hormone. Das Beispiel der praecancerösen Erscheinungen an der Brustdrüse und ihre Abhängigkeit vom Zyklus weist ganz in diese Richtung. Wie mehrfach hervorgehoben, werden die Praecancerosen vorwiegend von gänzlich unspezifischen Faktoren ausgelöst, wobei allein topische Bedingungen das Äquivalent darstellen können. Bekannt ist das Beispiel der dystopen Testikel, die 10 bis 15mal häufiger zur malignen Entartung neigen, als dies bei eutopen Hoden der Fall ist (A. PRADER).

Wenn als Beispiel das Mammacarcinom gewählt wurde, dann kann es, zumal als häufigster Organkrebs des Weibes, stellvertretend für die ganze Gruppe der hormonabhängigen Tumoren dienen. In der Regel entsteht es nicht in einer gesunden Brustdrüse (H. U. BUFF), sondern es entwickelt sich auf dem Boden einer chronischen Entzündung, der Sekretverhaltung und der reaktiven Hyperplasie, die freilich immer Stigmata der hormonalen Dysregulation trägt. Wie eng die Bindung dieser Tumoren an das Gleichgewicht hormonaler Regulation ist, geht daraus hervor, daß ihre Manifestation zeitlich mit dem Klimakterium zusammenfällt. Selbst bei den seltenen Mammacarcinomen des Mannes macht sich nach neueren Untersuchungen von H. TRISKA dieses Phänomen bemerkbar, indem mit der Involution symbath der Häufigkeitsgipfel durchschnittlich 10 Jahre später auftritt als bei der Frau. Am eigenen Krankengut haben wir die Beobachtung machen können, daß unter den 10 häufigsten Organcarcinomen die bösartigen Geschwülste der Mamma durch eine Manifestationszeit ausgezeichnet sind, die gut ein Dezennium früher als bei den anderen Tumoren eintritt (Th. BECKER und M. BARTEL).

H. GUMMEL und C. P. WILDNER sehen die höhere Brustkrebsgefährdung der Frauen mit einer Mastopathia chronica cystica in der jahrelang einwirkenden gesteigerten Proliferationswirkung des Follikelhormons. Dem stehen keinesfalls solche Mitteilungen entgegen, die vom Entstehen eines Brustdrüsenkrebses unter der Behandlung mit Follikelhormon beim metastasierenden Prostatacarcinom sprechen. Solche Beobachtungen von K. H. BAUER, H. LIEBEGOTT und E. WILDBOLZ entsprechen den Ergebnissen der Versuche von A. LACASSAGNE, der unter belasteten Tierstämmen mit unphysiologisch hohen Dosen von Follikelhormon Mammacarcinome hervorrufen konnte. Beim Menschen scheint die Belastung des Organismus durch das expansive Wachstum des Primärtumors, um auf das metastasierende Prostatacarcinom zurückzukommen, das wesentliche Moment zu sein. Sie läßt eine Situation entstehen, die dem Adaptationssyndrom (SELYE) entspricht und unter der Hormontherapie dem an sich nicht cancerogenen, wohl aber organspezifischen Follikelhormon cancerogene Eigenschaften am Erfolgsorgan verleiht. Eine solche künstlich geschaffene Disposition hat am ehesten ihre Parallele in den Berufskrebsen oder den unphysiologischen Bedingungen des Tierexperiments. Dagegen haben sich am krebsgesunden Menschen und am unbelasteten Tier selbst höchste Dosierungen ungeeignet erwiesen, Carcinome zu provozieren (A. BUTENAND). Den gleichen Standpunkt nimmt auch W. Dontenwill ein, der vor allem auf die Bedeutung der genetisch bedingten Organdisposition hinweist und dem hormonalen Faktor in der Cancerogenese nicht die Eigenschaften eines Vollcarcinogens zubilligt.

## 1. Das Mammacarcinom

Während das Fibroadenom der Mamma offenbar eine geringe Tendenz zeigt, maligne zu entarten, zeichnet sich die Mastopathia chronica cystica dadurch aus, daß sie zahlreiche Übergangsformen umfaßt, von denen der Pathologe nicht immer eindeutig sagen kann, ob sie noch als benigne oder bereits als maligne zu werten sind. Das hat namentlich amerikanische Autoren dazu veranlaßt, den Begriff des „praeinvasiven Carcinoms“ auf solche Zustände atypischen Gewebsverhaltens an der Brustdrüse zu übertragen (D. A. Gillis, M. B. Dockerty und O. Clagett, W. E. O. Donnel, E. Dau und L. Venet). Wie weit sich aus diesen Befunden die Berechtigung zur Radikaloperation ableiten läßt, wird unterschiedlich beurteilt. K. Kratochvil nimmt sie zum Anlaß, den Drüsenkörper zu exstirpieren, ohne die Lymphwege zu berücksichtigen. Bei analogen Zuständen des Carcinoma in situ der Portio umfaßt die Skala gynäkologischer Eingriffe alle operativen Möglichkeiten von der Probeexcision bis zur großen Radikaloperation.

Anfigolow hat nach dem Grad cystischer Degeneration und nach dem Ausmaß epithelialer Proliferation die Praecancerosen der Mamma in 5 Klassen eingeteilt. Nach den Erfahrungen des Moskauer Onkologischen Institutes gibt er die Rate charakteristischer praecanceröser Zustände des Brustdrüsengewebes mit 15% an. Auch G. E. Konjetzny sprach sich dafür aus, daß die Mastopathia chronica cystica eine echte Praeneoplasie darstelle. W. Stoeckel hat Zahlen zwischen 15 und 50% genannt, und L. Severi gibt fast 38% Häufigkeit an, mit der aus der Mastopathia chronica cystica ein Brustdrüsenkrebs entstehen soll. M. Berniczei, K. Lapis und K. Kratochvil rechnen sowohl die chronische Mastopathie als auch das Fibroadenom der Mamma zu den Praecancerosen und weisen darauf hin, daß beide häufig vergesellschaftet beobachtet werden. Dagegen lehnt R. Wanke jeden Zusammenhang der cystischen Degeneration mit dem Mammacarcinom ab. J. Stahl und H. J. Englert kommen in ihrer Darstellung der Brustdrüsenerkrankungen zwar zu keiner eindeutigen Stellungnahme, räumen jedoch immerhin die Möglichkeit ein, daß aus gutartigen Veränderungen eine bösartige Geschwulst entstehen kann. Dagegen hat H. Klose die Belastung der Mastopathia chronica cystica im Sinne gesteigerter Entartungsbereitschaft für gegeben gehalten. O. Hilgenfeldt hat ebenfalls die Auffassung vertreten, daß die cystische Degeneration der Brustdrüse sich mit dem Zustand der Praecancerose deckt. Demgegenüber sind die sogenannte „blutende Mamma“ und das Milchgangspapillom vergleichsweise seltene Praecancerosen, denen aber wiederum von amerikanischen Autoren große Aufmerksamkeit geschenkt wird. So halten S. W. Moore, J. Pearce und E. Ring auch das benigne Milchgangspapillom für operationspflichtig, weil nach ihren Erfahrungen bei sorgfältiger Beobachtung später nicht selten ein Malignom im zunächst gutartigen Primärherd oder in dessen unmittelbarer Nachbarschaft gefunden wird.

Das in der Abb. 20 dargestellte Fibroadenoma mammae, vergesellschaftet mit einer Mastopathia chronica cystica, zeichnete sich trotz seiner Benignität durch eine gewisse Kernpolymorphie aus (Abb. 21). Bemerkenswert ist an dem Fall, daß die 52jährige Patientin ein halbes Jahr zuvor aus kosmetischen Gründen hohe Dosen Follikelhormon erhalten hatte.

Die Tabelle VIII gibt die Praecancerosen der Mamma in ihren kausalen und fakultativen Beziehungen wieder. Wir sind auf diesen Komplex näher eingegangen, weil es nicht selten vorkommt, daß auch von Ärzten ein Mammacarcinom mit örtlicher mechanischer Alteration in ursächlichen Zusammenhang gebracht wird.

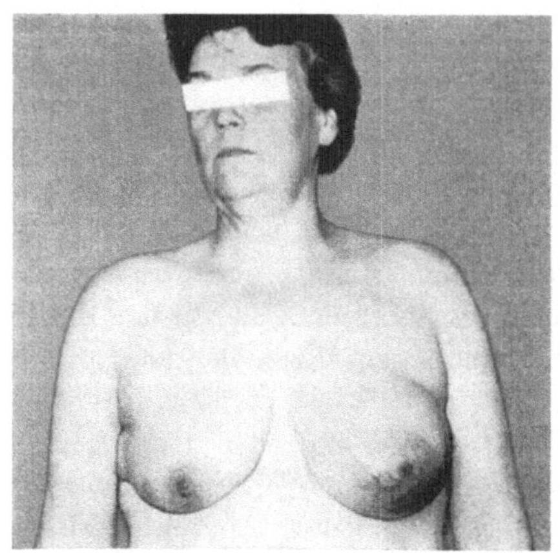

Abb. 20. Mastopathia fibrosa cystica der linken Mamma. Patientin wurde vor einem halben Jahr aus kosmetischen Gründen mit Oestrogenen behandelt

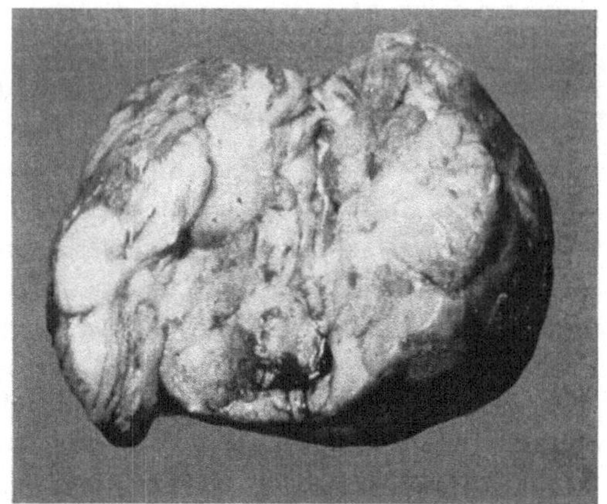

Abb. 21. Operationspräparat zu Abb. 20. Der gut faustgroße Tumor zeigte histologisch bereits Kernpolymorphie

Wenn diese Frage überhaupt einmal diskutabel wird, müssen bestimmte Voraussetzungen erfüllt sein, die im Falle der malignen Tumoren der Mamma immer die Praeexistenz einer Praeneoplasie verlangen. Eine derartige Beobachtung hat J. Rumenov mitgeteilt. Bei einem seit 26 Jahren bestehenden Fibroadenom kam es im Anschluß an einen Stoß mit nachgewiesenem Haematom zur malignen Entartung. In Anbetracht der bekannten Carcinopotenz derartiger Geschwülste kann allerdings nur von einer richtungweisenden Beeinflussung, nicht aber von Kausalität gesprochen werden.

Tabelle VIII. Praecancerosen der Mamma

| Organ | Praecancerose | Ursache | Folge | Begünstigung |
|---|---|---|---|---|
| Mamma | Mastopathia chronica cystica<br>Fibroadenom<br>Papillom | Hormonale Dysregulation | Entzündung<br>Stauung<br>Hyperplasie<br>Verhaltung<br>Hypersekretion | Alter<br>Geschlecht<br>funktionelle Inanspruchnahme |

## C. Tumoren auf dem Boden peripherer Durchblutungsstörungen

Unterlegt man der Theorie der Geschwulstentstehung die Auffassung von O. WARBURG, scheint es möglich, daß bereits im Stadium der Praecancerose mangelhafte Durchblutungsverhältnisse im Gewebe den Wandel von der aeroben zur anaeroben Glykolyse begünstigen. Der Zustand entzündungsbedingter Hyperämie ist keineswegs der Ausdruck besonders günstiger Blutversorgung. Wie die Erfahrung mit den arteriellen Gefäßverschlüssen der Peripherie lehrt, beruht eine solche meist umschriebene Hyperämie auf einer Stase und ist das Signal des Erstickungsstoffwechsels. Wie weit bereits hier eine Anpassung an die glykolytische Atmung der Krebszelle stattfindet, entzieht sich vorerst der Kenntnis. Wenn aber maligne Entartungen gern auf dem Boden von Narben oder Ulcera entstehen, so spielt die stets ungenügende Durchblutung derselben sicherlich eine begünstigende Rolle.

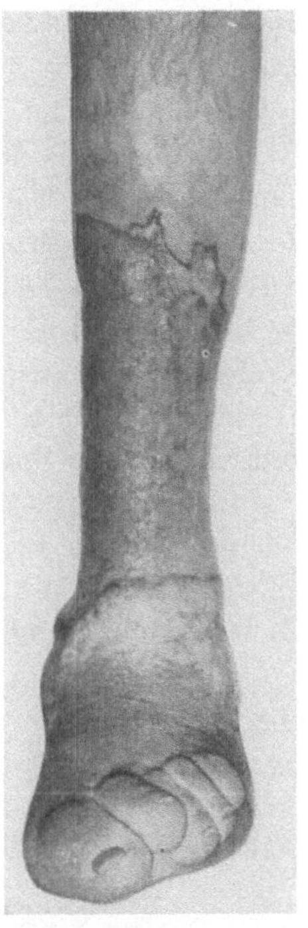

Abb. 22. Ulcus cruris varicosum mit ausgedehnten Verlusten der Unterschenkelhaut und frustranen Versuchen der Epithelisierung von den Hauträndern her (Frau, 68 Jahre alt)

Als Beispiel für die Entartungsbereitschaft chronisch durchblutungsgestörten Gewebes mag das Ulcus cruris einschließlich seiner Narben dienen. Dabei ist es unerheblich, ob primär der arterielle oder der venöse Schenkel des Gefäßsystems betroffen ist. Allerdings nehmen die degenerativen arteriellen Durchblutungsstörungen häufig einen Verlauf, der zur Amputation zwingt und damit das Substrat der Praecancerose beseitigt. Der Zustand des Gewebetodes und der Gangrän mit der nie fehlenden Infektion ist letztlich die Folge der Unterbrechung des Kreislaufs und der fortdauernden Stase. Das in Abb. 22 dargestellte Ulcus cruris zeigt, wie den ständigen frustranen Versuchen der Regeneration Infektion, Entzündung und Mangeldurchblutung entgegenwirken. Wer damit zu tun hat, weiß, wie schwierig es ist, derartige Geschwüre zur Heilung zu bringen, und welcher Maßnahmen es bedarf, eine solche Narbe am Rezidivieren zu hindern. Gerade diese Bemühungen aber sind es, deren Bedeutung für die maligne Entartung eines solchen Geschwürs bisweilen unverkennbar werden. Solche Förderungen der Cocarcinogenese erstrecken sich von den Röntgenstrahlen über Ätzpasten, granulationsfördernde Salben bis zu frustranen chirurgischen Maßnahmen der Umschneidung oder der plastischen Deckung. Derartige Reize physikalischer wie chemischer Art erreichen zum Beispiel bei den Röntgenstrahlen durchaus carcinogene Qualität. Aber auch wenn solche zusätzlichen Schäden fehlen, genügt die Situation der chronischen Ulceration, um, eine genügend lange Dauer ihrer Existenz vorausgesetzt, in den Zustand der Malignität zu münden. Freilich ist die Entartungsrate gering. Nach eigenen Beobachtungen, die mit denen von K. SIGG übereinstimmen, beträgt sie nicht ganz 1%. N. MELCZER und G. NOBL geben 0,5% an. Dennoch steht fest, daß die Häufigkeit der malignen Degeneration eines Ulcus cruris über dem Prozentsatz liegt, den man von Spontankrebsen gleicher Lokalisation ohne das Vorbestehen eines Ulcus cruris erwarten darf.

## D. Tumoren auf dem Boden chronisch-spezifischer Infektion

Geschwülste, die sich in einem Gewebe entwickeln, das durch chronische Infektion vorbereitet ist, zeigen besonders deutlich, welcher Art die Beziehungen zwischen Praecancerose und manifester bösartiger Autonomie sind. Abgesehen davon, daß dabei keine cancerogenen Noxen im Spiel sind, wird die Bedeutung des Faktors Zeit offenbar.

Bekannt ist die Bereitschaft luischer Veränderungen zur malignen Entartung. R. WERNER hebt die besondere Empfindlichkeit der Zungen- und Wangenschleimhaut von Luikern hervor, wobei er die koadjunktive und disponierende Bedeutung des Rauchens sowie den mechanischen Reiz durch defekte Zähne oder Prothesen betont. Auch H. LÖHE hat einen Zusammenhang von Syphilis und Krebs im Bereich der Lippen und der Mundhöhle für gesichert angesehen. Die Annahme jedoch, daß Krebs und Lues ursächlich etwas miteinander zu tun haben könnten, wird nicht mehr diskutiert. Für den Chirurgen sind vor allem solche Tumoren von praktischer Wichtigkeit, die sich im Zusammenhang mit tuberkulösen Infektionen entwickeln.

Außer in spezifischen Fisteln, von denen noch die Rede sein wird, findet sich gelegentlich in der Brustdrüse die Kombination von Tuberkulose und epithelialer Geschwulst (A. v. ALBERTINI, H. TRIMPE). Vor allem aber sind es die Tuberkulosen der Haut und der Lungen, die im Zusammenhang Interesse verdienen.

Auch das simultane Vorkommen von Tuberkulose und Krebs im Magen wird beobachtet. E. SCHWEIGHOFFER hat sich neben anderen zu der Frage geäußert, welche Krankheit nun als die primäre anzusehen sei. Dies zu entscheiden, ist selten möglich. Es ist sowohl denkbar, daß in dem tuberkulös vorbereiteten, chronisch entzündeten Gewebe der Umschlag in die maligne Entartung erfolgt, als auch die Möglichkeit, daß die anazide Magenschleimhaut dem Tuberkelbazillus günstige Ansiedlungsmöglichkeiten bietet.

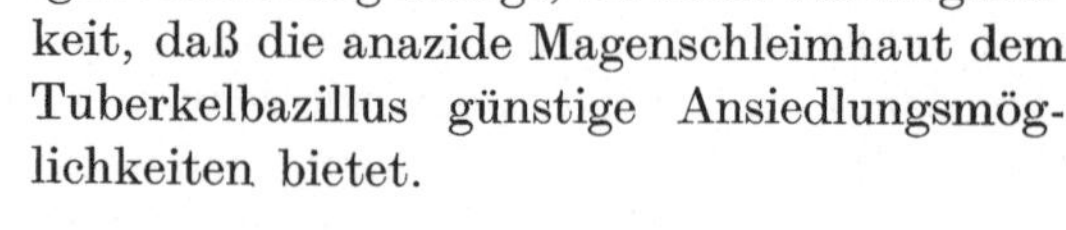

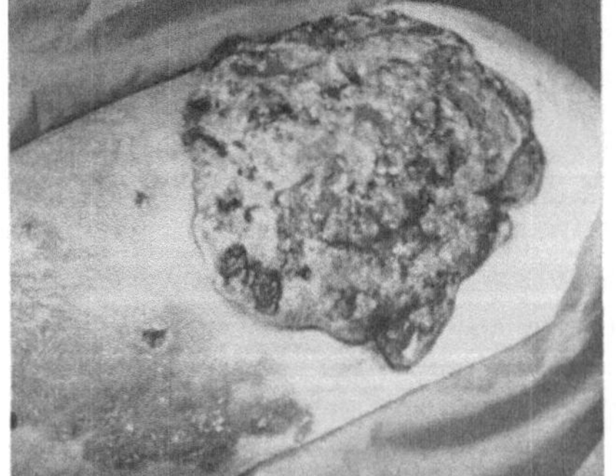

Abb. 23. Lupus-Carcinom an der Außenseite des linken Oberschenkels mit 15jähriger Anamnese und entsprechender medikamentöser Behandlung (Mann, 45 Jahre alt)

### 1. Das Lupuscarcinom

Bei der Hauttuberkulose sind die sogenannten Lupuscarcinome keine Seltenheit. Auch hier sind die Entzündung, Narbenbildung, gestörte Regeneration und Ulceration, die spezifische sowie die immer vorhandene Mischinfektion und Mazeration des Gewebes vorbereitend an der Cancerogenese beteiligt. Jedoch ist auch daran zu denken, daß die spezielle Therapie des Lupus gelegentlich im Sinne der Cocarcinogenese wirksam wird. Als Cocarcinogene, zum Teil sogar spezifischer und kausaler Natur, müssen Röntgenstrahlen, ultraviolettes und Finsenlicht gelten. Auch dürfte die Behandlung mit Ätzpasten geeignet sein, das Gewebe für die Entartung vorzubereiten.

Das in Abb. 23 dargestellte Lupuscarcinom des Oberschenkels wurde zunächst mit Teerpinselungen, dann wiederholt mit Röntgenstrahlen behandelt. Das Zusammenwirken mehrerer, zum Teil cancerogener Reize ist unverkennbar.

Dennoch ist die tuberkulös veränderte Haut auch von sich aus befähigt, der malignen Entartung Vorschub zu leisten. N. MELCZER kommt zu dem Ergebnis, daß der Lupus eine echte Praecancerose darstellt, die ohne koadjunktive Faktoren in ein Carcinom einmünden kann. Daraus läßt sich aber keinesfalls die Auffassung ableiten, daß der Erreger der Tuberkulose auch ein Krebserreger wäre. Tabelle IX zeigt aus der Sicht der Praecancerose die Beziehungen, die zwischen dem Lupus und dem Krebs der Haut bestehen.

Tabelle IX. Hauttuberkulose und spezifische Cavernen als Praecancerose

| Organ | Praecancerose | Ursache | Folge | Begünstigung |
|---|---|---|---|---|
| Haut | Lupus | spez. Infektion | Infektion<br>Entzündung<br>Nekrose<br>Hyperplasie<br>Ulceration | Rö.-Strahlen<br>Ultraviolett<br>Finsenlicht<br>Ätzpasten |
| Lunge | Caverne | spez. Infektion | Hyperregeneration<br>Hypersekretion<br>Sekundärinfekt<br>Sekretstauung | Konstitution<br>Lokalisation<br>Alter<br>Geschlecht<br>Milieu |

## 2. Das Cavernencarcinom

Die tuberkulöse Caverne scheint der Krebsentstehung gleichfalls günstige Voraussetzungen zu bieten. Nachdem FRIEDLAENDER erstmalig ein Cavernencarcinom beschrieben hatte, konnten später K. WOLF und auch G. NACHTIGALL über weitere Fälle berichten. Im Zusammenhang mit Begutachtungsfragen hat S. GRÄFF fünf eigene Beobachtungen mitgeteilt. Zur vermeintlichen Seltenheit solcher Befunde meint er, sie könnten in Unkenntnis ihrer Existenz auch auf dem Sektionstisch leicht übersehen werden. Inzwischen hat sich die Situation insofern gewandelt, als die tuberkulöse Caverne eine Indikation zum operativen Eingriff dargestellt und das so gewonnene Präparat mit detaillierter Fragestellung in die Hand des Pathologen gelangt, zumal die klinische und röntgenologische Diagnostik häufig nicht in der Lage sind, bereits praeoperativ zu einer endgültigen Aussage zu gelangen.

Das in der Abb. 24 wiedergegebene Cavernencarcinom war weder röntgenologisch noch bronchoskopisch-bronchographisch und auch cytologisch nicht diagnostiziert worden. Erst der bioptische Befund und die histologische Untersuchung führten zur Diagnose.

H. GÜTHERT hat darauf hingewiesen, daß es für die Erörterung des Zusammenhanges von Lungenkrebs und Lungentuberkulose zweckmäßig ist, diese Kombinationsformen zu trennen und folgendermaßen zu unterscheiden:

1. Primäres Carcinom mit sekundärer Tuberkulose,
2. Primäre Tuberkulose mit sekundärem Carcinom.

Abgesehen von zufälligen Kombinationen hält er den Zusammenhang zwischen der cavernösen Lungentuberkulose und dem Cavernencarcinom für ebenso gegeben wie das Entstehen einer Lungentuberkulose unter dem Einfluß eines stenosierenden Bronchuscarcinoms. Unter 319 Bronchialcarcinomen fand K. H. BAUER 10,7% tuberkulöser Prozesse, und W. FISCHER konnte im Sektionsgut des Thüringer Raumes 12% Kombinationen von Bronchialcarcinom und Tuberkulose ermitteln. U. BALDAMUS berichtet aus dem Schrifttum über Prozentsätze gemeinsamen Vorkommens, die zwischen 0,7 und 26,3 liegen. H. SCHRÖDER hat bei einer Analyse des Krankengutes der Jenaer Klinik 773 benigne und maligne Lungenerkrankungen gefunden, die in den Jahren 1952 bis 1961 zur Aufnahme kamen. Davon waren 14 Verletzungsfolgen, 54 gutartige Geschwülste, 238 reine Tuberkulosen und 467 maligne Tumoren. Unter diesen befanden sich 9 Geschwülste, die in unmittelbarer örtlicher Gemeinschaft mit einer Tuberkulose entstanden waren. Auch in solchen Fällen kann die maligne Entartung durch den geschwürigen Zerfall der Cavernenwand, Hypergeneration, Hypersekretion, Verhaltungen und die immer bestehende Sekundärinfektion mindestens in realisierender Weise begünstigt werden, ohne daß dabei der spezifische Erreger determinierende Eigenschaften besitzen müßte. Die in Tabelle IX aufgeführten Beziehungen zwischen Hauttuberkulose und Krebs sowie der tuberkulösen Caverne und dem Cavernenkrebs sind, wie die Untersuchungen von H. GÜTHERT zeigen, auch in der umgekehrten zeitlichen Reihenfolge denkbar.

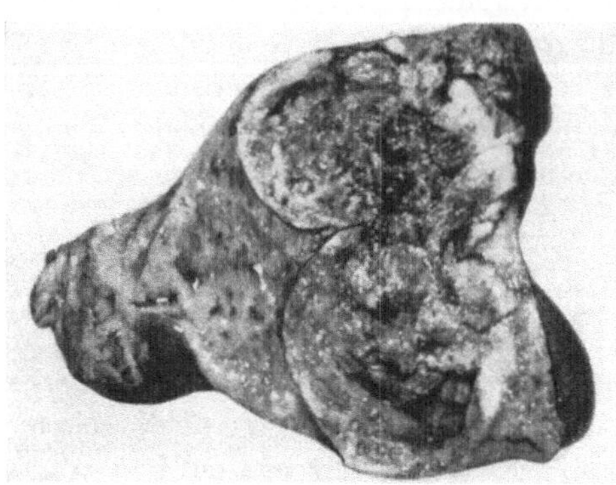

Abb. 24. Cavernen-Carcinom des rechten Oberlappens mit 10jähriger Anamnese. Die Caverne ist jetzt von Tumorgewebe plombiert

## E. Tumoren auf dem Boden parasitärer Infektion

Sinnfälliger noch wird das Wirken physikalischer und chemischer Faktoren bei Noxen parasitärer Natur. Die unter solcher Beteiligung entstehende Geschwulst geht aus einem Gewebe hervor, dessen Zustand von Hyperplasie, Stauung und Entzündung bestimmt wird. Die Reizung des Gewebes und die durch sie hervorgerufene Entzündung können sowohl eine Folge mechanischer Alteration durch den Parasiten, seine Larven oder seine Eier sein als auch auf einer Unverträglichkeit seiner Stoffwechselprodukte für den Wirtsorganismus beruhen.

Die verschiedenen Arten von Schistosomum infizieren den Menschen in Gestalt ihrer Larven, die sich in den Venen, vor allem der Leber, ansiedeln. Ihre mit Stacheln bewehrten Eier gelangen in Niere, Blase und Dickdarm. Dort verursachen sie durch mechanische Alteration schwere Entzündungen, Ulcerationen und papillomatöse Wucherungen (G. HERXHEIMER). In der Blase entstehen auf dem Boden solcher Veränderungen Steine, die einen zusätzlichen mechanischen Reiz hervorrufen. Der Ausgang in die maligne Entartung ist keine Seltenheit, wenn die Kranken nicht schon vorher der Anämie und der Mischinfektion erliegen (siehe auch Abb. 48).

K. Miyakawa und T. Komiyama haben kürzlich den Zusammenhang zwischen Adenocarcinomen des Verdauungstraktes und der Lokalisation der Eier von Schistosoma japonicum überzeugend nachweisen können. Besondere Bedeutung messen sie dabei der interkurrenten Infektion von Jugend auf bei. Spezifische Eigenschaften im Sinne cancerogener Noxen kommen den Parasiteneiern nicht zu, dagegen ist die chronische Alteration am Orte ihrer Ansiedlung und Kumulation ein wesentliches Moment, das auch für die Entstehung des Gallenblasenkrebses der Haffischer bestimmend ist. Dieses in seiner Ursache von A. Askanazy geklärte Leiden beruht auf einer Infektion durch Opisthorchis felineus, dessen Larven durch den Genuß roher Fische in den Organismus gelangen. Sie siedeln sich vorzugsweise in den Gallen- und Pankreaswegen an und rufen dort wie auch in der Leber Bindegewebswucherungen hervor, die bis zur voll ausgebildeten Cirrhose anwachsen können. Aus dieser entwickelt sich ein Carcinom, das bei Fischern Anerkennung als Berufskrankheit gefunden hat (G. Herxheimer).

Das unverkennbare Mitwirken mechanischer Faktoren, bedingt durch die Gestalt des Parasiten, seiner Larven oder Eier, hat für die Cancerogenese keine determinierende Bedeutung. Ob solches für seine Stoffwechselprodukte zutrifft, ist fraglich, zumal aus ihnen bislang keine Stoffe isoliert werden konnten, die man als cancerogen ansehen müßte. Auch beim Tier sind Praecancerosen in Verbindung mit Parasiten nicht unbekannt. C. Tamaschke beschrieb atypische Epithelwucherungen im Magen des Pferdes im Sinne der chronisch-hypertrophischen Gastritis und Metaplasien des Drüsenepithels in atypisches Plattenepithel. Diese Bezirke entsprechen sowohl den Praedilektionsstellen des Magencarcinoms als auch denen des Befalls mit Gastrophiluslarven (Tabelle X).

Tabelle X. Praecancerosen durch Parasiten

| Organ | Praecancerose | Ursache | Folge | Begünstigung |
|---|---|---|---|---|
| Niere | Pyelitis | Schistosomen | Entzündung | Milieu |
| Blase | Cystitis | | Oedem | |
| Dickdarm | Colitis | | Ulceration | |
| Magen | Gastritis<br>Ulcera | Schistosoma<br>Japonicum | Nekrose<br>Papillomatose | |
| Gallenblase | Cholangitis<br>Cirrhose | Opistorchis<br>felineus | Bindegewebs-<br>veränderung<br>Nekrotisierende<br>Entzündung<br>Stauung | Milieu – Beruf |

## F. Tumoren als Folge beruflicher Schäden

Die milieugebundenen Parasitenkrebse leiten zu einer Gruppe von Geschwülsten über, deren exogene Natur so eindeutig ist, daß ihre Entstehung zu einer reinen Funktion von cancerogener Dosis und Zeit wird, ohne unbedingt weiterer cocarcinogener Faktoren zu bedürfen. Doch gehen auch sie aus einer Praecancerose hervor, die sich von derjenigen solcher Tumoren in nichts unterscheidet, die spontan und ohne das offensichtliche Mitwirken spezifischer Noxen entstehen. W. C. HUEPER, einer der besten Kenner dieser Materie, definiert sie folgendermaßen: „Die Berufskrebse können als canceröse Reaktionsprodukte des menschlichen Gewebes definiert werden, die sich als eine Reaktion auf eine direkte oder indirekte Einwirkung von bestimmten spezifischen, chemischen oder physikalischen Agentien entwickeln, welche sicher oder vermutlich krebserzeugende Eigenschaften besitzen (Berufscarcinogene) und während der regulären Arbeit auf die betreffende Person einwirken. Berufskrebse entstehen also auf Grund der Einwirkungsbedingungen während der gewöhnlichen Berufsausübung und sind nicht die Folge außergewöhnlicher, zufälliger Schädigungen während der Arbeit durch einige nichtspezifische chemische oder physikalische Agentien („Trauma- oder Unfallkrebs"). Das Auftreten des Berufskrebses kann aber manifest oder beschleunigt werden, wenn die Gewebe vor der Einwirkung eines Berufscarcinogens ein nichtspezifisches, zufälliges Trauma erleiden."

Obwohl die Spezifität der für die Berufskrebse ursächlichen Noxen unterschiedlich ist, verursachen sie doch alle ein Stadium chronischer Entzündung, Hypersekretion, gestörter Regeneration, Störung der Kontinuität der Epitheldecke, sekundärer Infektion, Oedem und Stauung. Je stärker die primäre carcinogene Schädigung ist und je intensiver sie einwirken kann, um so ausgeprägter ist das Stadium der Praecancerose und um so kürzer ist die Zeit, deren es zur Realisation des Krebses bedarf. Freilich spielen dabei Alter und Disposition des Individuums eine wesentliche Rolle. Lebensalter und Dauer der Exposition sind im Ablauf der Cancerogenese so eng verbundene Faktoren, daß sie bei der Erörterung der Disposition ohne weiteres gegeneinander austauschbar sind. Wir werden hierauf noch zurückkommen. Es sei aber schon gesagt, daß die Disposition für die Frequenz der zu erwartenden malignen Entartungen im wesentlichen verantwortlich ist. Selbst bei so homogener und massierter Belastung mit Cancerogenen, wie sie früher bei den Anilinarbeitern der Fall war, erwies sich die Rate an Blasencarcinomen unter vergleichbaren Bedingungen durchaus nicht einheitlich. Ähnliches gilt für die Exposition mit Chrom, Nickel, Beryllium, Radon und Asbest. Auch die fast als sicher geltende Belastung des exzessiven Zigarettenrauchers läßt nur in größten Untersuchungsreihen einigermaßen kennzeichnende Ergebnisse erkennen, wie die neueren Veröffentlichungen von E. L. WYNDER und D. HOFFMANN aus dem Sloan-Kettering-Institut zeigen. Um zwei der klassischen Berufskrebse herauszugreifen, seien der Strahlenkrebs der Haut und der Lungenkrebs genannt.

### 1. Der Strahlenkrebs der Haut

Dem Röntgenkrebs der Haut gehen entzündliche, hyperämische, telangiektatische Prozesse, Pigmentierung, Hyperkeratosen, sklerosierende und atrophische Vorgänge im Bindegewebe, sowie Epithelitis und Dermatitis der exponierten Bezirke voran. Die Opfer beruflicher und therapeutischer Strahlenexposition sind hinlänglich bekannt und die ursächlichen Zusammenhänge unbezweifelbar. Was hier in erster Linie interessiert, ist die Vorkrankheit, die zwar in sehr typischer Weise unverkennbar zum Ausdruck kommt, dennoch keineswegs mit einem Krebs oder einem Carcinoma in situ vergleichbar ist. Bemerkenswert ist die Relation Zeit — Dosis, die trotz erwiesener Einwirkung einer cancerogenen Noxe meist zugunsten des Faktors Zeit verschoben ist (D. V. STEVANOVIC, L. HALBERSTAETER, F. KOELSCH).

Eine Änderung im Sinne beschleunigter Realisation ist zu erwarten, wenn die Cocarcinogenese eine meist unbeabsichtigte Förderung erfährt. Der in Abb. 23 dargestellte Befund, dessen Anamnese die Faktoren der Cocarcinogenese deutlich erkennen lassen, zeigt, daß auch unspezifische Schäden geeignet sind, die Manifestation zu beschleunigen. Auch in den Ausführungen von H. BUTTENBERG kommt dieser Synergismus zwischen spezifischen und unspezifischen Faktoren zum Ausdruck. Hier handelte es sich um ein Plattenepithelcarcinom, das auf dem Boden eines mehrfach mit Röntgenstrahlen behandelten Pruritus vulvae entstanden war.

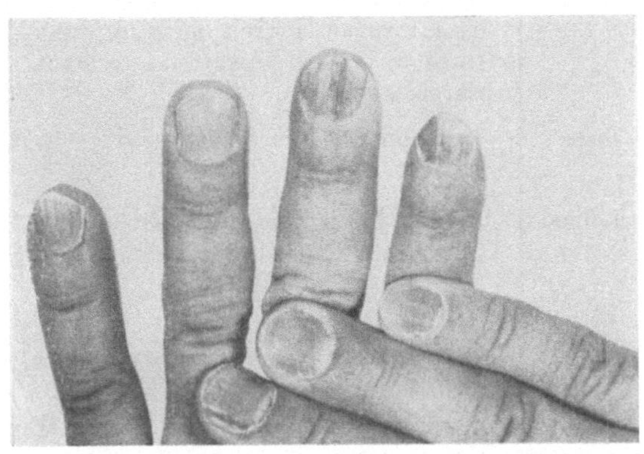

Abb. 25. Arzthand, 5 Jahre nach excessivem und ungeschütztem Umgang mit Röntgenkugel. An den Akren finden sich Hyperkeratosen und Ulcerationen

O. WARBURG definiert die Strahlenwirkung als Folge chemischer Umsetzungen im Gewebe, die der Bildung von Wasserstoffperoxyd entsprechen. Dieses wird zwar durch die Katalase der gesunden Zelle weitgehend unwirksam gemacht, doch dürfte es eine Frage der Dosierung sein, in welchem Umfang dies geschieht (C. POPESCU).

Eine charakteristische berufsbedingte Schädigung der Hände eines Chirurgen zeigt die Abb. 25. Hier kommen Atrophie des Papillarkörpers, Hyperkeratose, Telangiektasien und Vernarbungen deutlich zum Ausdruck. Die Veränderungen kamen 2 Jahre nach intensiver Arbeit mit der Röntgenkugel erstmalig zur Ausbildung. Die 15 Jahre zurückreichende Vorgeschichte ist durch wiederholte Exulcerationen der Akren gekennzeichnet.

## 2. Der Bronchialkrebs

Die Vorkrankheiten der Lungenkrebse als Folge der Einwirkung von Radiumemanation, Arsen, Asbest, Gesteinsstaub und Chromaten sind vor allem in der chronischen Entzündung zu sehen. Bronchitiden, Pneumonien, Fibrosen, Pneumokoniosen und Metaplasien des Bronchialepithels bestimmen das Bild (G. IRMSCHER, W. FELIX, E. HOLSTEIN, F. KOELSCH, H. SPANNAGEL). Sie sind durchaus uncharakteristisch und keineswegs durch Merkmale ausgezeichnet, die sie ohne Kenntnis der Anamnese a priori als Folge berufsbedingter cancerogener Noxen erkennen ließen. Dennoch ist ihre Tendenz zur malignen Entartung unverkennbar und statistisch signifikant. Unter den eigenen Kranken mit Bronchialcarcinomen kamen die jüngsten jeweils aus gefährdeten Betrieben. In Tabelle XI sind die Praecancerosen der erwähnten Berufskrebse zusammengestellt.

Tabelle XI.
Praecancerosen der Haut, Blase und Lunge durch berufsbedingte Cancerogene
(Nach W. C. HUEPER)

| Ort | Ursache | Praecancerose |
|---|---|---|
| Haut | Arsen, ionisierende Strahlen, Pech, Teer, Asphalt, Petroleum, Ruß, Anthrazen, Kreosot, Paraffin, Chromate, Chromsäure | Alopezie, Atrophie, Ekzem, Keratose, Hyperkeratose, Verucae, Ulcerationen, Leukodermie, Melanodermie, Sklerodermie |
| Blase | Benzidin, β-Naphthylamin und Derivate | Hämorrhagie, mukös und submukös, Telangiektasien, Ödem, Papillome |
| Lunge | Asbest, Arsen, Teer, Ruß, Mineralöl, Chromsalze, Nickel, Beryllium, Radon | Pneumokoniosen, Pneumonien, Asbestose, ,,Lipoid"-Pneumonie, chronische Chemikalienpneumonie |

## G. Experimentaltumoren

Auch das Experiment ist geeignet, einen Beitrag zur Frage der Praecancerose zu liefern. Zwei Beispiele mögen die Bedeutung von Vorgängen betonen, die für die Cancerogenese unerläßlich sind. Zwar ist die Dauer des praecancerösen Zustandes unterschiedlich und von der in der Zeiteinheit verabfolgten Menge cancerogener Substanz abhängig, doch machen sich zunächst immer die Zeichen unspezifischer Veränderungen bemerkbar. Sie sind, sofern die erforderliche Gesamtdosis noch nicht erreicht wurde, reversibel oder wenigstens latent und lassen damit erkennen, wie wenig sie sich auch in dieser Hinsicht von den Berufskrebsen und den Spontantumoren unterscheiden.

Die klassischen Versuche der Japaner K. YAMAGIWA und K. ISCHIKAWA, die erstmalig durch mehrmonatige Pinselung der Haut des Kaninchenohres mit Teer Hautkrebs erzeugen konnten, zeigen bereits die charakteristischen Vorstufen der Reizkrebse. Wir sehen sie als Entzündung, Nekrobiose, Hyperkeratose, Papillomatose, Kernpolymorphie und Steigerung der Mitoserate, ohne daß damit bereits die Malignität zu definieren wäre.

Weitere Beobachtungen, ebenfalls von japanischen Forschern, betreffen die bei der Ratte erzeugten Lebertumoren. Durch Verfütterung von o-Aminoazotoluol konnten T. SYSYKI, T. YOSHIDA und T. JIKUBO Geschwülste erzeugen, die den Nachweis für die cancerogene Wirkung aromatischer Amine erbrachten. Sie zeigen zugleich, daß auch diese Cancerogene ein Stadium hervorrufen, daß noch nicht mit malignem Wachstum identisch ist. Wenn wir beim Menschen die Lebercirrhose als die Praecancerose des Lebercarcinoms ansehen, so finden wir hier vergleichbare Zustände, die sich als Bindegewebswucherung, Cysten- und Riesenzellbildung, Kernpolymorphie und Zunahme der Mitosen zu erkennen geben. Sie werden auch durch die Untersuchungen von H. DRUCKREY und Mitarbeitern über das Diäthylnitrosamin bestätigt. Dennoch muß man A. v. ALBERTINI beipflichten, wenn er die Cancerogenese im Experiment als einen mehr homogenen Vorgang bezeichnet, der sich vom Entstehungsmodus der Spontantumoren durch das Fehlen deutlicher Intervalle unterscheidet.

## Zusammenfassung

Überblicken wir noch einmal die Ausdrucksformen des Zustandes, der als Praecancerose bezeichnet wird, so läßt sich eine gewisse Monotonie nicht verkennen. Gleichgültig, ob seine Ursache spezifischer oder unspezifischer Art, ob sie exogen oder endogen ist, bleibt das vorherrschende Merkmal die uncharakteristische Entzündung. Zu ihr gesellen sich weitere Momente als unmittelbare Folge oder aus den anatomischen Gegebenheiten der Lokalisation herrührend. Meist sind sie geeignet, den sich anbahnenden circulus vitiosus förderlich zu beeinflussen. Bereits hier wird offensichtlich, wie sehr physikalisch-mechanische Momente mit im Spiel sind. Aber auch chemische Faktoren dürften bei der Umwandlung des Gewebes nicht belanglos sein, wenn man berücksichtigt, daß Retention und Stauung immer zu einer Zersetzung des zurückgehaltenen Inhalts führen. Wenn dabei toxische Zerfallsprodukte entstehen, dürfte dies wiederum nicht ohne Folgen für das Fortbestehen und die Virulenz der Praecancerose sein.

Nunmehr ist zu prüfen, wie es sich mit solchen Krebsen verhält, deren Entstehung in irgendeiner Weise mit einem Trauma in Zusammenhang zu bringen ist. Dabei muß in erster Linie die Frage interessieren, ob sich bei ihnen ein Stadium erkennen läßt, das man als Praecancerose im Sinne obiger Definition bezeichnen darf. Denn es spricht nichts dafür, warum hier eine Ausnahme von einer sonst gültigen Regel eintreten sollte. Zunächst aber müssen die einzelnen Traumen in qualitativer und quantitativer Hinsicht definiert werden.

## Schrifttum


Albertini, A. v., Schweiz. med. Wschr. **52**, 1004 (1922); **85**, 873 (1955).
Anfigolow, Zbl. Chir. **77**, 1992 (1952).
Anschütz, W., u. R. Wanke, Dt. Zschr. Chir. **234**, 424 (1931).
Aschoff, L., Klin. Wschr. **1**, 957 (1923).
Askanazy, A., Verh. Dt. Path. Ges. **3**, 72 (1900).
Atkins, H., Die endokrine Behandlung des Mamma- und Prostatacarcinoms. Berlin/Göttingen/Heidelberg 1961.
Babington, S. H., J. int. Coll. Surg. **11**, 504 (1948).
Backmeister, J., Erg. inn. Med. **11**, 1 (1913).
Baldamus, U., Arch. Geschwulstforsch. **15**, 219 (1959).
Bauer, K. H., Langenbecks Arch. klin. Chir. **284**, 438 (1956).
–, Das Krebsproblem. Berlin/Göttingen/Heidelberg 1963.
–, u. E. Klar, Die endokrine Behandlung des Mamma- und Prostatacarcinoms. Berlin/Göttingen/Heidelberg 1961.
Becker, Th., Bruns' Beitr. klin. Chir. **198**, 284 (1959).
–, Arch. Geschwulstforsch. **24**, 165 (1965).
–, Zbl. Chir. **84**, 1904 (1959).
–, u. E. Freund, Zbl. Chir. **86**, 455 (1964).
–, u. M. Bartel, Zschr. Alternsforsch. **17**, 338 (1964).
–, u. J. Mayland, Zbl. Chir. im Druck.
Berg, H. H., Röntgenuntersuchungen am Innenrelief des Verdauungskanals. Leipzig 1930.
Bergmann, G. v., Münch. med. Wschr. **52**, 1310 (1905).
Berman, C., The primary cancer of the liver. New York 1951.
Berniczei, M., u. K. Lapis, Zbl. Chir. **84**, 1405 (1959).
Brown, P. M., J. G. Cain u. M. B. Dockerty, Surg. **112**, 82 (1961).
Bücker, J., Gastritis, Ulcus und Carcinom. Stuttgart 1950.
–, Die Diagnose des kleinen Magenkrebses. Berlin 1944.

Buff, H. N., in: Lehrb. d. Chirurgie v. Hellner, Nissen, Voßschulte. Stuttgart 1957.
Büngeler, W., u. M. Eder, Dt. med. Wschr. **85**, 959 (1960).
Bürger, M., Einführung in die Pathologische Physiologie. Leipzig 1956.
Butenand, A., Die Biochemie der Geschwülste, in: Handb. d. allg. Pathologie VI, 3. Berlin/Göttingen/Heidelberg 1956.
Buttenberg, H., Med. Bild **4**, 58 (1960).
Cancardjis, G., Le cancer de L'oesophage. Paris 1963.
Daubner, K., V. Ungarische Krebstagung 1961. Budapest 1962.
Davies, J. N. P., Acta Un. int. Cancr. (Louvain) **17**, 787 (1961).
Dietrich, A., Zschr. Krebsforsch. **52**, 91 (1941); **54**, 196 (1943).
–, Mschr. Unfallhk. **57**, 1 (1954).
O'Donnel, W. E., E. Day u. L. Venet, Early detection and diagnostis of cancer. Saint Louis 1962.
Dontenwill, W., in: Krebsforschung u. Krebsbekämpfung, Bd. 4. München/Berlin 1961.
Druckrey, H. und H. Steinhoff, Naturwiss. **49**, 497 (1962).
Dubecz, A., A. David u. J. Juhasz, Zbl. Chir. **84**, 1319 (1959).
Dubreuilh, W., Ann. dermat. syph., Paris **27**, 1158 (1896).
Ehrhardt, G., Diss. Jena 1964.
Felix, W., Dt. Gesd.wes. **12**, 353 (1957).
Finsterer, H., Wien. klin. Wschr. **37**, 1157 (1943).
Fischer, A. W., Krebsfragen. Jena 1949.
Franke, H., Frühdiagnostik des Carcinoms in der inneren Medizin. Berlin 1953.
Friedlaender, C., Fortschr. Med. **3**, 10 (1885).
Gillis, D. A., M. B. Dockerty u. O. Clagett, Surg. Gyn. Obstetr. **110**, 499 (1960).
Gradischnig, R., Wien. med. Klin. **48**, 944 (1959).
Gräf, S., Dt. med. Wschr. **72**, 465 (1947).
Grosse, H., Krebssyntropien. Jena 1960.
Gütgemann, A., u. H. W. Schreiber, Die Chirurgie des Magensarkoms. Stuttgart 1960.
Güthert, H., in: Lehrb. d. Path. Anatomie v. H. Kaufmann.
–, Ärztl. Wschr. **4**, 513 (1949).
–, Zschr. inn. Med. **12**, 552 (1957).
Gummel, H., Dt. Gesd.wes. **18**, 2217 (1963).
–, u. G. P. Wildner, Dt. Gesd.wes. **10**, 789 (1955).
Gutmann, R. A., Vortr. 2. Int. Gastro-Enterolog. Kongreß. Paris 1937.
Hafter, E., u. R. E. Siebenmann, Dt. med. Wschr. **87**, 1041 (1962).
Hagemann, G., Zschr. Urol. **52**, 262 (1959).
Halberstaedter, L., Zschr. Krebsforsch. **19**. 105 (1923).
Hamperl, H., Wien. Klin. Wschr. **62**, 780 (1941).
Hartmann, G., Zbl. Chir. **88**, 97 (1963).
Herxheimer, G., Grundriß d. Path. Anatomie. München 1932.
Herzog, W., Bruns' Beitr. klin. Chir. **174**, 221 (1943).
Hilgenfeldt, O., in: Onkologentagung Berlin 1948. Berlin/Leipzig/Dresden 1949.
Holstein, W., Lunge und Beruf. Leipzig 1962.
Hueper, W. C., Berufskrebs. Dresden/Leipzig 1964.
Huggins, Ch., u. C. V. Hodges, Cancer Res. **1**, 293 (1941).
Irmscher, C., in: Lunge u. Beruf v. E. Holstein. Leipzig 1962.
Ivy, A. C., Gastroenterologie, Baltimore **28**, 325 (1955).
Jikubo, T., Gann, Tokyo **29**, 79 (1935).
Juhasz, J., V. Ungarische Krebstagung 1961. Budapest 1962.
Klose, H., in: Onkologentagung Berlin 1948. Berlin/Leipzig/Dresden 1949.
Koelsch, F., Handbuch der Berufskrankheiten. Jena 1962.
Köhn, K., Der primäre Leberkrebs. Berlin/Göttingen/Heidelberg 1955.
Konjetzny, G. E., Der Magenkrebs. Stuttgart 1938.
–, Pathol. Klinik u. Behandlung der Mastopathia. Stuttgart 1942.
–, Strahlentherapie **86**, 477 (1952).
–, Mastopathia und Milchdrüsenkrebs. Stuttgart 1954.

Kratochvil, K., Klin. Med. Wien. **15**, 366 (1960).
–, Zbl. Chir. **85**, 54 (1960).
Lacassagne, A., Amer. J. Cancer **28**, 735 (1936).
Liebegott, G., Klin. Wschr. **26**, 599 (1948).
Löhe, H., in: Onkologentagung Berlin 1948. Berlin/Leipzig/Dresden 1949.
Markoff, N., u. E. Kaiser, Krankheiten d. Leber u. d. Gallenwege in der Praxis. Stuttgart 1962.
Massa, J., Le petit cancer de L'estomac. Paris 1961.
Melczer, N., Praecancerosen u. primäre Krebse der Haut. Budapest 1961.
Miyakawa, K. u. T. Komiyama, Zbl. Chir. **90**, 265 (1965).
Moore, S. W., J. Pearce u. E. Ring, Surg. **112**, 153 (1961).
Muir, E. H., Carcinoma of the Colon. London 1961.
Nachtigall, G., Diss. Hamburg 1943.
Nath, V., u. K. S. Grewal, Indian J. Med. Res. **23**, 149 (1935/36).
Nissen, R., in: Lehrb. d. Chir. v. Hellner, Nissen, Voßschulte. Stuttgart 1957.
Nobl, G., Zbl. Haut-Geschl.krkh. **7**, 370 (1923).
Oldershausen, H. F. v., Dt. med. Wschr. **89**, 867 (1964).
Olivecrona, H., Die endokrine Behandlung des Mamma- und Prostatacarcinoms. Berlin/Göttingen/Heidelberg 1961.
Ponka, I. L., B. E. Brush u. J. Dewitt-Fox, J. Amer. ass. **172**, 515 (1960).
Popescu, C., Der Vorkrebs. Jena 1962.
Prader, A., in: Klinik d. inn. Sekretion v. A. Labhart. Berlin/Göttingen/Heidelberg 1957.
Prévot, R., Röntgendiagnostik des Magen-Darm-Kanals. Stuttgart 1959.
–, Zur Frühdiagnose d. Magenkrebses. Vortr. 2. Int. Gastro-Enterol. Kongr. Paris 1938.
Rapant, V., Zbl. Chir. **88**, 706 (1963).
Ratzenhofer, M., Klin. Med. Wien **14**, 424 (1959).
Re Mine, W. H., J. T. Priestley u. J. Berkson, Cancer of the stomach. London 1964.
Rochlitz, K., M. Feher, S. Paysz u. J. Pusztai, V. Ungarische Krebstagung 1961. Budapest 1962.
Rössle, R., Zbl. allg. Path. **82** (1944).
Roulet, F., u. F. Gloor, Schweiz. Zschr. Path. **11**, 666 (1946); **14**, 238 (1951).
Rumenow, J., Zbl. Chir. **87**, 1857 (1962).
Sasaki, T., u. T. Yoshida, Virchows Arch. path. Anat. **259**, 174 (1935).
Schade, R., Dt. med. Wschr. **88**, 1125 (1963).
Schindler, R., Gastritis. London 1947.
Schmähl, D., Dt. med. Wschr. **88**, 2207 (1963).
Schneider, E., Die Chemotherapie d. Krebskrankheit u. ihre operativen Folgerungen. Stuttgart 1956.
Schröder, H., Thoraxchirurgie. **12**, 425 (1965), ders. Chirurg. **35**, 305 (1964).
Schweighoffer, E., Zbl. Chir. **87**, 1250 (1962).
Selye, H., The physiology and pathology of exposure to stress. Acta inc. Montreal 1950.
Severi, L., Lav. Ist. anat. istol. pat. Univ. Perugia **12**, 145 (1955).
Sigg, K., Varizen, Ulcus cruris u. Thrombose. Berlin 1958.
Simon, H., Langenbecks Arch. klin. Chir. **282**, 986 (1955).
Spannagel, H., Lungenkrebs u. andere Organschäden durch Chromverbindungen. Leipzig 1953.
Stahl, J., u. H. J. Englert, Die Brustdrüsenerkrankungen. Leipzig 1954.
Stevanovic, D. V., Berufsdermatosen **2**, 96 (1962).
Stoeckel, W., Lehrbuch der Gynäkologie. Leipzig 1955.
Stout, A. P., Arch. Surg. **46**, 807 (1953).
Svartz, N., Münch. med. Wschr. **101**, 2116 (1959).
Szecseny, A., u. J. Szilagyi, V. Ungarische Krebstagung 1961. Budapest 1962.
Tamaschke, C., Arch. Geschwulstforsch. **12**, 205 (1958).
Thaler, H., Dt. med. Wschr. **87**, 1049 (1962).
Trimpe, H., Langenbecks Arch. klin. Chir. **280**, 419 (1955).
Uebermuth, H., Spezielle Chirurgie. Leipzig 1957.
Wanke, R., u. E. Kricke, Dt. med. Wschr. **83**, 118 (1958); **87**, 1036 (1962).

Warburg, O., Der Stoffwechsel der Tumoren. Berlin 1926.
–, Naturwiss. **45**, 192 (1958).
Werner, R., Zschr. Krebsforsch. **32**, 599 (1930).
Wieland, H., u. E. Dane, Hoppe-Seylers. Physiol. Chemie **219**, 240 (1940).
Wildbolz, E., Dt. med. Wschr. **73**, 305 (1948).
Wolf, K., Fortschr. Med. **13**, 725 (1895).
Wynder, E. L., u. D. Hoffmann, Dt. med. Wschr. **88**, 623 (1963).
Yamagiva, K., u. K. Ischikawa, Mitt. Med. Ges. Tokyo, **15**, 295 (1915).
Zukschwerdt, L. u. Th. O. Lindenschmidt, Klinische Chirurgie für die Praxis, Bd. III, Stuttgart 1962.

# V. Das Trauma und seine Ursachen

Um diesen Begriff in die bisherigen Erörterungen einordnen zu können, ist eine Definition seiner verschiedenen Qualitäten und Quantitäten erforderlich. Im Sprachgebrauch wird das Trauma gelegentlich mit dem Unfallbegriff identifiziert. Der Inhalt des Wortes umfaßt aber nicht die verursachende Noxe und auch nicht den Vorgang der Verletzung, sondern lediglich das Ergebnis.

Im folgenden soll unter Trauma eine Verletzung verstanden werden, die durch äußere Einwirkung entstanden ist. In der Unfallheilkunde nehmen wir bei der Erörterung derartiger Schäden eine Trennung vor und unterscheiden zwischen solchen, die chemischer Herkunft sind, und solchen, die zu den physikalischen Noxen gehören. Diese Differenzierung kann jedoch nicht immer eingehalten werden. Ein chemischer Reiz kann sich wie ein örtlicher Wärmeschaden auswirken, oder die Verbrennung, die eigentlich zu den Strahlenschäden gehört, kann mehr den Charakter einer chemischen oder mechanischen Alteration des Gewebes annehmen. Wiederum kann das aus elektrischen Entladungen entstehende Trauma sich einmal mehr in Richtung einer Verbrennung, ein anderes Mal mehr im Sinne nervaler Leitungsstörungen entwickeln.

Die Reaktion des Körpers auf die Schädigung ist zunächst eine unmittelbare, sie findet in der Verletzung ihren Ausdruck. Mittelbare Folge ist der Versuch der Restauration, also der Heilung. Letztere kann durch verschiedene Faktoren gefördert, verzögert oder verhindert werden.

## A. Das Trauma aus physikalischer Ursache

Die physikalischen Umwelteinflüsse und die aus ihnen entstehenden Schäden teilen wir folgendermaßen ein:

a) mechanische,
b) thermische,
c) aktinische,
d) elektrische.

Die weitaus größte praktische Bedeutung unter ihnen haben die durch mechanische Läsion hervorgerufenen Schäden.

a) Der mechanischen Einwirkung liegt in jedem Falle ein kinetisches Prinzip zugrunde. Es ist grundsätzlich das gleiche, ob der ruhende Körper von einer in Bewegung befindlichen Masse getroffen wird oder ob er selbst in einer Bewegung gebremst oder beschleunigt wird. Jedes Mal ist Energie wirksam geworden, die, durch einen beliebigen Anlaß zur Wirkung gebracht, den Tatbestand eines Unfalls erfüllen kann. Ausschlaggebend für die Folgen ist im allgemeinen die Größe der Gewalteinwirkung als Ausdruck von Masse und Beschleunigung.

Nach ihrer Qualität müssen wir die mechanisch entstandenen Traumen ferner in Folgen scharfer oder stumpfer Gewalteinwirkung einteilen. Diese entstehen vorzugsweise durch Zug- und Druckkräfte, die in ihren Auswirkungen sowohl die Oberfläche des Körpers treffen als sich auch in die Tiefe fortpflanzen und Verletzungen am Skelett, dem Bandapparat und den inneren Organen erzeugen können. Nur ausnahmsweise versehren sie die Integrität der Haut als Platz- und Rißwunden. Jene, der scharfen Gewalt entsprechend, gehen stets mit einer Kontinuitätstrennung der Epitheldecke einher, sind also penetrierend.

b) Die thermisch entstehenden Traumen sind sich ähnlich, gleichviel ob sie als Hitze- oder Kälteschäden in Erscheinung treten. Je nach der Tiefenwirkung entsprechen sie verschiedenen Stadien der Gewebszerstörung. Verbindungen zur Wirkung chemischer Noxen sind unverkennbar, denn auch bei der Aufnahme oder Abgabe von Wärme entstehen chemisch wirksame Zerfallsprodukte.

c) Traumen, die als Folgen korpuskularer Strahlung oder elektromagnetischer Schwingungen entstehen, verdanken ihre Existenz natürlichen und künstlichen radioaktiven Isotopen, dem ultravioletten Anteil des Lichtes und den Röntgenstrahlen. Soweit deren Intensität infolge größerer Härte beziehungsweise höherer Frequenz über die lokale Verbrennung hinausreicht, sind sie als krebsinduzierende Kräfte bei den Cancerogenen besprochen worden. Auch wurde auf ihre Beziehungen zu den Praecancerosen hingewiesen.

d) Der elektrische Strom als traumatisierender Faktor ist einmal wegen seiner spezifischen Wirkung auf den Herzmuskel und die Störungen der Reizbildung wichtig. Zum anderen entfaltet er örtlich eine zerstörende Wirkung, die den thermischen Schäden mit mehr oder minder großen Substanzverlusten gleichzusetzen ist. An seinen Auswirkungen gemessen, gehört er mit zu den penetrierenden Kräften.

## B. Das Trauma aus chemischer Ursache

Traumen chemischer Herkunft lassen weitere Zusammenhangsprobleme evident werden. Diese beziehen sich einerseits auf die Gemeinsamkeit mit physikalischen Schäden, andererseits stellen sie die Verbindung zu den spezifischen Cancerogenen organischer und anorganischer Natur her. Kombinationen verschiedener Art sind möglich, indem anläßlich eines Unfalls cancerogene Metalle oder etwa Teerprodukte in eine Wunde gelangen können. Deshalb ist es zweckmäßig, zwischen chemischen Traumen unspezifischer und spezifisch cancerogener Art zu unterscheiden.

a) Die von nicht krebserzeugenden chemischen Agentien hervorgerufenen Traumen entstehen aus Noxen, die vorzugsweise zu den Gruppen der Basen und Säuren gehören. Durch sie erzeugte Zerstörungen sind in ihren allgemeinen Auswirkungen den verschiedenen Graden der Verbrennung gleichzusetzen. Unter bestimmten Bedingungen können sie jedoch den Charakter eines echten Cancerogens annehmen. Das ist der Fall, wenn sie in heißem Zustand auf die Haut gelangen. Auf einschlägige Beobachtungen werden wir zurückkommen. Im übrigen sei betont, daß Brandnarben beliebiger Herkunft zu den traumatisch bedingten Praecancerosen zu rechnen sind.

b) Die spezifischen krebsauslösenden chemischen Verbindungen sind mit denen identisch, die bereits unter den Cancerogenen abgehandelt wurden. Gemäß ihrer Wirkungsweise, die der chronischen lokalen oder allgemeinen Intoxikation entspricht, kommen sie als Ursache für Traumen im Sinne der Unfallfolge nur ausnahmsweise in Frage. Das kann der Fall sein, wenn sie außer ihren spezifischen Eigenschaften auch ätzenden Charakter, wie etwa das Kresol, besitzen und primär eine Verbrennung hervorrufen. Das gleiche gilt für Teer oder Teerprodukte, die in heißem Zustand auf die Körperoberfläche gelangen.
Schließlich ist daran zu denken, daß beliebige chemische Cancerogene anläßlich eines Unfalls in den Organismus gelangen und, abgesehen von dem eigentlichen Trauma und seinen Folgen, auf die Dauer ihre spezifischen Eigenschaften entwickeln können.

# VI. Die Verletzung und ihre Folgen

In der Traumatologie spielen die durch äußere Gewalt hervorgerufenen mechanischen Schäden die größte Rolle. Die Einteilung in penetrierende und nichtpenetrierende Verletzungen ist deshalb so wichtig, weil die Erörterung des Zusammenhanges mit der Entstehung bösartiger Geschwülste in dieser Frage getrennte Wege gehen muß. Über den Grad einer Verletzung und über deren Prognose sagt die Unterteilung in penetrierende und nicht penetrierende Gewalt zunächst nichts aus. Auf jeden Fall nehmen beide der Zahl nach den ersten Platz ein, wogegen die übrigen physikalischen Schäden thermischer, elektrischer und aktinischer Herkunft eine weit geringere Frequenz haben. Das trifft auch auf die Folgen chemischer Schädigungen zu, die, gering an Zahl, so weit sie nicht zufällig cancerogene Qualität haben, den thermischen Schäden vergleichbar sind.

## A. Verletzungen aus physikalischer Ursache

Solche Schäden können sich auf die Oberfläche des Körpers beschränken oder bis weit in die Tiefe reichende Zerstörungen verursachen, auch dann, wenn die Hautdecke unverletzt geblieben ist. Das gemeinsame Charakteristikum ist:

1. Gewebszerstörung,
2. Blutung,
3. Schmerz.

Über die örtliche Wirkung hinaus müssen der Verletzungsschock, sekundäre Komplikationen und die Beeinträchtigung der Funktion Berücksichtigung finden. Das Maß des Schadens kann von der Prellung über die Excoriation, die Trennung des Gewebszusammenhanges bis zur völligen Zerstörung eines Organs, einer Gliedmaße oder der Vernichtung des Individuums reichen.

## 1. Verletzungen durch mechanische Gewalt

Die durch mechanische Kräfte hervorgerufenen Gewebsschäden lassen sich, ohne daß damit zunächst Qualitätsbegriffe verbunden sein sollen, folgendermaßen einteilen:

| | | |
|---|---|---|
| Prellungen, | Quetschwunden, | Stichwunden, |
| Schürfwunden, | Rißwunden, | Schnittwunden, |
| Platzwunden, | Hiebwunden, | Schußwunden. |

Mit der Art der Gewalt und ihrer Schwere ändern sich Aussehen und Umfang der entstehenden Verletzung. Wie noch zu erläutern ist, haben für den Zusammenhang mit dem Krebs namentlich solche Verletzungen Bedeutung, die mit einer Perforation der Haut oder der Schleimhaut einhergehen. Außerdem können penetrierende Verletzungen dadurch kompliziert sein, daß sie sich mit der Eröffnung von Körperhöhlen, Frakturen sowie Läsionen von Nerven und Gefäßen verbinden. Eine derartige zusätzliche Belastung der Ausgangslage ist auch für das Schicksal der Wunde von Bedeutung, und namentlich unter dem Aspekt möglicher maligner Entartung wird sie noch Gegenstand der Erörterung sein. Bereits der frischen Verletzung kann man auf Grund ihrer Herkunft, ihres Aussehens und ihrer Ausdehnung meist die künftige Entwicklung und den voraussichtlichen Verlauf der Heilung ansehen. Da es letztlich um die Frage geht, ob sie zum Substrat einer Praecancerose werden können, müssen namentlich solche Verletzungen interessieren, denen die Empirie diese Eigenschaft zuschreibt.

### a) Die komplizierte Fraktur

Ihr Kennzeichen ist neben den allgemeinen Fraktursymptomen die Perforation der bedeckenden Haut und die damit gegebene Verbindung zur Außenwelt. Wie die Erfahrung lehrt, stellen derartige Komplikationen eine Gefährdung für den Verletzten dar, die sich aus der Infektion ergibt und stets größer ist als bei der einfachen Fraktur. Offene Knochenbrüche alsbald in geschlossene zu verwandeln, gehört deshalb zu den Grundsätzen der Traumatologie. Wenn dabei von vornherein eine ungünstigere Prognose besteht, so ist sie nicht nur auf die unmittelbare Situation zu beziehen, sondern auch auf Komplikationen, die sich ihr mittelbar aufpfropfen können. Die hieraus entstehende Gefahr ist in erster Linie die chronische Osteomyelitis mit Sequestrierung, Fistelbildung und fortdauernder, häufig über Jahre sich hinziehender örtlicher Alteration der Gewebe und allgemeiner Beeinträchtigung des gesamten Organismus. Die in Abb. 26 dargestellte komplizierte Fraktur läßt erkennen, wo die Momente der primären Gefährdung zu suchen sind.

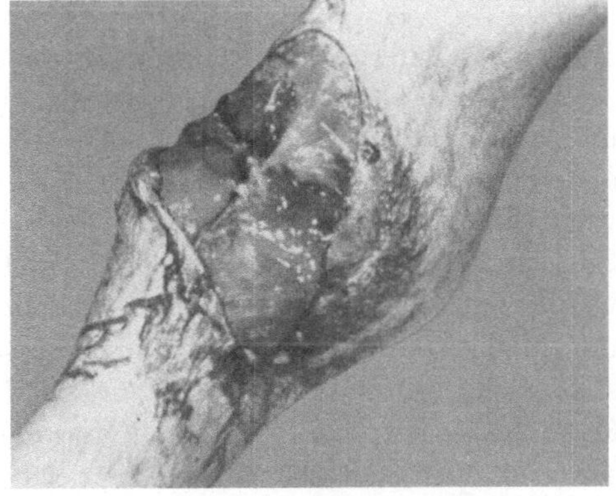

Abb. 26. Komplizierte Fraktur des rechten Unterschenkels nach Motorradunfall mit erheblicher Weichteilverletzung und frei im Wundbett liegendem Knochen (Mann, 21 Jahre alt)

### b) Die Weichteilwunde mit großem Substanzverlust

Am Kopf, Rumpf und den Extremitäten können Verletzungen, die mit größeren Substanzverlusten verbunden sind, Anlaß zu verzögerter Heilung werden. Solche Verletzungen brauchen nicht das Ergebnis scharfer, perforierender Gewalt zu sein. Sie können beispielsweise nach Quetschungen mit sekundärer Nekrose entstehen. Der Verlauf der Wundheilung wird eine um so größere Verzögerung erfahren, je mangelhafter die trophischen Bedingungen an der Verletzungsstelle sind. Solches trifft auf die Verhältnisse an Unterschenkel und Fuß namentlich bei älteren Menschen zu. Ein etwa bestehender varicöser Symptomenkomplex oder arterielle Durchblutungsstörungen schaffen hier eine Disposition, die der Tendenz zur Spontanheilung sehr im Wege steht. Ähnliches ist über die neurotrophischen Störungen zu sagen, die in Betracht kommen, wenn komplizierende Nervenverletzungen vorliegen. Das Resultat ist der Wechsel von Degeneration und Regeneration, Infektion und der häufig frustrane Versuch, am ungeeigneten Objekt zu einer Heilung zu gelangen. Das in Abb. 27 wiedergegebene traumatisch bedingte Ulcus cruris erläutert diese Situation und stellt die Verbindung zu den spontanen Ulcerationen her, deren Entartungsbereitschaft schon erwähnt wurde.

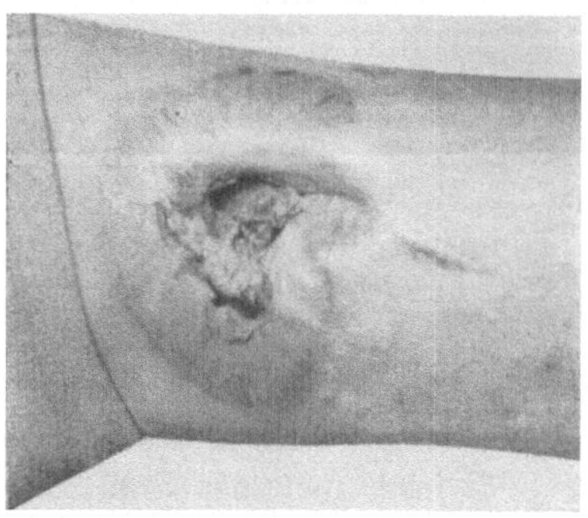

Abb. 27. Posttraumatisches Ulcus auf der Innenseite des rechten Unterschenkels nach Motorradunfall. Auffallend sind die derben narbigen Wundränder der in der Tiefe bis auf das Os reichenden Fistel (Mann, 19 Jahre alt)

### c) Die Schußverletzung

Hier handelt es sich eindeutig um die Folgen penetrierender Gewalt. Ihre Kennzeichen sind, mit Ausnahme glatter Durchschüsse, ausgedehnte Gewebszerstörungen und das Eindringen von Fremdkörpern. Letztere können für die Dauer einheilen, aber auch der Anlaß zu Spätabszessen und zu hartnäckigen Fisteln werden. Als wichtigste Nebenverletzung bezüglich der Spätkomplikationen ist die Beteiligung des Skeletts zu nennen, deren Folge — die chronische Osteomyelitis — bereits erwähnt wurde. Bemerkenswert sind die ausgedehnten Zerstörungen in der Tiefe, über die ein nur kleiner, harmlos erscheinender Einschuß nicht hinwegtäuschen darf. Es versteht sich, daß derartige Verletzungen der Gefahr einer Infektion in besonderem Maße ausgesetzt sind. Die Beteiligung von Nerven und Gefäßen kann das ohnehin schon ungünstige Geschehen komplizieren. Derartige in chronische Ulcera und Fisteln ausgehende Situationen werden uns im Rahmen der Erörterung der Zusammenhangsfrage noch beschäftigen.

## 2. Verletzungen durch thermische und elektrische Einwirkung

An dieser Stelle können die elektrischen Schäden mit denen, die durch thermische Einwirkung hervorgerufen sind, im Zusammenhang besprochen werden. Die von elektrischem Strom erzeugten lokalen Schäden sind mit den Hitze- und Kältetraumen so weit identisch, daß physikalische Unterschiede der Qualität nicht ins Gewicht fallen. Die Fernschäden des Stromflusses, die sich auf das Herz auswirken, haben für die Diskussion dieses Komplexes keine Bedeutung.

Die Einteilung der thermischen Verletzung in die 4 Stadien

a) Rötung, c) Verschorfung,
b) Blasenbildung, d) Verkohlung,

die den bekannten Graden I—IV entsprechen, ist auch in diesem Falle zweckdienlich. Allerdings müssen in erster Linie die Verbrennungsgrade III und IV interessieren. Während Rötung und Blasenbildung meist ohne Tiefenwirkung, jedoch nicht ohne Allgemeinwirkung bleiben, gehen die Verschorfung und die Verkohlung nicht ohne Substanzverlust ab. Auffallend ist, daß die Regenerate von Brandwunden gern das Substrat einer späteren malignen Entartung abgeben. In welchem Umfang andere Momente daran beteiligt sind, wird noch zu erörtern sein. Die erwähnte Verbrennung mit heißem Teer oder heißen Laugen stellt einen Grenzfall dar, der sich durch die Beteiligung zweier unterschiedlicher Noxen auszeichnet. Teerprodukte sind von sich aus cancerogen, was von den Laugen wiederum nicht gesagt werden kann.

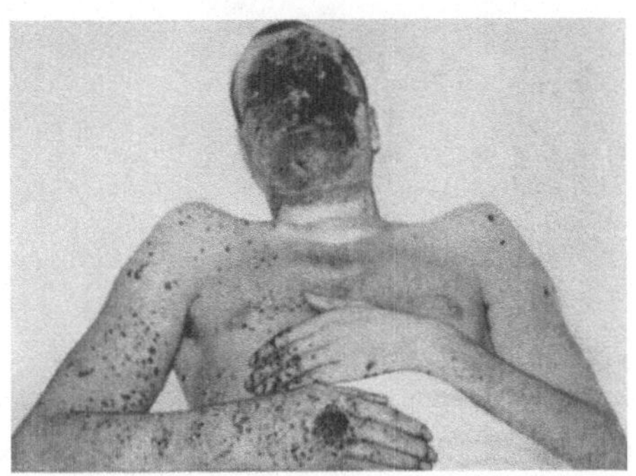

Abb. 28. Frische Verbrennung III. Grades mit stellenweise entstandener Verkohlung des Gewebes und Einsprengung von Teer (Sprengbrandverletzung, 29jähriger Mann)

Kehren wir zur klassischen schweren Verbrennung mit Substanzverlust zurück, so ist festzustellen, daß es sich um die penetrierende Form einer Verletzung handelt. Hinzu kommen die erst nach Tagen oder beim elektrischen Trauma erst nach Wochen auftretenden Nekrosen und die Bildung einer Demarkationszone. An dieser halten sich zunächst Nekrose und Regeneration die Waage. Die Infektion fehlt nie, und sie trägt nicht unwesentlich dazu bei, ein funktionell ungenügendes Regenerat entstehen zu lassen. Die Abb. 28 zeigt eine Verbrennung III. Grades. Sie stellt die Kombination einer mechanischen und thermischen Verletzung dar, die durch Einsprengung von Teer kompliziert wird.

### 3. Verletzungen durch aktinische Einwirkung

Die uns geläufigsten Strahlenschäden sind die durch berufliche Exposition oder therapeutische Maßnahmen hervorgerufenen Verbrennungen mit Röntgenstrahlen. Obwohl das Dosiswirkungsverhältnis genau bekannt ist, wird es bisweilen aus Unachtsamkeit oder aber auch aus therapeutischer Notwendigkeit überschritten. Seiner Natur nach muß man den Strahlenschaden neben seiner erwiesenen Cancerogenität zu den penetrierenden Traumen rechnen, auch wenn diese Eigenschaft sich zunächst nur im feingeweblichen Bild zu erkennen gibt. Die weit in die Tiefe dringende Wirkung macht den therapeutischen Effekt der ionisierenden Strahlen aus, der sich infolge der unterschiedlichen biologischen Empfindlichkeit vorwiegend im erwünschten Sinne auswirkt. Dieser zelltoxische Effekt nutzt das Gefälle eines unterschiedlichen Katalasegehaltes zwischen gesunden und maligne entarteten Zellen. Die Katalase aber sieht O. WARBURG für den Faktor an, der geeignet ist, das toxische Wasserstoffperoxyd zu entgiften. Ein Mangel an diesem Ferment macht also letzten Endes die therapeutische Wirkung der Röntgenstrahlen aus. Zunächst kommt die Wirkung auch der therapeutisch zulässigen Dosis an der Oberfläche zum Vorschein.

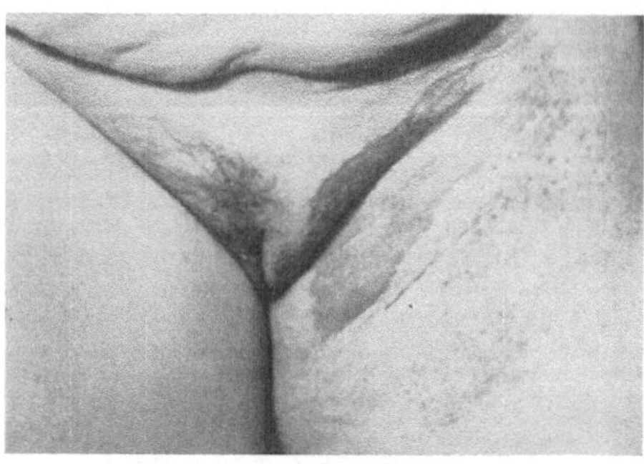

Abb. 29. Epithelitis nach Röntgenbestrahlung. Dieser Zustand ist einem Verbrennungstrauma I. bis II. Grades gleichzusetzen (Frau, 54 Jahre alt)

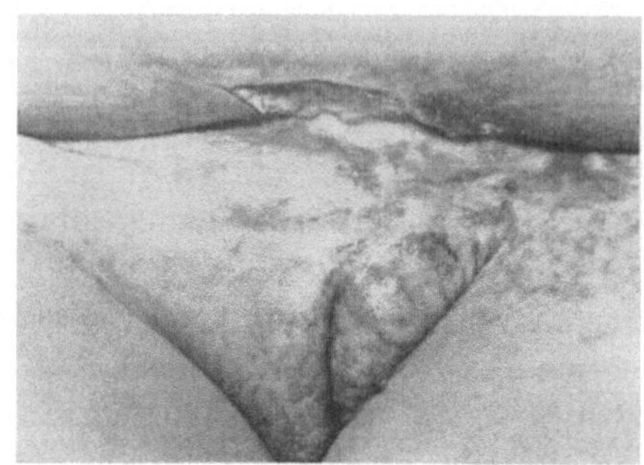

Abb. 30. Röntgenulcus, suprapubisch 5 Jahre nach gynäkologischer Radikaloperation und Intensivbestrahlung (Frau, 48 Jahre alt)

Vom Röntgenologen wird dieser Zustand als Epithelitis bezeichnet, dürfte aber doch mit einem Verbrennungsschaden I. Ordnung identisch sein (Abb. 29). Die eigentliche Wirkung des Strahlentraumas im Sinne des Begriffs macht sich oft erst nach Jahren in torpiden Ulcera von schlechter Heilungstendenz und der deutlichen Neigung zu maligner Entartung bemerkbar. Das in Abb. 30 dargestellte Röntgenulcus ist in der Hautnarbe nach gynäkologischer Radikaloperation und folgender Intensivbestrahlung entstanden.

## B. Verletzungen durch chemische Ursachen

Im vorhergehenden Kapitel wurden die chemischen Traumen in solche cancerogener und nichtcancerogener Natur unterschieden. Den Forderungen des Unfallbegriffs können beide Kategorien genügen, indem sie durch einmalige Einwirkung auf den Organismus einen Schaden verursachen. Auch dem Gesichtspunkt der penetrierenden Wirkung lassen sie sich unterordnen, wenngleich das Ausmaß der Tiefenwirkung nicht immer sofort zu erkennen ist.

### a) Verletzungen durch nichtcancerogene chemische Verbindungen

In erster Linie sind Säuren und Laugen zu nennen, deren Wirkung der eines thermischen Traumas gleichkommt. Auch in diesem Falle ist die Einteilung in die vier Grade angebracht. Das Ausmaß der Verletzung wird in der Regel von der Konzentration des schädigenden Agens bestimmt. Der Zustand der Penetration ist beim Stadium III erreicht. Derartige Wunden zeichnen sich ebenfalls durch eine verzögerte Heilung aus, und die resultierenden narbigen Regenerate sind sowohl auf der Haut als auch auf den Schleimhäuten gelegentlich der Boden, auf dem die spätere maligne Entartung sich anbahnt. Das auf Abb. 31 wiedergegebene Bild einer Verätzung des Magens nach Genuß von 150 ml konzentrierter Salzsäure zeigt, daß die Wirkung einem Verbrennungsschaden durchaus gleichzusetzen ist und Grade erreichen kann, die der Verkohlung und der völligen Zerstörung gleichkommen.

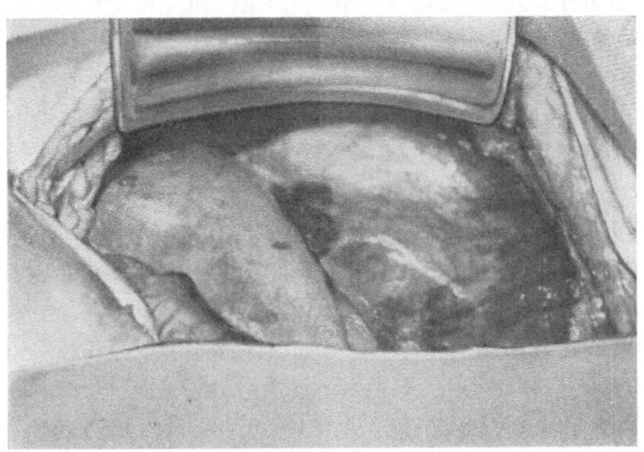

Abb. 31. Operationssitus bei 42jähriger Frau, die in suizidaler Absicht 150 ml rohe Salzsäure getrunken hatte. Vom Magen ist nur noch die teilweise perforierte Serosa übriggeblieben, die Leber und das Peritoneum weisen ebenfalls Brandschorfe auf. Dieser Zustand ist einer perforierenden Brandverletzung III. Grades gleichzusetzen

Bekannter in ihren Folgen ist die Verätzung der Speiseröhre durch Säuren oder Basen. Die Narbenregenerate sind in etwa 10% der Fälle das Substrat für eine spätere maligne Entartung.

#### b) Verletzungen durch cancerogene chemische Verbindungen

Von ihnen wird nur selten der Tatbestand eines Unfalls erfüllt. Die Tiefenwirkung der echten Cancerogene, so weit sie über den Haut-Schleimhaut-Weg in den Körper gelangen, läßt sich mit der von ionisierenden Strahlen vergleichen. Erinnert sei an die sogenannten radiomimetischen Gifte, deren einer Teil sich vom cancerogenen Lost ableitet.

Von praktischer Bedeutung sind solche Verbindungen, die von sich aus ätzend wirken oder im heißen Zustand auf oder in den Organismus gelangen. Sie verursachen primär Verletzungen, die morphisch von den thermischen Traumen nicht zu trennen sind. Erst später gelangen sie zu einiger Wichtigkeit, wenn bei der Klärung der Zusammenhänge auch ihre cancerogene Qualität Berücksichtigung finden muß.

## C. Die Wundheilung

Auf welche Weise sich die Wiederherstellung nach einer Verletzung vollzieht, ist nicht nur für die spätere Funktion der versehrten Region von Bedeutung. Sie hat auch wesentlichen Einfluß darauf, ob die zurückbleibenden Folgen eine offensichtliche oder eine latente Gefahr für den Verletzten bleiben. Je nach ihrem Verlauf unterscheiden wir eine primäre und eine sekundäre Wundheilung. Die Heilung per primam intentionem ist nach entsprechender Versorgung bei glattrandigen, nicht verschmutzten, nur gering oder nicht infizierten Wunden die Regel. Sofern es sich ermöglichen läßt, soll jede Gelegenheitswunde durch Excision unter Beachtung der FRIEDRICHschen Grundsätze von allen Gewebstrümmern befreit, das heißt glattrandig und keimarm gemacht, und durch Nähte verschlossen werden. Die Grenzen eines solchen Vorgehens haben sich unter dem Einfluß der Chemotherapie erweitert. Diese und die Antibiotika berechtigen aber nicht zum Verzicht auf bewährte chirurgische Grundsätze. Auch große Substanzverluste der Haut nach Verbrennungen oder Skalpierungen werden heute primär plastisch gedeckt. Es gibt jedoch Situationen, die infolge starker Gewebszertrümmerung oder bereits vorhandener Zeichen der putriden Infektion nicht mehr der sofortigen und endgültigen Versorgung zugeführt werden können. In einem solchen Falle ist die Prognose auch in bezug auf die spätere Narbe weit ungünstiger.

Der Verlauf der primären Wundheilung ist durch die Bildung eines kapillarreichen Granulationsgewebes gekennzeichnet, das unter Resorption der zunächst entstehenden Fibrinschicht die Wundränder verbindet. Allein das Epithel ist zu einer echten Regeneration fähig. Es bedeckt die Narbe mit einer allerdings nur einschichtigen Zelldecke.

Zwischen primärer und sekundärer Wundheilung bestehen nur graduelle Unterschiede. Infolge des Klaffens der Wundränder ist aber im Falle der Sekundärheilung die Verbindung durch das Granulationsgewebe gestört. Hinzu kommt, daß in der Wunde liegende Gewebstrümmer als Fremdkörper wirken, weil sie nicht durch resorptive Vorgänge bewältigt werden können. Die nie ausbleibende Infektion findet unter dem aus Fibrin, Leukozyten und Zelldetritus bestehenden Wundschorf ideale Ansiedlungsmöglichkeiten. Dementsprechend muß mit zunehmender Größe der Wunde die Dauer der Heilung verzögert sein. Darüber hinaus aber wird das entstehende Narbengewebe umfangreicher. Nur die Schürfwunden und die Brandwunden I. und II. Grades nehmen in diesem Geschehen eine Ausnahmestellung ein, indem trotz Sekundärheilung unter dem Wundschorf ein funktionell hochwertiges Epithelregenerat entsteht.

## D. Die Narbe

Auch das Regenerat im Gewebsdefekt, die Narbe, muß im Rahmen der Thematik unsere Aufmerksamkeit beanspruchen. Sie ist, wenn auch zunächst durch den Gefäßreichtum des Granulationsgewebes gut durchblutet, später durch den Abbau der Gefäße und Schrumpfung des Bindegewebes ein biologisch minderwertiges Ersatzprodukt. Nur Epithel ist zu einer echten Restitution befähigt. Echte Regenerationsleistungen finden wir zwar auch beim Bindegewebe und beim Knochen, doch fehlen diesen immerhin die wichtigen elastischen Anteile. Alle anderen Gewebe aber bilden Narben, die der Funktion mehr oder weniger hinderlich sind und die einmal erfolgte Trennung der Kontinuität nur als Füllgewebe und höchstens mechanisch, nicht aber biologisch wirksam überbrücken. Diese mangelhafte Gewebsleistung gibt Anlaß zu vorzeitigem Versagen, das wir in Form von Narbenbrüchen zu sehen gewohnt sind. Andererseits kann die Narbenschrumpfung über die kosmetisch ungünstige Wirkung hinaus zu Kontrakturen führen und namentlich in Gelenknähe die Funktion völlig aufheben. Hinzu kommt die nicht unbeträchtliche Neigung, an Stellen vermehrter Spannung Ulcerationen zu bilden. Hier gelangt eine mechanische Komponente ins Spiel, die durch Zug und Druck das unelastische und schlecht ernährte Gewebe einer dauernden Beanspruchung aussetzt, der es nicht gewachsen ist. Wenn man auch die Narben selbst noch nicht als Praecancerosen bezeichnen kann, ihre Komplikationen wie Rhagaden und Ulcera müssen aber bereits zu den Vorkrankheiten des Krebses zählen.

## VII. Trauma und Praecancerose

Die Praecancerosen der Spontankrebse, der Berufskrebse und der experimentell erzeugten Tumoren stellen sich homogen im Sinne morphischer Übereinstimmung dar. Wenn nicht ein jeder derartiger Zustand zwangsläufig im Krebs endet, spricht das nicht gegen seine Carcinolatenz. Dagegen fehlt er nie, falls es zur Realisation eines Krebses kommt.

Als Merkmale der Praeneoplasie wurden die folgenden herausgestellt: Entzündung, Infektion, Hypersekretion, Stauung, Oedem, Mangeldurchblutung, Störung der Kontinuität der Epitheldecke, gestörte Regeneration, Atrophie und Gewebsmetaplasie. Bestimmte anatomische Gegebenheiten wie Sphinktermechanismen oder physiologische Engen begünstigen diese Vorgänge. Aber auch erworbene Störungen der Kontinuität der Gewebe wie Narben und Strikturen können sie in Gang setzen.

Allen synergistischen Faktoren haftet das Merkmal der Dauerhaftigkeit an. Sie sind als Komplex qualitativ geeignet, das Bild der Praecancerose zu repräsentieren.

Versucht man, diesen Sachverhalt mit den anderen Daten der Cancerogenese in Übereinstimmung zu bringen, dann stellt sich die Krebsentstehung als ein protrahierter Vorgang dar, ausgelöst von chronisch wirkenden Reizen, fortgeleitet über einen Zustand fortwährender Irritation, in die Manifestation einmündend.

Der Mehrphasigkeit des Geschehens entsprechend, ist die Determination eine Funktion von Cancerogenen, während die Realisation dem Wirken beliebiger Noxen entspricht. Die Gesamtheit der Reize — das kann man von den Spontantumoren mit einigem Grund vermuten — braucht aber weder in der ersten noch in der zweiten Phase unbedingt spezifischer Natur zu sein. Zwar sind sie ein unabdingbarer Faktor, müssen aber nicht im engen Sinne des Begriffs cancerogen sein.

Diese Vorstellungen auf die physikalischen Noxen und ihre Folgen übertragen, zeigen, daß ein Teil von ihnen ohnehin cancerogener Natur ist und von unbestreitbarer Kausalität. Bei anderen wiederum, vor allem den einmaligen mechanischen Noxen, kann man beides nicht sagen. Das gleiche ist bei den chemischen Schäden der Fall, deren einige sich durch hohe Cancerogenität auszeichnen, während andere trotz erwiesener Unspezifität die Entwicklung von bösartigen Geschwülsten einleiten können.

Alle Noxen, die wir vorerst einigermaßen zuverlässig mit dem Entstehen von Spontantumoren in Verbindung bringen, sind unspezifisch, und nur auf dem Umweg über die Praecancerose, die sie zweifellos hervorrufen, stellen wir ihren Zusammenhang mit dem Ergebnis der bösartigen Geschwulst her. Mit den Verletzungen, ihren Ursachen, so weit sie unspezifisch sind, und ihren Folgen ist es nicht anders. Wenn sie überhaupt in irgendeiner Weise an der Cancerogenese beteiligt sein können, dann muß die Frage nach dem Zusammenhang lauten: „Ist die traumatisierende Noxe geeignet, eine Praecancerose hervorzurufen?“ Kann man sie positiv beantworten, dann ist die Verbindung zu dem Komplex Trauma — Geschwulst hergestellt. Eine Kausalität, die der Wirkung eines spezifischen Cancerogens vergleichbar wäre, ist damit keineswegs bewiesen. Die Qualität der Noxe hält aber als auslösendes Moment den Vergleich mit der Cancerogenität solcher Faktoren aus, deren Vielzahl für die Entstehung der Spontantumoren verantwortlich gemacht werden muß.

Wenn wir in diesem Sinne versuchen, Kategorien von traumatischen Schäden zu ermitteln, die geeignet sind, Praecancerosen zu erzeugen, können wir auf die vorher getroffene Einteilung zurückgreifen und die Gruppe der physikalischen und der chemischen Noxen auf ihre dahingehende Wirksamkeit prüfen.

## A. Durch physikalische Einwirkung hervorgerufene Praecancerosen

Die physikalischen Noxen haben wir zuvor in folgende Gruppen eingeteilt:

1. mechanische,
2. thermische,
3. aktinische,
4. elektrische.

Unter ihnen gibt es einige, die keine Zweifel daran lassen, daß sie befähigt sind, bösartiges Geschwulstwachstum zu provozieren. Solches trifft auf die unter 3. aufgeführten Noxen ohne weiteres zu. Die durch elektrische Unfälle hervorgerufenen Schäden kann man in diesem Zusammenhang den thermischen zuordnen. Die Rolle der rein mechanischen Noxen ist immer noch am meisten problematisch und deshalb Gegenstand vielfacher Fehldeutungen und Mißverständnisse.

### 1. Die mechanische Verletzung

In dieser Gruppe können die akuten Schäden, die sich mit dem Unfallbegriff identifizieren, das größte Interesse beanspruchen. Soll die einmalige mechanische Schädigung als Faktor von bedingter Kausalität wirksam werden, so muß man verlangen, daß sie in der Lage war, die Voraussetzungen für den Zustand der Praecancerose zu schaffen. Das ist, wie die Erfahrung lehrt, aber nur möglich, wenn es sich um eine penetrierende Verletzung handelte. Die Art der schädigenden Noxe, ob scharf oder stumpf, deckt sich nicht immer mit dem Ergebnis. Eine stumpfe Gewalt kann zu einer Platz- oder Rißwunde führen und erfüllt dann die Voraussetzungen einer penetrierenden Verletzung. Auch kann eine zunächst nicht komplizierte Fraktur infolge Durchspießens der Fragmente von innen oder sekundäre Nekrosen zu einer komplizierten, das heißt einer perforierenden Verletzung werden.

Alle Beobachtungen sprechen dafür, daß Krebse, die aus Anlaß einer nicht penetrierenden Verletzung entstanden sein sollen, einer Nachprüfung des Zusammenhangs nicht standhalten. Es sei aber darauf hingewiesen, daß sich diese Aussage nur auf die Carcinome bezieht. Bei den Sarkomen liegen die Verhältnisse anders. Sie kann man bisweilen mit einem stumpfen Trauma in Zusammenhang bringen.

Für die traumatogenen Carcinome gilt, daß ihr Substrat, das Epithel, primär verletzt sein muß, um sie ursächlich oder anläßlich einer traumatogenen Praecancerose in Zusammenhang bringen zu können. Eine solche Feststellung bezieht sich ebenso auf die Haut wie auf die epithelialen Auskleidungen des Respirations-, Verdauungs- und Urogenitaltraktes und der Drüsen. Da die ätiologischen Voraussetzungen sich grundsätzlich in keinen anderen Bahnen bewegen können, als sie den Praecancerosen der Spontantumoren gegeben sind, muß ferner an das erinnert werden, was wir über die Begünstigung durch die Lokalisation gesagt haben. Unter physiologischen Bedingungen besteht sie in natürlichen Engen, Flexuren, Sphinktermechanismen, die einer Inhalt- oder Sekretstauung und deren Zersetzung Vorschub leisten. Unter den pathologischen Verhältnissen des Traumas entspricht sie der verzögerten Heilung, Strikturen, Narben, Geschwüren oder Fisteln.

In idealer Weise rekonstruiert eine penetrierende mechanische Verletzung diese Bedingungen, wenn sie zu einer Fistel führt. Aber auch als Ulcus mit seinem immerwährenden Wechsel von Degeneration, Nekrose und gestörter Regeneration repräsentiert das Trauma in seinen Folgen eine Praecancerose. Hinzu kommt sowohl bei den Fisteln als auch beim Ulcus die nie fehlende Infektion. Was sich an der Oberfläche des Körpers als Folge einer Verletzung einstellen kann, ist ebenso in der Tiefe des Organismus möglich. Verletzungen der Epitheldecke können hier zu Narben und Strikturen führen, die an den Hohlorganen Sekretverhaltung zur Folge haben, die sich ebenfalls durch Infektionen komplizieren.

Wie erwähnt, ist für das Schicksal einer Verletzung und die Carcinopotenz ihrer Folgen ausschlaggebend, ob sie penetrierend war. Auf die meisten der nachstehend aufgeführten Verletzungsformen trifft dies zu:

| | | |
|---|---|---|
| Prellung, | Rißwunde, | Stichwunde, |
| Schürfwunde, | Platzwunde, | Schnittwunde, |
| Quetschwunde, | Hiebwunde, | Schußwunde. |

Prellungen und Schürfungen kann man aus den folgenden Betrachtungen allerdings ausschließen, da sie in der Regel zu oberflächlich sind, um Schäden zu hinterlassen, die in eine Praecancerose münden. Einige Beispiele mögen erläutern, welche Verletzungen in ihren Folgen zu einem Vorkrebs führen können.

### a) Die posttraumatische Fistel

Die Kennzeichen der Fistel und ihre Beziehungen zum Vorkrebs wurden mehrfach erwähnt. Sie sind vor allem in der chronischen Entzündung, der Infektion, der unzureichenden Durchblutung, der gestörten Regeneration, der Sekretverhaltung und der Mazeration zu sehen. Die Abb. 32 stellt für den Beginn dieses Vorganges ein typisches Beispiel dar. Derartige Fisteln sind am häufigsten die Folge äußerer Gewalteinwirkung, wenn zugleich mit den Weichteilverletzungen auch Frakturen entstehen oder Fremdkörper in die Tiefe verschleppt werden. Im Anschluß an penetrierende Verletzungen bilden sie sich ferner, wenn eine Kommunikation mit Körperhöhlen oder Hohlorganen hergestellt wurde. Beispiele dafür sind Darm-, Bronchus- oder Pleurafisteln, die sich zwar durch eine gewisse Neigung zu Remissionen auszeichnen, dennoch aber immer wieder rezidivieren, solange ihre Ursache nicht beseitigt

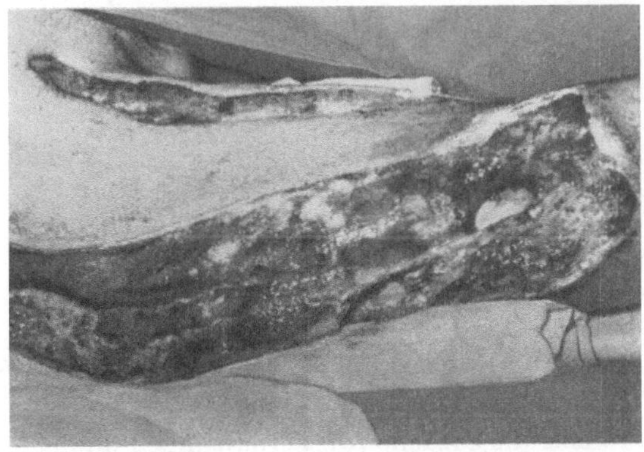

Abb. 32. Zustand nach komplizierter Oberschenkelfraktur nach Motorradunfall mit Nekrose des Knochens und Fistelbildung. Die ausgedehnten Hautdefekte rühren von Incisionen und großen Nekrosen wegen Gasbrandes her (Mann, 19 Jahre alt)

ist. Sie stellen als Gesamtheit für ihren Träger nicht nur die dauernde Gefährdung durch Verhaltungen, Empyembildung, Abszesse und deren Folgen dar, sondern sie sind auch als echte traumatogene Praecancerosen ein latenter Herd potentieller Entartungsbereitschaft. Die Gefährdung für den Verletzten nimmt mit der Zeit ihres Be-

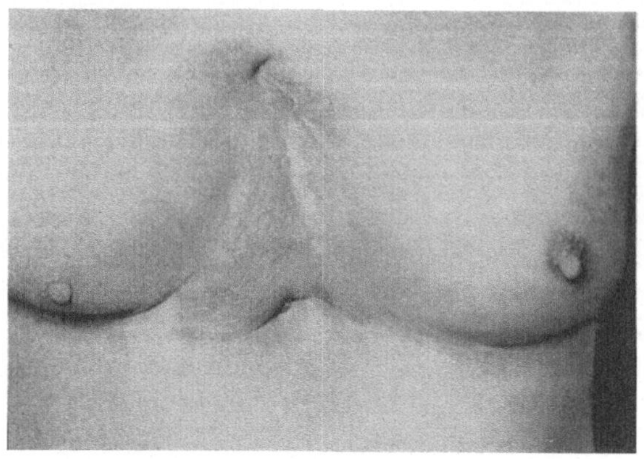

Abb. 33. Pleurafisteln nach Schußverletzung vor 45 Jahren. Seitdem ist die Sekretion nicht zur Ruhe gekommen (Mann, 65 Jahre alt)

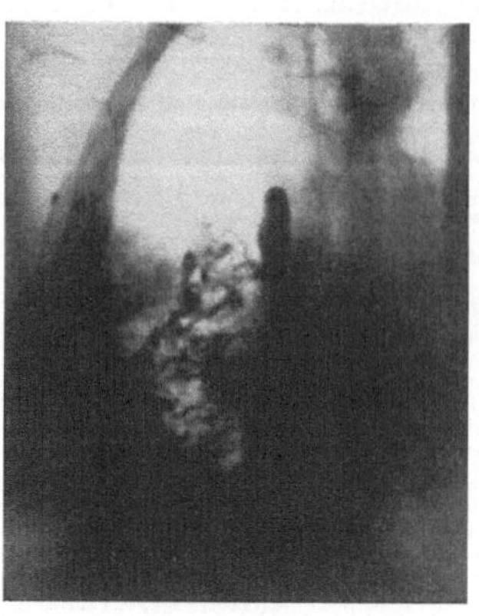

Abb. 34. Fisteldarstellung von Abb. 33. Lateral in der Brustwand sieht man die Reste einer metallischen Hosenträgerschnalle, die anläßlich der Verwundung eingesprengt wurde

stehens zu. Die in den Abb. 33 und 34 wiedergegebene Bronchusfistel nach Schußverletzung im ersten Weltkrieg läßt einmal die Irritation der Haut um die Fistelmündung erkennen, zum anderen zeigt sie in der bizarren Verästelung des Gang-

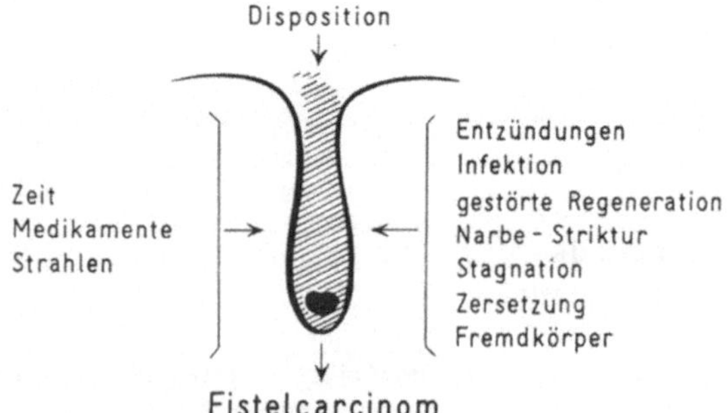


Abb. 35. Faktoren, die Entstehung und weitere Existenz traumatogener Fisteln begünstigen

systems die Ursache für Verhaltungen und Scheinheilungen. Ähnliche Beobachtungen haben J. Schlögel und auch W. Schütz mitgeteilt. Eine weitere Gefährdung kommt durch die Einsprengung von Fremdkörpern hinzu. Hier war es eine Hosenträgerschnalle, die 45 Jahre auf dem Grunde der Fistel gelegen hatte. Derartige metallische Fremdkörper üben nicht allein einen mechanischen Reiz aus, sie werden auch als chemisch aktives Prinzip wirksam, wenn es sich um unedle Metalle handelt oder der

Fremdkörper aus zwei Metallen besteht, etwa aus vernickeltem Eisen. Das im saueren Milieu der Sekretion entstehende elektrische Potential wirkt gleichsam als ein Element und führt zu langsamer elektrolytischer Zerstörung der Metalle (Tafel I, Abb. b). Dieser Vorgang hat andererseits eine verstärkte entzündliche Reaktion der benachbarten Gewebe zur Folge. Bisweilen läßt sich die chemische Aktivität solcher Fremdkörper bereits röntgenologisch nicht nur als Erosion am Metall, sondern auch durch Einlagerung abgebauter Partikel im Gewebe nachweisen. Die bei der Fistel wirksamen Kräfte sind in Abb. 35 schematisch dargestellt.

### b) Das posttraumatische Ulcus

Verletzungen, die mit größeren Substanzverlusten einhergehen, brauchen nicht primär durch ein penetrierendes Trauma hervorgerufen zu werden. Eine Quetschung der Weichteile kann zu Nekrose und Gangrän führen und damit erst sekundär die Situation des Defektes und des Verlustes der Haut herbeiführen. Der Ausgang in ein chronisches Ulcus ist an allen Regionen des Körpers möglich, jedoch bestehen, abgesehen von der Größe des Substanzverlustes, Praedilektionsstellen. Eine solche ist der Unterschenkel und an ihm namentlich das untere Drittel. An dieser Stelle sind die trophischen Verhältnisse ohnehin ungünstig. Die Häufung bradytropher Gewebe, wie Sehnen und Fascien, und das Fehlen von Muskulatur schaffen Verhältnisse, die sich für die Primärheilung ungünstig auswirken. Bekannt ist die Vorliebe von Pseudarthrosen für diese Lokalisation. Es genügt hier schon ein nicht allzu ausgedehnter Hautdefekt, um Heilungsstörungen und Ulcerationen herbeizuführen. Wenn sich damit unfallbedingte Nerven- oder Gefäßstörungen kombinieren, werden die Aussichten für die Dauerhaftigkeit des entstehenden Ulcus um so größer. Ebenso sind die altersbedingten Durchblutungsstörungen überaus geeignet, der Entstehung und dem Fortbestand chronischer Ulcera Vorschub zu leisten. Überdies aber muß an die venösen Durchblutungsstörungen des Unterschenkels gedacht werden, die bereits von sich aus ge-

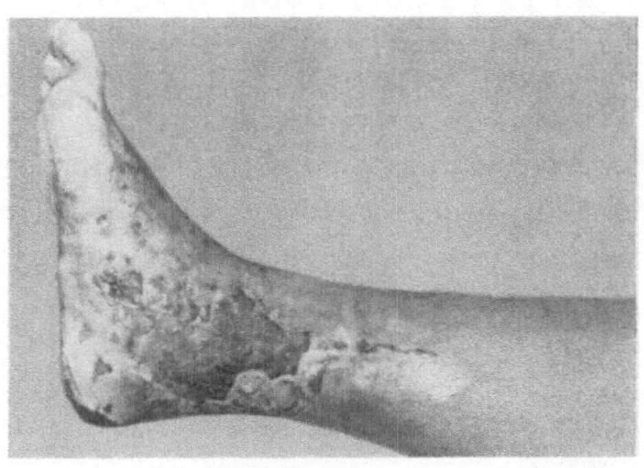

Abb. 36. Ulcus cruris nach komplizierter Unterschenkelfraktur rechts bei gleichzeitigem Status varicosus (Mann, 42 Jahre alt)

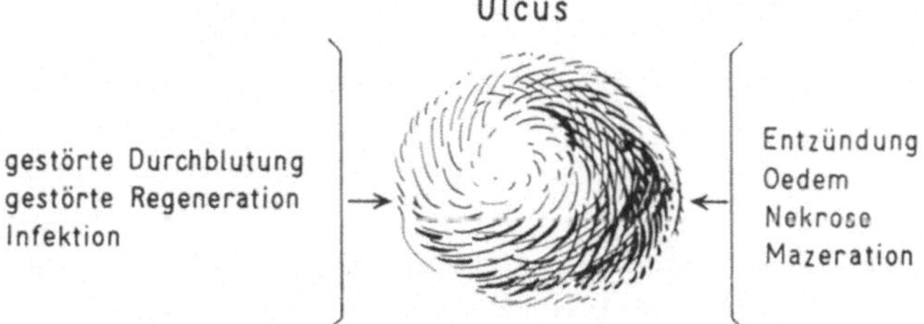


Abb. 37. Exogene und endogene Faktoren, die zur Entstehung und zum Fortbestehen traumatogener Ulcerationen beitragen

eignet sind, chronische Ulcera entstehen zu lassen und im Falle einer Verletzung die Ulceration zu begünstigen. Das in Abb. 36 wiedergegebene ausgedehnte Geschwür ist durch einen Unfall entstanden. Der 42jährige Transportarbeiter war von einem fallenden Eisenträger gequetscht worden und hatte sich eine komplizierte supramalleolare Fraktur des rechten Unterschenkels und komplizierte Frakturen der Metatarsalia I und II zugezogen. Die wallartige Begrenzung und die von schmierigen Belägen bedeckten Granulationen des Ulcusgrundes lassen an die Entartungsbereitschaft derartiger Veränderungen denken. Sie beruht auf einem Komplex von Kräften, die in Abb. 37 schematisch wiedergegeben sind.

### c) Die posttraumatische Narbe

Gelingt es der Reparationskraft des Organismus, einen künstlich herbeigeführten Defekt zu schließen, dann hängt das Ergebnis einmal von der Größe des primären Gewebsverlustes ab und zum anderen davon, ob die Heilung per primam oder per secundam intentionem erfolgte. Eine ausschlaggebende Rolle spielt dabei die Infektion. Sie kann in der Regel nur zur Wirkung kommen, wenn eine penetrierende Verletzung vorliegt. Je größer die Gewebszerstörung ist, um so schwieriger wird die Heilung sein, vor allem, wenn es nicht möglich ist, die FRIEDRICHschen Grundsätze anzuwenden und die Primärheilung zu erreichen. Das entstehende Regenerat ist auch im Falle primärer Heilung funktionell minderwertig, nur kommt dies dann nicht so sehr zur Geltung wie nach einer Sekundärheilung.

Sieht man einmal von der Möglichkeit ab, daß sich cancerogene Fremdkörper und chemische Verbindungen im Regenerat verbergen können, dann sind es vor allem mechanische Momente, die hier zur Geltung kommen. Das funktionell minderwertige

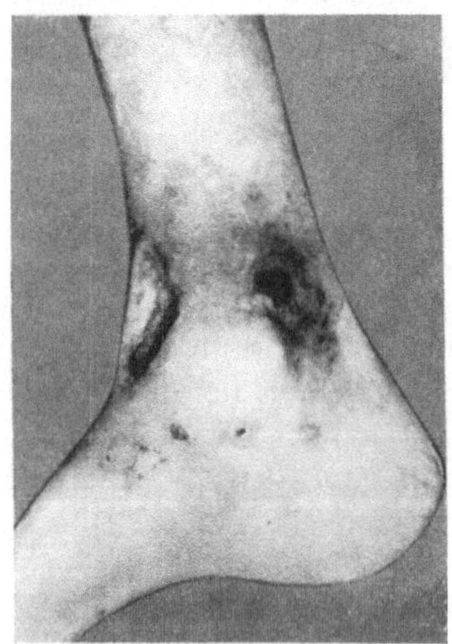

Abb. 38. Narbenulcus nach komplizierter supramalleolärer Unterschenkelfraktur (Mann, 33 Jahre alt)

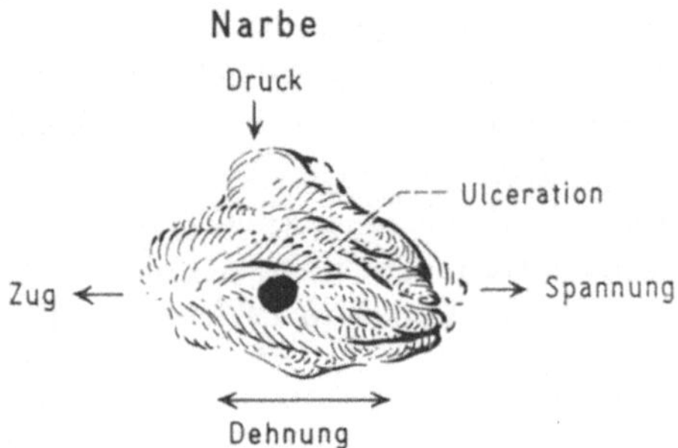


Abb. 39. Bei Narben, vor allem in Gelenknähe, kommen mechanische Kräfte zur Wirkung, die als Zug oder Druck das Regenerat nicht zur Ruhe kommen lassen

Ersatzgewebe ist mit zunehmender Ausdehnung der Belastung des normalen Gebrauchs nicht gewachsen. An der Haut kommt dies am ehesten zum Ausdruck, indem fortwährende Zug- und Dehnungskräfte zu Überlastungen der Narbe führen. Namentlich an den Gelenken werden solche Momente wirksam, und wenn es überhaupt zu einer Heilung kommt, kann zumal an den sogenannten Flügelfellen sekundär eine Ulceration entstehen. Meist kommt sie nicht mehr zur Heilung, denn sie unterliegt nun nicht allein der Infektion und dem fortwährenden frustranen Versuch der Regeneration, sondern auch der ständigen mechanischen Alteration. Deshalb sind die Hautnarben und Narbenulcera nicht selten das Substrat maligner Entartung. Das in Abb. 38 dargestellte Narbenulcus gibt die Situation einigermaßen zutreffend wieder.

Aber auch im Innern des Körpers können Narben den Zustand der Praecancerose herbeiführen. Bereits mehrfach wurde darauf hingewiesen, daß Narben und Strikturen allein durch Stauung des Inhalts eines Hohlorgans Anlaß zu chronischer Entzündung werden können. Dies ist am Oesophagus-Magen-Darm-Trakt ebenso möglich wie an den Ästen des Bronchialbaumes, um nur zwei Beispiele zu nennen. In der Abb. 39 sind die auf Narben wirkenden Kräfte in einem Schema dargestellt.

### d) Posttraumatisch zurückgebliebene Fremdkörper

Der Grad der Verschmutzung einer Wunde richtet sich nach der Art des verletzenden Gegenstandes und nach den besonderen Verhältnissen des Milieus. Wenn sie nicht gerade verschluckt, aspiriert oder absichtlich in eine der Körperöffnungen manipuliert werden, können Fremdkörper nur durch eine Verletzung in den Organismus gelangen. Das wesentliche Merkmal also, das sich mit dem Eindringen von Fremd-

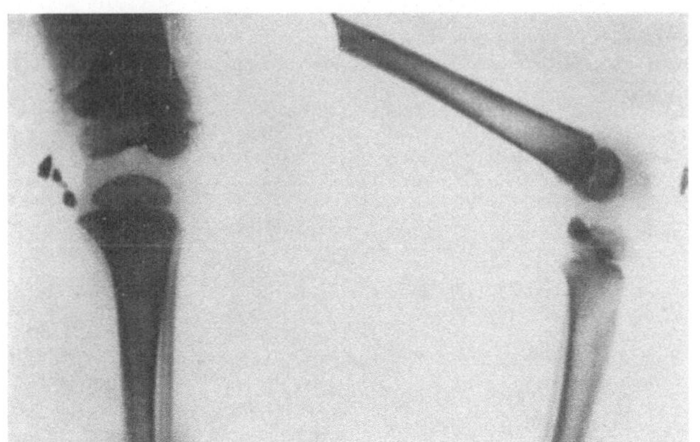

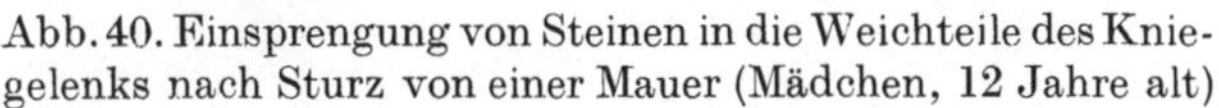

Abb. 40. Einsprengung von Steinen in die Weichteile des Kniegelenks nach Sturz von einer Mauer (Mädchen, 12 Jahre alt)

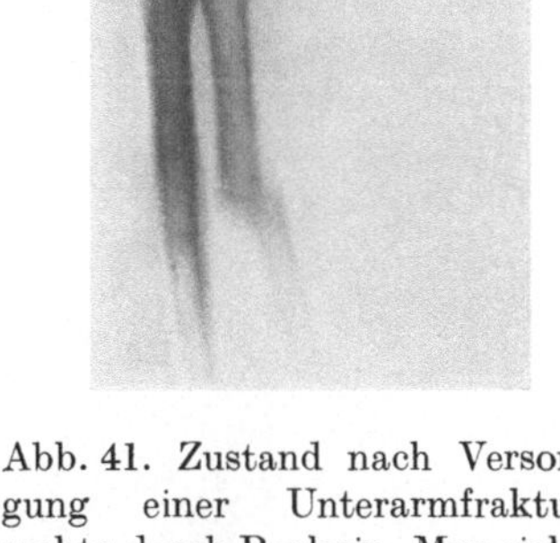

Abb. 41. Zustand nach Versorgung einer Unterarmfraktur rechts durch Rushpin. Man sieht in den ellenbogengelenknahen Abschnitten der Ulna metallische Einsprengungen, die von der Arrosion des Pins herrühren (Mann, 36 Jahre alt)

körpern verbindet, ist die Perforation der Haut- oder Schleimhautdecke. Damit ist eine der Forderungen erfüllt, die uns für die Anerkennung des aus Anlaß eines Unfalls entstandenen Krebses wichtig erscheint.

Wenn schon bei mehr oder weniger willkürlichen Gelegenheiten ein umfangreiches Sortiment aller möglichen Dinge in den Körper gelangen kann, ist die Skala der auf dem Verletzungswege eindringenden Fremdkörper mindestens ebenso groß. Neben Kleiderfetzen, Erde, Schmieröl sind Glas, Holz, Stein und Metall die wichtigsten (Abb. 40). Die unmittelbaren Gefahren für den Verletzten, die sich aus der Wundinfektion ergeben, spielen auch im Rahmen des hier Abgehandelten insofern eine Rolle, als Fremdkörper geeignet sind, der Infektion und den Heilungsstörungen Dauer zu verleihen. Nicht nur, daß sie primär als infiziert gelten müssen, ist die Mehrzahl zu wenig gewebsfreundlich, um ohne Abwehrreaktion von seiten des Organismus einzuheilen. Eine gewisse Ausnahme machen die Edelmetalle, bestimmte Kunststoffe und Stahl, die sich neutral genug verhalten, um – in einer angemessenen Bindegewebskapsel eingeschlossen – Jahre und Jahrzehnte zu ruhen (Tafel I, Abb. c). Jedoch auch sie können sich bei längerem Verweilen im Körper zerlegen und noch nach langer Zeit zu Komplikationen führen (Abb. 41).

Viel häufiger noch ist das aber bei solchen Metallen der Fall, die, wie Kupfer und Aluminium, dazu neigen, sich leicht zu zersetzen. Ähnliche Bedingungen entstehen, wenn verschiedene Metalle, in einem Stück vereint oder auch benachbart, ein elektrisches Element bilden. Je weiter sie in der Spannungsreihe voneinander entfernt sind, um so stärker wird der im schwach-saueren Milieu der Gewebsflüssigkeit entstehende Strom. Obwohl er jeweils nur einige Milliampere erreichen kann, wirkt er sich auf die Dauer doch zerstörend auf Gewebe und Metalle aus. Auch im sonst aseptischen Milieu führt das zu einer Entzündung, der wir das Prädikat einer Praecancerose nicht versagen können. Abgesehen vom Material, kann also der eingedrungene Fremdkörper primär zum Anlaß einer Wundheilungsstörung werden, die bei längerem Bestehen meist zur Bildung einer Fistel führt. In Abhängigkeit vom

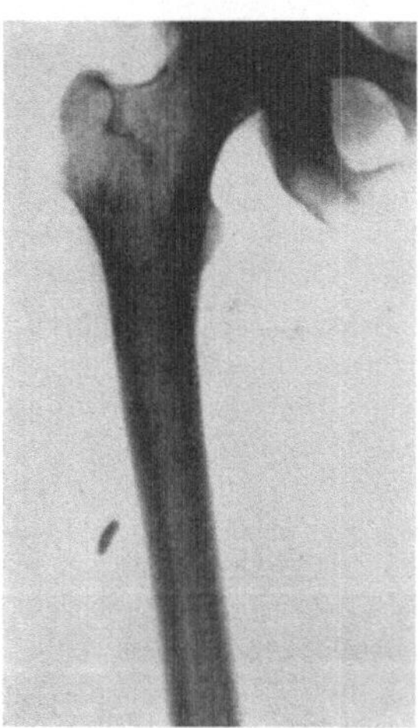

Abb. 42. Stecksplitter in den Weichteilen des rechten Oberschenkels. 17 Jahre nach der Verwundung hatte sich hier ein faustgroßer Tumor entwickelt

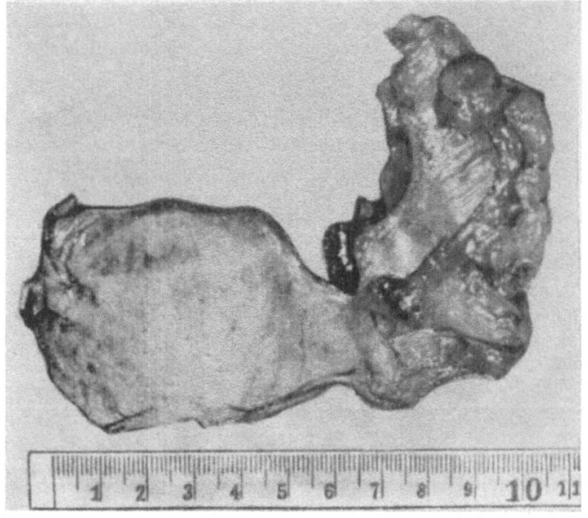


Abb. 43. Operationspräparat zu Abb. 42. Ein faustgroßer, mit einer schwieligen Hülle umgebener Granulationstumor, in dessen Zentrum der Granatsplitter liegt

Material treten dagegen sekundäre Störungen im Gewebsstoffwechsel auf, die zwar zunächst die Einheilung zulassen, auf die Dauer aber zu einer chronischen Irritation ihrer Umgebung führen (Abb. 42 und 43). Der hier wiedergegebene Granatstecksplitter hatte 17 Jahre in der Streckmuskulatur des Oberschenkels geruht, bis eine plötzlich auftretende Schwellung und Schmerzen auf ihn aufmerksam machten. Bei der Exstirpation des Tumors — es war zunächst an ein Malignom gedacht worden — fand sich in einer derben Schwiele ein großes Hämatom und darin der Stecksplitter. Weitere Beispiele dafür sind in den Abb. 33, 34, 40 und 41 wiedergegeben.

## 2. Der thermische Schaden

Der oben gegebenen Einteilung entsprechend, können sowohl Hitze- und Kälteschäden als auch die durch elektrischen Strom verursachten gemeinsam besprochen werden. Vor allem sind es die Zerstörungen der Grade III und IV, deren Schicksal interessieren muß. Der durch die thermische Wirkung hervorgerufene Gewebsuntergang stellt sich in der Regel erst einige Zeit nach der Verletzung in seiner ganzen Größe dar. Das entstehende Regenerat ist überwiegend weniger leistungsfähig und vor allem in Gegenden größerer mechanischer Beanspruchung den Anforderungen häufig nicht mehr gewachsen. Die fehlende Verschieblichkeit des Hautregenerates gegenüber der Unterlage bedeutet hierbei eine zusätzliche Belastung. So bleibt es meist nicht aus, daß besonders beanspruchte Stellen dem Insult auf die Dauer erliegen und Ulcera entstehen. In der geringen Elastizität solcher Narbengewebe summiert sich die weitaus schlechtere Gefäß- und Blutversorgung. Letztere wirkt sich wiederum auf die Heilungstendenz und die Infektionslage der Narbenulcera aus, die auch bei Ruhigstellung nur gering ist. Selbst im Falle vorübergehender Abheilung pflegen sie unter der Funktion zu rezidivieren.

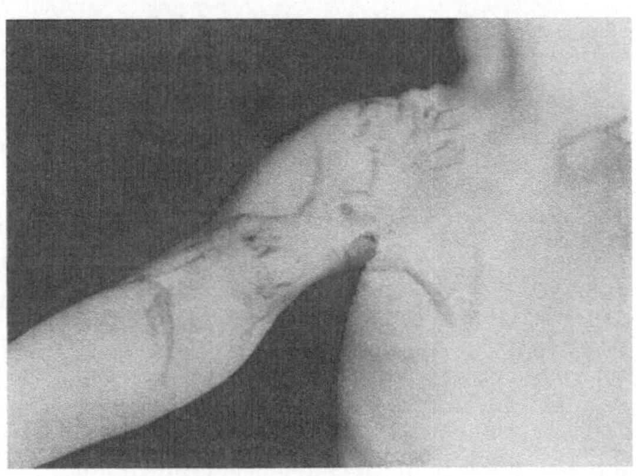

Abb. 44. Ausgedehnte Narbenbildung nach Verbrennung II. und III. Grades an der rechten Rumpf- und Oberarmseite. Im Bereiche der Beugefalte der Schulter haben sich Ulcerationen gebildet (Kind, 3 Jahre alt)

Die in Abb. 44 dargestellte Narbe zeigt, daß koadjunktive mechanische Momente wesentlich daran beteiligt sind, wenn derartige Regenerate auf die Dauer nicht zur Ruhe kommen. Es wurde darauf hingewiesen, daß Verbrennungen mit heißen Laugen oder Teerprodukten die potentielle Entartungsbereitschaft der Brandnarben in beschleunigendem Sinne beeinflussen. Hierfür das kausale Korrelat zu finden, ist vorerst nicht möglich. Allein die Empirie kann diese Beobachtung als Erfahrungstatsache registrieren.

## 3. Das aktinogene Trauma

Neben der Wirkung der ultravioletten Strahlen ist in erster Linie an solche Noxen von wellenartigem oder korpuskularem Charakter wie die auch therapeutisch zum Einsatz gelangenden $\beta$- und $\gamma$-Strahlen zu denken. Der kurzwellige Anteil des Sonnenlichts kann einen Effekt im Sinne praecanceröser Umwandlung der Haut nur an Stellen entfalten, die der langdauernden und intensiven Exposition ausgesetzt sind.

Der Hautkrebs des Seemanns und der des Bauern, der sich auf das Gesicht und die Streckseiten der Hände beschränkt, ist zwar in seinen ursächlichen Verknüpfungen hinlänglich bekannt, doch dürfte außer Zweifel stehen, daß Intensität und Dauer allein nicht zur Realisation ausreichen. Vielmehr kommen zahlreiche Faktoren wie Kälte, Wind, Wasser hinzu und bei Straßenabeitern auch wohl der Umgang mit Teer und Bitumen (Abb. 45).

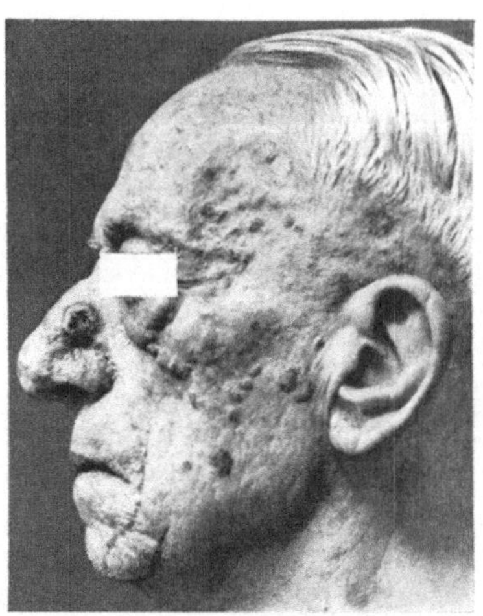

Abb. 45. Altershaut nach jahrelangem Aufenthalt in den Tropen mit krebsiger Entartung zahlreicher Hyperkeratosen (Mann, 66 Jahre alt)

Die als Praecancerose zu wertenden Zustände zeigen sich in chronischer Entzündung, Ulcerationen, Hyperkeratosen und Hyperpigmentierung beziehungsweise Pigmentverlust. Daß am Orte stärkster Exposition eine Speicherung von Cholesterin in die Cutis einsetzt, deren Intensität C. Popescu als einen Gradmesser der praecancerösen Qualität ansieht, ergibt die Parallele zu den oben zitierten Anschauungen von M. Bürger und seiner Schule und zu der erwähnten strukturellen Verwandtschaft des Cholesterins mit dem cancerogenen Methylcholanthren.

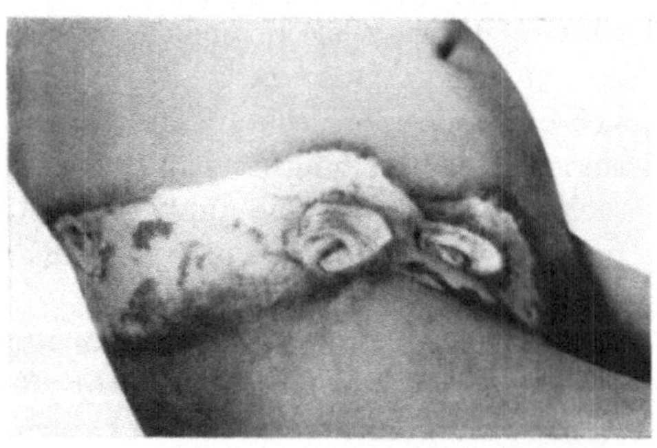

Abb. 46. Ausgedehnte Ulcerationen im Zentrum atrophischer Hautbezirke nach Röntgenbestrahlung wegen Melanoms der rechten Hüfte (Mann, 44 Jahre alt)

Größere Bedeutung sowohl im Sinne des Unfallbegriffs als auch auf dem Gebiet des Berufskrebses kommt der Wirkung ionisierender Strahlen zu. Ihr Effekt, den wir trotz anfänglich nur an der Oberfläche sichtbarer Wirkung als einen penetrierenden definieren müssen, ist im Sinne der Theorie von O. Warburg auf die Freisetzung von Wasserstoffperoxyd im Zellplasma und im Kern zurückzuführen. E. Boyland deutet die Abspaltung von Hydroxylgruppen als einen chemischen Vorgang, der seine unverkennbaren Parallelen in der Wirkung der teils cytostatischen, teils cancerogenen sogenannten radiomimetischen Verbindungen hat.

Die von den ionisierenden Strahlen hervorgerufenen Praecancerosen zeigen sich in Entzündungen, Nekrosen, Narben, Hyperkeratosen, Teleangiektasien und Atrophie der Haut. Sofern trophische Ulcera entstehen, kommt die Infektion hinzu. Der in Abb. 46 wiedergegebene Zustand entspricht einem solchen Bild, wobei es sich erübrigt zu erwähnen, daß Praecancerose und Krebs nicht identisch sind, wohl aber jene diesem vorausgehen muß.

## B. Durch chemische Einwirkung hervorgerufene Praecancerosen

Die überaus zahlreichen chemischen Noxen, denen milieu- oder berufsbedingt der Mensch ausgesetzt ist, haben wir zuvor versucht, in die Gruppe mit cancerogenen Eigenschaften und in die Gruppe nichtcancerogener Qualität einzuordnen. Wenn man jedoch bedenkt, daß die Grenzen hier nicht scharf zu ziehen sind und die Definition, abgesehen von experimentellen Ergebnissen, sich vorwiegend auf die Erfahrungen mit den berufsbedingten Krebsen stützen muß, ist eine Entscheidung schwer. Sie wird dadurch nicht erleichtert, daß die Wirkung ionisierender Strahlen eine chemische ist und auch metallische Fremdkörper über diesen Weg dem Gewebe gefährlich werden. Worauf es hier ankommt, ist, unter Wahrung der bekannten Klassifikation festzustellen, ob die betreffende Noxe geeignet ist, eine Praecancerose zu erzeugen.

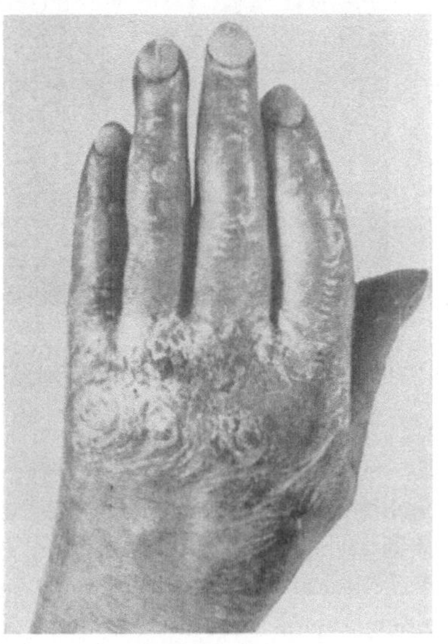

Abb. 47. Säureverbrennung der linken Hand vor einem Jahr. Typisch sind die kleinen Ulcerationen und Hyperkeratosen sowie die Atrophie (Mann, 54 Jahre alt)

### a) Praecancerosen durch nichtcancerogene Agentien

Die erwähnten nichtcancerogenen Verbindungen sind zwar unspezifischer Natur, sie können aber Vorgänge auslösen, die letztlich in einen Zustand der Praecancerose übergehen. Ihre Wirkung ist dabei von der Höhe ihrer Konzentration abhängig, und wenn man von ihnen überhaupt einen Effekt erwarten darf, dann ist er in der Tiefenwirkung zu sehen. Sowohl Säuren als auch Basen sind in entsprechender Konzentration das geeignete Agens, tiefgreifende Substanzverluste hervorzurufen. Die dabei auftretende Gewebszerstörung ist mit der thermischer Noxen gleichzusetzen. Die aus ihnen resultierenden Praecancerosen sind als Fisteln, Narben und Narbenulcera durch die gleichen Attribute ausgezeichnet, die sich von solchen durch Hitzewirkung hervorgerufenen in keiner Weise unterscheiden (Abb. 47). Wenn aus ihnen letztlich ein Carcinom hervorgeht, waren an der Cancerogenese sicher keine spezifischen Faktoren beteiligt.

### b) Praecancerosen durch cancerogene Agentien

Wenn diese Phase auch häufig innerhalb kürzester Frist durchlaufen wird, sind doch auch die Berufskrebse durch ein Stadium der Praecancerose ausgezeichnet. Die ursächlichen, determinierenden Verbindungen werden als alkylierend wirkend, als polyzyklische aromatische Kohlenwasserstoffe und Amine, als organische Verbindungen ohne gemeinsames Kennzeichen und als anorganische Verbindungen beschrieben (H. Dannenberg). Letztere, zu denen die Chromate, Cadmium, Kobalt, Arsen und Beryllium gehören, können gelegentlich aus Anlaß eines Unfalls in den Körper gelangen. Eine wesentliche Bedeutung haben sie für die Traumatologie nicht. Größer ist ihre Wichtigkeit für den beruflichen Umgang in Industrie und Landwirtschaft.

Das gilt auch für die organischen cancerogenen Verbindungen. Sie lassen einen dem Experiment vergleichbaren Verlauf erkennen, indem Zeit und Dosis voneinander abhängig sind. Da die pro Zeiteinheit zugeführte Menge relativ gering ist, sind die Intervalle entsprechend lang und das praecanceröse Stadium deutlich hervorgehoben. Das in Abb. 48 dargestellte bullöse ulcerierende Carcinom der Blase ist auf dem

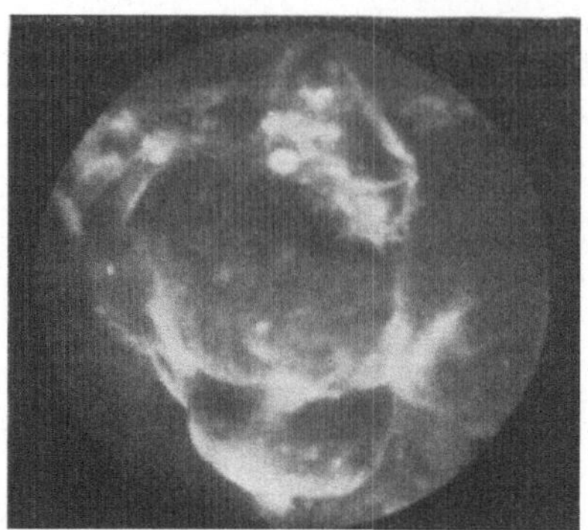

Abb. 48. Bilharziose-Carcinom. Aus Krebsarzt **20** (1965), 165

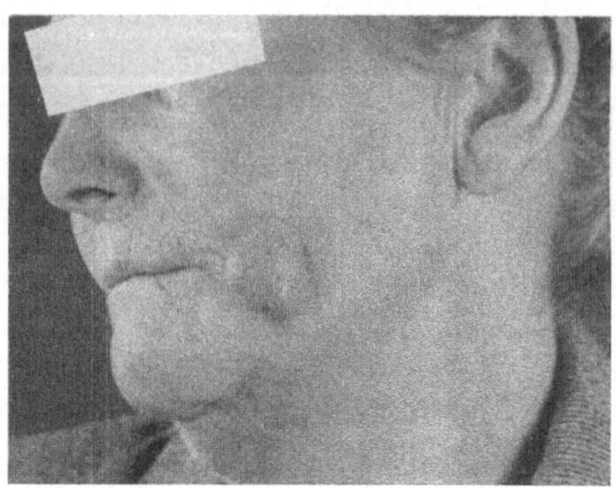

Abb. 49. Paraffinom der linken Wange. 52jährige Frau, Injektion vor 20 Jahren

Boden einer Bilharziose entstanden. Die Organotropie ergibt sich hier aus der Tatsache, daß in der Blase die höchste Konzentration der Noxe erreicht wird und dort neben der mechanischen vermutlich auch eine chemische Wirkung entfaltet. Auf die Parallelen, die hier zu den Spontantumoren erkennbar sind, soll nicht weiter eingegangen werden. Sie sind aber insofern wichtig, als gewisse Beziehungen zum spontanen Blasenkrebs, zum Magencarcinom und vor allem zum Bronchialcarcinom des exzessiven Zigarettenrauchers in den Bereich der Diskussion rücken.

Schließlich ist hier auch an solche Praecancerosen zu denken, die durch ärztliches Handeln provoziert werden. Neben Ätzpasten und Teerverbindungen fand früher das Paraffin bisweilen Verwendung aus kosmetischen Gründen. Ein solches Paraffinom der linken Wange, 20 Jahre nach der Injektion entstanden, ist in Abb. 49 wiedergegeben. Derartige Tumoren können zur malignen Entartung führen.

### Schrifttum


Doyland, E., Brit. J. Pharmacol. **1**, 247 (1946).

Bürger, M., Einführung in die Pathologische Physiologie. Leipzig 1956.

Bannenberg, H., Dt. med. Wschr. **83**, 1726 (1958).

– u. A. Butenand, Die Biochemie der Geschwülste, in: Handbuch der allg. Pathologie VI, 3. Berlin/Göttingen/Heidelberg 1956.

Popescu, C., Der Vorkrebs. Jena 1962.

Schlögel, J., Wien. med. Wschr. **114**, 419 (1964).

Schütz, W., Langenbecks Arch. klin. Chir. **284**, 197 (1956).

Warburg, O., Naturwiss. **45**, 192 (1958).

# VIII. Zusammenhangsfragen

In der Regel haben Krankheiten mit äußerer Gewalteinwirkung nichts zu tun. Darum halten Versuche, die Infektionskrankheiten, Erkrankungen der Stützgewebe, der Nerven, der peripheren Blutgefäße oder maligne Tumoren in die Kausalkette eines Unfallgeschehens einzubeziehen, so selten einer Analyse stand. Ausnahmen von dieser Regel ergeben sich, wenn, um ein Beispiel zu nennen, durch eine penetrierende Verletzung Infektionserreger in den Organismus gelangen. Längst ist der Streit um die Möglichkeit einer unfallbedingten Entstehung der Osteomyelitis in dem Sinne entschieden, daß nur penetrierende Verletzungen einen Anspruch auf die Anerkennung des ursächlichen Zusammenhanges erheben können.

Ähnlich verhält es sich mit den Krebsgeschwülsten und dem Versuch, ihr Entstehen mit den Folgen eines Unfalls zu identifizieren. Nur wenn bestimmte, klar zu definierende Bedingungen erfüllt sind, ist es möglich, diese Frage zu diskutieren. Die meisten dieser Bedingungen sind dem Kliniker wie dem Gutachter mehr oder weniger modifiziert geläufig. Sie verknüpfen sich mit den Namen von A. Stieda, M. Schad, R. Werner, G. Gruber, A. W. Fischer, B. Fischer-Wasels, K. H. Bauer, H. Bürkle de la Camp und W. Büngeler. Sieht man von den Forderungen B. Fischer-Wasels ab, der auch die embryonalen Geschwulstkeimanlagen in den Kreis der Beobachtungen einbezieht, stellen die von H. Bürkle de la Camp und K. H. Bauer aufgestellten Regeln die Zusammenfassung dessen dar, was als Mindestforderung für die Anerkennung des ursächlichen Zusammenhanges anzusehen ist. H. Bürkle de la Camp formuliert seine Thesen so:

1. „Das Unfallereignis muß derart gewesen sein, daß man es als geeignet bezeichnen kann, den vorliegenden Körperschaden mittelbar oder unmittelbar erzeugt zu haben.
2. Der örtliche Zusammenhang zwischen Einwirkung, Gewalt und nachfolgender Körperschädigung muß erkennbar sein, und zwar derart, daß man entweder die Entstehung oder die traumatische Verschlimmerung eines schon bestehenden krankhaften Zustandes deutlich erkennen und beweisen kann.
3. Auch der zeitliche Zusammenhang muß gewahrt sein, das heißt, die Krankheitserscheinungen oder unmittelbaren Schädigungen oder ihre mittelbaren Folgen gehen mit oder ohne deutlich erkennbare Grenzen ineinander über in einer Weise, die den allgemeinen Erfahrungen und der Biopathologie entspricht."

Die gleiche Richtung halten die speziell auf die Cancerogenese bezogenen Thesen von K. H. Bauer ein. Er sagt folgendes:

„Die Voraussetzungen für die Anerkennung einer Geschwulst als Unfallfolge sind extrem selten und nur dann gegeben:

1. Wenn ein ausreichend schwerer Unfall als solcher sicher ist.
2. Wenn der Ort der Gewalt und der Ort der Geschwulst übereinstimmen.
3. Wenn die Zeit zwischen Unfall und Geschwulstentstehung mit den allgemeinen Erfahrungen der Krebsforschung in Einklang zu bringen ist.
4. Wenn die Latenzzeit durch irgendwelche lokale Zwischensymptome überbrückt wird."

Damit ist zunächst eine Basis geschaffen, die K. H. BAUER aber noch ergänzungsbedürftig erscheint. Er fährt nämlich fort:

„Über die alten 4 Grundvoraussetzungen hinaus ist ein Zusammenhang anzuerkennen, wenn das allgemeine Krebsrisiko 1:6 unzweideutig individuell erhöht worden ist. Doch sind hier objektive Beweise erforderlich.

A. Durch Unfälle oder Verletzungen, sei es zum Beispiel, daß hinzukommende Infektionen, Störungen der Gewebsregeneration und das Eindringen von Fremdkörpern eine Kettenreaktion syncarcinogener Faktoren auslösten, die über nachweisbare Brückensymptome hinweg schließlich zum Krebs führten.

B. Daß Gewalteinwirkungen oder Berufskrebsnoxen nach Zeit, Intensität und Lokalisation den betreffenden Haut-, Lungen-, Knochen- oder sonstigen Krebs auszulösen in der Lage sind.

C. Daß nicht krebsspezifische Noxen der Arbeit einen latent praecancerösen Zustand im Sinne der Verschlimmerung zur Krebsumwandlung veranlassen.

D. Lange Latenzzeiten, angesichts derer ausreichende Wahrscheinlichkeit immer dann angenommen werden kann, wenn die Gründe stärker als die Gegengründe sind."

Auf der 4. Internationalen Tagung für Unfallheilkunde, die im Jahre 1925 in Amsterdam abgehalten wurde, hat F. SAUERBRUCH vor der dogmatischen Überspannung solcher Lehrsätze gewarnt, die in ihren Grundzügen ja auch damals schon existierten, und ihnen den gesunden Menschenverstand des Arztes und den Mut zum Urteil gegenübergestellt. Nicht zu bezweifeln ist, daß nach wie vor von Fall zu Fall abgewogen und entschieden werden muß und zumal im Versicherungsfalle ein individuelles, jedoch nicht subjektives Urteil unerläßlich ist. Dennoch kann auf Richtlinien und Lehrsätze nicht verzichtet werden, und gerade die von F. SAUERBRUCH zitierten einschlägigen Beispiele sind keine überzeugenden Beweise für eine Kausalität.

Uns erscheint die Forderung vorrangig, Analogien zur normalen Cancerogenese, sowohl der des Experiments als auch der Berufskrebse und vor allem der Spontankrebse, herzustellen. Je weiter ein fraglicher Zusammenhang von diesem Standardmodell abweicht, um so unwahrscheinlicher ist seine ursächliche Verknüpfung mit irgendeinem äußeren Ereignis.

Die Erörterung der Kausalität und des Zusammenhanges wird erleichtert, wenn man den Komplex in Einzelfragen auflöst. Deren erste und wichtigste lautet: Hat sich überhaupt ein Unfall ereignet? Ist hierauf keine eindeutige Antwort im Sinne der Definition des Unfallbegriffs zu finden, dann erübrigt sich jeder weitere Versuch einer Rekonstruktion. Über die Folgerungen, die sich daraus für die Begutachtung und für den Versicherten ergeben, wird noch zu sprechen sein. Zunächst aber ist es angebracht, die Komponenten des gesamten Komplexes zu definieren. Sie bestehen, auf die Kausalität von Krebs und Unfall bezogen, aus Faktoren, die in Tabelle XII aufgeführt sind.

Diese Punkte, oder wenigstens die meisten von ihnen, müssen mit dem zu beurteilenden Geschehen so zur Deckung kommen, daß eine lückenlose Kausalkette resultiert. Daß solches nur in Ausnahmefällen möglich sein kann, ist unbestritten. Es erfordert immer von neuem eine individuelle Prüfung, ehe die Anerkennung des Zusammenhanges von Unfall und Geschwulst möglich ist.

Tabelle XII. Faktoren der Beurteilung des ursächlichen Zusammenhanges

| Disposition | Unfall | Verletzung |
|---|---|---|
| Alter | Anlaß | Art |
| Geschlecht | Art | Ort |
| Konstitution | Ort | Symptome |
| Vorkrankheiten | Vorgang | |
| Mißbildungen | Folgen | Verlauf |
| **Cancerogenese** | **Zeit** | **Varia** |
| Praecancerose | Ereignis | |
| Determination | Lebensalter | Zufall |
| Realisation | Latenz | Verschlimmerung |
| Cancerogene | Intervall | Praeexistente Tumoren |
| | | Syntropien |
| Cocancerogene | Manifestation | Organdisposition |

## A. Die Disposition

Unverkennbar sind auch beim Krebs die dispositionellen Momente, auf die schon sehr früh G. v. BERGMANN hingewiesen hat. Sie äußern sich in einer vermehrten Gefährdung oder auch in einer erhöhten Resistenz bestimmter Individuen, Familien

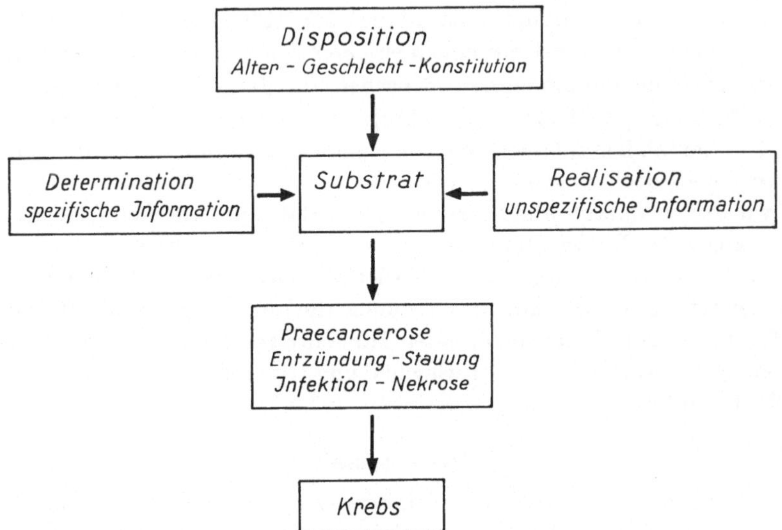


Abb. 50. Die Disposition nimmt im Rahmen der Cancerogenese eine bedeutende Stellung ein. Vor allen Dingen sind es Alter, Geschlecht und Konstitution, die auf die Realisation und Manifestation der Geschwulst entsprechenden Einfluß nehmen

und Arten. Sie ergeben sich aus der Zugehörigkeit zu einer Art, Rasse oder Familie und der individuellen Konstitution. Sie können ferner aus dem Milieu hervorgehen, durch alimentäre oder hygienische Gewohnheiten begünstigt werden. Überstandene oder fortdauernde Krankheiten können ebenfalls eine Disposition schaffen, und schließlich sind es so bedeutende Faktoren wie Alter und Geschlecht, die ausschlaggebend sind für die Gipfelpunkte und die Lokalisation bestimmter Geschwülste (Abb. 50).

Die Disposition versetzt also den Organismus in die Bereitschaft, adaequate Reize entsprechend zu beantworten oder sich ihnen gegenüber refraktär zu verhalten. Die Lebensgewohnheiten spielen dabei eine wichtige Rolle. Denken wir an den Gallenblasenkrebs, so sind es alimentäre Einflüsse, die die Lithogenese begünstigen, und die Steine, die zur Entstehung der Praecancerose im Sinne chronischer Entzündung und Stauung beitragen. Bei der Besprechung des Peniscarcinoms konnten wir auf analoge Vorgänge hinweisen.

In diesen Kreis gehört ferner die Konstitution, deren grundsätzliche Bedeutung für die Disposition E. Dormans betont. Bei den Berufskrebsen wird sie offensichtlich. Obwohl sie gleichen Bedingungen unterliegen und auch sonst vergleichsfähige Voraussetzungen mitbringen, erkrankt immer nur ein Teil der durch eine cancerogene Noxe Exponierten. Auch H. Gummel hat im Zusammenhang mit den therapeutischen Aspekten auf dieses Phänomen hingewiesen, das im Wechsel von Affinität und Resistenz zum Ausdruck kommt. Selbst unter den optimalen Bedingungen des Experiments lassen sich keine hundertprozentigen Ergebnisse erzwingen. Das Individuum wehrt sich erfolgreich gegen eine solche Nivellierung.

Andererseits ist eine Anzahl der gleichen Faktoren geeignet, auch zu Unfällen zu disponieren. Es ist nicht uninteressant, die hier auftretenden Verknüpfungen zu untersuchen. Solche Übereinstimmungen ergeben sich zum Beispiel aus dem Lebensalter, dessen einzelne Dezennien den Menschen allerdings nicht ohne eine deutliche Phasenverschiebung jeweils zu einer Häufung bestimmter Malignome oder auch typischer Unfälle tendieren lassen. Welche Rolle in diesem Zusammenhang der Zufall spielen kann, wird noch zu erörtern sein.

Wenn wir zuvor darauf hingewiesen haben, daß zur Anerkennung des Unfallzusammenhanges die Entwicklung einer Geschwulst sich nicht außerhalb der Norm bewegen dürfe, so ist andererseits zu berücksichtigen, daß auch in einem solchen Falle der Bewertung der Qualität des Traumas die ausschlaggebende Bedeutung zukommt. Daneben sind die disponierenden Momente insofern zu berücksichtigen, als sie beschleunigend oder hemmend in Erscheinung treten können. In hervorragendem Maße trifft das auf das Alter zu.

### 1. Das Lebensalter

Betrachten wir den Probanden unter diesem Gesichtspunkt, so ist zunächst daran zu denken, daß er eine bestimmte Aussicht, an einem Carcinom zu erkranken, von Haus aus mitbringt. Sie ist noch größer als die von K. H. Bauer aufgestellte Relation 1:6, denn diese bezieht sich auf die Aussicht, an einem Krebs zu sterben. Es liegt auf der Hand, daß solche Verhältniszahlen nur in ihren Verbindungen zum Alternsvorgang und als Reflexion der Biomorphose verstanden werden können. Auch M. Bürger, der wohl am meisten berufen ist, in Dingen der Biologie des Alterns ein Urteil abzugeben, weist auf den steilen Anstieg der Häufigkeit des Krebses im 4. bis 6. Lebensjahrzehnt hin. Zwar lassen die relativen Alterskurven erkennen, daß gegenüber der Mehrzahl der malignen Tumoren zum Beispiel die Mammacarcinome der Frau und das Bronchialcarcinom des Mannes den Gipfel ihrer Häufigkeit verhältnismäßig früh erreichen. Insgesamt gesehen kommt aber die absolute Relation von Alter und bösartiger Geschwulst unverkennbar zum Ausdruck. Die in Abb. 51 und Tabelle XIII gegebene Übersicht hat M. BARTEL an Hand des Krankengutes der Jenaer Chirurgischen Klinik zusammengestellt.

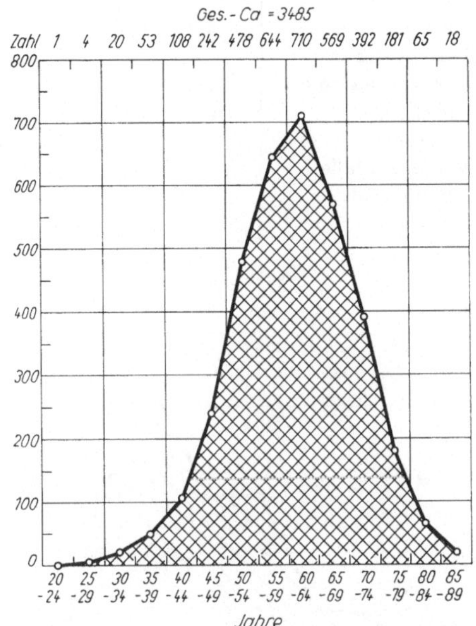

Abb. 51. Altersgipfel bei insgesamt 3485 Organ-Carcinomen. Die höchste Morbidität wird im 7. Dezennium bei Männern und Frauen erreicht

Die Beziehungen des Carcinoms zum Lebensalter des Kranken sind so eindeutig, daß es keiner großen Phantasie bedarf, ein Verhältnis gegenseitiger Abhängigkeit zu erkennen. Sie ergibt sich aus den zeitlichen Bedingungen der Cancerogenese, in deren Verlauf nicht das Lebensalter als solches für einen Krebs disponiert, sondern die mit den Jahren immer mehr anwachsende Zeit. Das führt uns zu dem zurück, was über die Praecancerosen gesagt wurde. Sie sind einerseits die Voraussetzung für die Cancerogenese, andererseits pflegen sie Jahre und Jahrzehnte zu bestehen, bis der Tumor manifest wird. Nur in diesem Sinne können die Beziehungen zwischen Lebensalter und maligner Neubildung interpretiert werden. Auf den Zusammenhang mit exogenen Noxen, speziell mit Unfällen, bezogen, sagt das nichts anderes, als daß kein Lebensabschnitt besonders bevorzugt ist und der traumatogenen Geschwulstgenese günstigere Bedingungen bieten kann als ein beliebiger anderer. Cancerogenese und

Tabelle XIII.
Frequenz und Geschlechtsverteilung der häufigsten Organcarcinome

| Organ | Zahl | Geschlechtsverteilung | | Durchschnittsalter in Jahren | | |
|---|---|---|---|---|---|---|
| | | ♂ | ♀ | ♂ + ♀ | ♂ | ♀ |
| Lunge | 1013 | 929 | 84 | 58,8 | 59,1 | 55,83 |
| Magen | 728 | 444 | 284 | 62,2 | 62,0 | 62,4 |
| Mamma | 526 | | 526 | 57 | | 57 |
| Rectum | 397 | 211 | 186 | 63,2 | 64,6 | 61,6 |
| Harnblase | 219 | 176 | 43 | 63,4 | 63,2 | 64,5 |

aktuelles Alter können deshalb nur in unmittelbarer Verbindung mit dem Faktor Zeit beurteilt werden. Als Grundlage der Erörterungen über die Kausalität dient uns die Feststellung, daß ein Unfall nur in seiner Übereinstimmung mit dem Modell der spontanen Cancerogenese diskutabel wird. Darunter ist zu verstehen, daß ein in

Tabelle XIV. Lebensjahrzehnte an 635 tödlichen Unfällen
(Gerichtsmedizinisches Institut Halle)

| | 1 | 2 | 3 | 4 | 5 | 6 | 7 | 8 | 9 | Summe |
|---|---|---|---|---|---|---|---|---|---|---|
| | Lebensjahrzehnt | | | | | | | | | |
| Anzahl | 52 | 63 | 65 | 95 | 96 | 124 | 95 | 36 | 10 | 635 |
| Prozent der Gesamtsumme | 8 | 9 | 10 | 14 | 15 | 18,5 | 14 | 10 | 1,5 | 100 |
| männlich | 42 | 54 | 42 | 73 | 66 | 84 | 64 | 22 | 5 | 452 |
| weiblich | 10 | 9 | 23 | 22 | 30 | 40 | 31 | 14 | 4 | 183 |
| Betriebsunfälle männlich | — | 12 | 13 | 22 | 23 | 30 | 2 | — | — | 102 |
| weiblich | — | 1 | 3 | 4 | 1 | — | — | — | — | 9 |

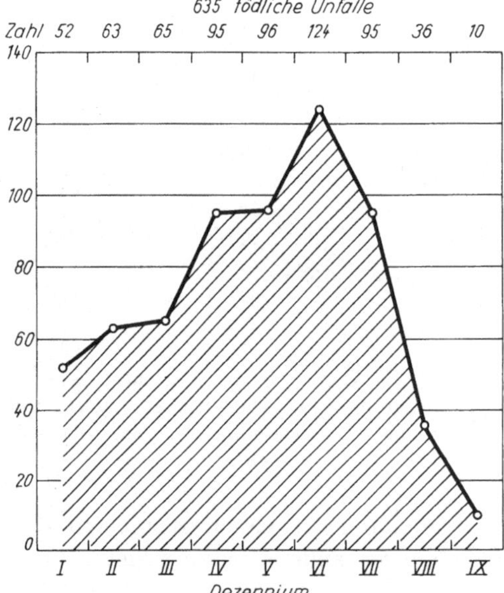


Abb. 52. Altersstaffelung bei 635 tödlichen Unfällen. Die meisten der Verstorbenen befanden sich im arbeitsfähigen Alter

der Jugend erlittenes Trauma, das bei Erfüllung aller sonstigen Bedingungen im Alter zu einem Krebs führt, mehr Wahrscheinlichkeit für sich hat als ein Ereignis mit kürzerer Entstehungszeit. So wird auch das unfallbedingte Carcinom zu einer Funktion des höheren Lebensalters, hinter dem selbstverständlich der Faktor Zeit steht.

Die meisten Unfälle ereignen sich in den frühen und den mittleren Dezennien. Wie aus der Tabelle XIV und Abb. 52 hervorgeht, sind hauptsächlich Menschen betroffen, die noch voll im Arbeitsprozeß stehen. Bei den Sport- und den Kriegsverletzungen wird das Kennzeichen größerer Jugendlichkeit noch offensichtlicher. Aber auch von Straßenunfällen sind die unteren Jahrgänge bevorzugt betroffen, eben weil sie mitten im Leben stehen und die größten Möglichkeiten zum Kontakt mit der Umwelt haben. In Beziehung gesetzt zur Zeit, die seit dem Unfall vergangen ist, wird man also die Zusammenhangsfrage bei einem älteren Menschen eher bejahen dürfen als bei einem jüngeren, weil ein größeres Intervall die Wahrscheinlichkeit erhöht.

## 2. Das Geschlecht

Auch das Geschlecht darf bei der Beurteilung kausaler Zusammenhänge nicht unberücksichtigt bleiben. Die Beziehungen, die einerseits zwischen Krebshäufigkeit und Krebslokalisation bei Mann und Frau bestehen und die sich andererseits auf die Unfallhäufigkeit erstrecken, weisen mancherlei Verknüpfungen auf. Welchen Einfluß der Faktor Geschlecht auf das Krebsgeschehen nimmt, braucht nur angedeutet zu werden, wenn man sich die Relationen beim Mammacarcinom beider Geschlechter vergegenwärtigt. Die in Abb. 53 wiedergegebenen Verhältnisse prozentualer Verteilung lassen erkennen, daß auch außerhalb direkter geschlechtsgebundener Kausalität zwischen Männern und Frauen Unterschiede in der Häufigkeit der Organbeteili-

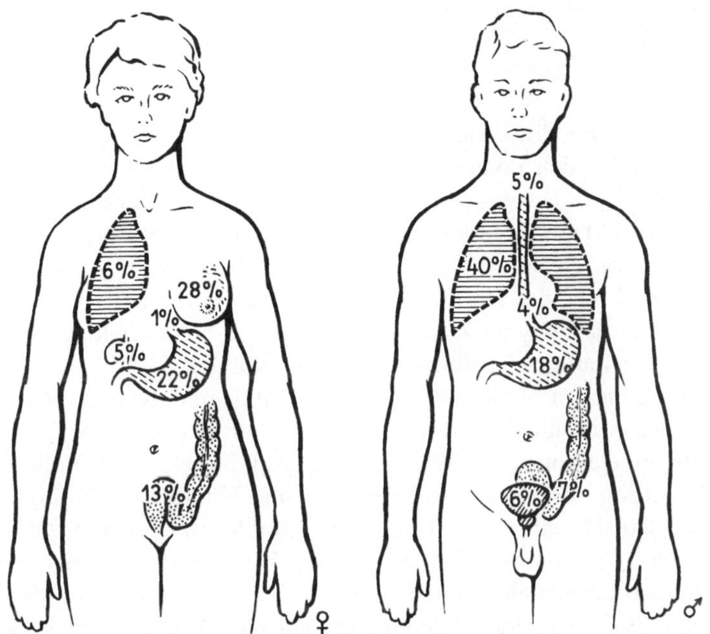


Abb. 53. Geschlechtsrelationen der häufigsten Organ-Carcinome (nach M. BARTEL)

gung gegeben sind. Auch bei den Unfällen sind solche geschlechtsgebundenen Relationen vorhanden, die sich nicht nur auf die Frequenz der Ereignisse beziehen, sondern auch auf deren Schwere. Die Tabelle XV mag das erläutern.

Tabelle XV. Unfallhäufigkeit, Unfallursache und Geschlechtsverteilung (Gerichtsmedizinisches Institut Halle)

**Art der Gewalt**

| | Kraftfahrzeuge | Eisenbahn | Sturz aus der Höhe | Einklemmung | Straßenbahn | Übrige Unfälle | Summe |
|---|---|---|---|---|---|---|---|
| Anzahl | 288 | 95 | 94 | 51 | 49 | 58 | 635 |
| Prozent der Gesamtsumme | 45 | 14,9 | 14,8 | 8 | 7,7 | 9,6 | 100 |
| männlich | 249 | 83 | 77 | 47 | 31 | 49 | 536 |
| weiblich | 39 | 12 | 17 | 4 | 18 | 9 | 99 |
| Betriebsunfälle | 11 | 17 | 16 | 47 | 5 | 15 | 111 |

In der Erörterung der Zusammenhangsfrage von Geschwülsten mit äußerer Gewalt bedeutet die Berücksichtigung des Geschlechts eine größere Wahrscheinlichkeit zugunsten der Männer. Trotz des vermehrten Einsatzes von Frauen in allen Sparten des Berufslebens sind Zahl und Schwere der Unfälle vorläufig noch auf das starke Geschlecht konzentriert. Durchschnittlich sind 5mal mehr Männer an Unfällen beteiligt als Frauen. Sofern aber die spezielle Organdisposition nicht unberücksichtigt bleibt, spielt das Geschlecht für die Kausalität nicht die übergeordnete Rolle. Wichtiger ist das Lebensalter zur Zeit des Unfalls und zur Zeit der Geschwulstmanifestation.

### 3. Die Vorkrankheiten

Im Kapitel über die Praecancerosen wurde bereits zum Ausdruck gebracht, daß beliebige Krankheiten den Boden für die maligne Entartung vorbereiten können. Vor allem trifft das auf die chronischen Infektionskrankheiten spezifischer und unspezifischer Art zu. Sowohl die Tuberkulose als auch die Osteomyelitis sind in hohem Maße geeignet, zur Praecancerose zu werden. Darüber hinaus ist an Störungen des intermediären Stoffwechsels, des Hormon- und des Vitaminhaushalts zu denken. Sie alle müssen bei der Beurteilung der Zusammenhangsfrage berücksichtigt werden, weil sie die Disposition zur malignen Entartung schaffen können.

Während die kausalen Verknüpfungen von Unfall und Krankheit immer problematisch sind, liegen im umgekehrten Fall die Verhältnisse weniger kompliziert. Daß eine akute oder eine chronische Krankheit zum Anlaß für einen Unfall wird, ist keine seltene Beobachtung. J. Mommensen spricht vom „Unfall als Symptom" und meint damit die unfallauslösende Bedeutung der Grundkrankheit. Die Zusammenhänge werden deutlicher, wenn man den Anteil von Krankheiten an der Frequenz von tödlichen Unfällen untersucht. Seiner Zeit sind wir dieser Frage an Hand einer größeren Zahl von Betriebs- und Verkehrsunfällen nachgegangen. Das Ergebnis war, daß von 635 tödlich Verunglückten 33% an schweren akuten oder chronischen Krankheiten litten. 15% davon ließen einen Einfluß der Erkrankung am tödlichen Ereignis sehr wahrscheinlich werden.

Die Rolle der Disposition muß also im Komplex Carcinom und Trauma, auf eventuelle Vorkrankheiten bezogen, einmal aus der Sicht praecancerogener Potenzen beobachtet werden, zum anderen als Anlaß für den Unfall selbst Berücksichtigung finden.

## B. Der Unfall

An den Anfang dieser Gruppe haben wir in der Tabelle XII den Begriff des Anlasses gesetzt. Wir wollen darunter die Situation verstehen, aus der sich ein kurzfristiger Vorgang äußerer Gewalteinwirkung, verbunden mit der Zwangslage des Willkürlichen, ergibt. Die Arten möglicher exogener Schädigung wurden schon erörtert, wobei festzustellen war, daß für den Kausalkonnex mit malignen Tumoren vor allem die penetrierenden Noxen von Interesse sind. Dieses Interesse erstreckt sich aber weiter auf die thermischen, aktinischen und elektrischen Schäden, deren Mehrzahl primär wahrnehmbare Folgen hinterläßt. Sie kann man den mechanischen penetrierenden Verletzungen als adaequat zugesellen. Auch die Traumen, hervorgerufen durch chemische Noxen, müssen, wenn sie den Forderungen des Unfallbegriffs genügen sollen, von vorn herein erkennbare Schäden verursachen. Tun sie das nicht, dann gehören sie zur Gruppe der chronisch wirkenden Berufsschäden, die andere Maßstäbe verlangen. Die im Unfallbegriff integrierten exogenen Noxen müssen also, um für den Zusammenhang mit der malignen Entartung Wertigkeit zu erlangen, von genügender Penetranz sein. Sie müssen – und auch das gehört zum Unfall – Folgen hinterlassen, die von vorn herein erkennbar sind und in einer Gewebszerstörung ihren Ausdruck finden. Oberflächliche Schürfungen und Exkoriationen genügen diesen Forderungen noch nicht. Wenn keine äußerlich sichtbare Verletzung des Gewebes im Sinne der tieferreichenden Penetration erfolgt ist, muß als Folge der Gewalteinwirkung auch an Verletzungen im Innern des Organismus gedacht werden. Der Nachweis eines subcutanen oder intramuskulären Hämatoms kann bei der Erörterung der Zusammenhangsfrage mit Sarkomen von Wichtigkeit sein, für die Carcinome hat er dagegen keine Bedeutung. Das erklärt sich daraus, daß für diese eine Verletzung des Epithels unerläßlich ist. Das Epithel braucht aber keineswegs nur der äußeren Haut anzugehören. Auch die Auskleidung der Hohlorgane gehört in diesen Kreis. Deshalb ist bei Organcarcinomen, die mit einem Unfall in Verbindung gebracht werden, die Forderung des Nachweises der penetrierenden Gewalt ebenso unerläßlich.

## C. Die Verletzung

Soll eine Verletzung, aus der sich eine Praecancerose entwickeln mag, in ursächlichen Zusammenhang mit späterer maligner Entartung gebracht werden, dann ist die Voraussetzung dafür der Nachweis, daß die betroffene Stelle zuvor unversehrt war. Ist das nicht möglich, können weitere Erörterungen sich nur mit der Frage befassen, wie weit ein Unfall auf bereits bestehende Veränderungen verschlimmernd gewirkt hat. Auch auf diese Weise kann die äußere Gewalt richtungweisend in den Ablauf der Cancerogenese eingreifen. Die Entscheidung bewegt sich dann meist in den Bahnen versicherungsrechtlicher Belange. Für die Frage des unmittelbaren kausalen Zusammenhanges ist sie aber nur im Sinne des Deelmann-Effektes von Bedeutung.

Unter den möglichen Verletzungsarten haben die penetrierenden Gewalten immer noch das größte Maß an Wahrscheinlichkeit für sich, eine Praecancerose zu erzeugen. Wie gesagt, zählen zu ihnen nicht nur die mechanischen, sondern überhaupt alle Schäden physikalischer Art. Auch die meisten chemischen Noxen können unter geeigneten Bedingungen der perforierenden Gewalt ebenbürtige Zerstörungen des Gewebes hervorrufen. Wichtig ist die Feststellung, daß sie am Orte ihres Eingreifens einen Zustand dauernder Irritation hinterlassen. Neben dem örtlich hervorgerufenen Effekt darf die Fernwirkung nicht unbeachtet bleiben, das heißt, daß die Folgen der Verletzung sich auch an einem anderen Ort manifestieren und für die Dauer etablieren können. Von Bedeutung ist ferner der weitere Verlauf und die Frage, ob die Heilung ungestört vonstatten geht oder ob sich Verzögerungen durch chronische Infektion, Fremdkörper, Mangeldurchblutung oder ähnliches bemerkbar machen. Hier bahnen sich wiederum Verbindungen zum zeitlichen Ablauf des Geschehens an, die solche Zustände als Brückensymptome oder Brückenpfeilersymptome erkennbar werden lassen. Verlangen wir zur Anerkennung eines traumatogenen Krebses, daß er, wie jeder maligne Tumor, aus einer Praecancerose hervorgehen muß, dann sind derartige die Fußpunkte des Geschehens verbindende Symptome unabdingbar. Nehmen wir als Beispiel die aus einem Unfall entstandene, auf dem Boden einer penetrierenden

Verletzung sich entwickelnde chronische Osteomyelitis. Als klassisches Brückensymptom muß in einem solchen Falle das kontinuierliche Bestehen von Fisteln bis zum Moment der Manifestation des Fistelcarcinoms gelten. Brückenpfeilersymptome werden dagegen durch das Bild der chronisch rezidivierenden Osteomyelitis repräsentiert. Dabei müssen mehr oder weniger langanhaltende Remissionen von Zeiten der Exacerbation und der Rezidive abgelöst werden. Auch ein solcher Verlauf wird keinesfalls den inneren Zusammenhang vermissen lassen. Im Falle einer Verbrennung, deren Folgen sich durch eine Narbe zu erkennen geben, sind chronisch fortbestehende Ulcera oder rezidivierende Ulcerationen das Korrelat der Brücken- und Brückenpfeilersymptome. Bei den durch stumpfe Gewalt entstandenen Schäden pflegen derartige Bindungen zu fehlen. Demgemäß ist der Zusammenhang zwischen Carcinom und Trauma in solchen Fällen stets fraglich.

## D. Die Cancerogenese

Ein physikalisches Trauma in den Vorgang der Krebsentstehung einschalten zu wollen, wird immer wieder auf die Schwierigkeit stoßen, daß nicht alle physikalischen Noxen echte cancerogene Qualität besitzen. Es wurde aber bereits erörtert, daß echte Cancerogene nur in den seltensten Fällen bei der Pathogenese der Carcinome des Menschen am Werke sind und dies im engeren Sinne nur auf die Berufskrebse und das Bronchialcarcinom des starken Rauchers zutrifft. Die ganze Skala krebserzeugender Faktoren hat dagegen im Experiment ihre eigentliche Bestimmung gefunden und uns wesentlichen Aufschluß über den Vorgang der Krebsentstehung vermittelt. Dem steht die große Zahl der Spontantumoren des Menschen gegenüber, deren ursächliche Bedingungen unbekannt sind. Wollen wir die Existenz kausaler Faktoren nicht negieren, was unter dem Eindruck der Berufskrebse und der experimentell gewonnenen Belege ohnehin nicht möglich ist, dann ist es erforderlich, den Begriff der Cancerogenität auszuweiten und die Qualitätsbestimmung weiter zu fassen, als das bisher üblich ist. Berücksichtigt man, daß auch die Berufskrebse unter der Dauerwirkung echter Cancerogene in unphysiologisch hoher Dosierung Jahre und meist mehr als ein Jahrzehnt bis zu ihrer Manifestation benötigen, wird man dem Dosis-Zeit-Verhältnis im Falle der Spontantumoren eine größere Bedeutung einräumen müssen. Dementsprechend sind Geschwülste, die aus echten Praecancerosen, aber ohne das offensichtliche Mitwirken echter Cancerogene entstehen, durch eine lange Entwicklungszeit gekennzeichnet. Die Zusammenhänge sind in solchen Fällen unbestreitbar, und wenn man schon für die Spontantumoren kein ursächliches Agens angeben kann, darf man das billigerweise auch von solchen Tumoren nicht verlangen, die traumatogener Art sind. Allerdings müssen sie sich in ihrem Verlauf eng an das Vorbild halten. Entscheidend ist deshalb, ob die schädigende Noxe geeignet war, eine Praecancerose zu erzeugen. Wenn sich diese Frage unter Beachtung der übrigen Kriterien bejahen läßt, darf man der Erörterung des ursächlichen Zusammenhanges näher treten.

Was unter traumatogenen Praecancerosen zu verstehen ist, haben wir besprochen. Zu ihrer Entstehung gehört eine nachhaltige Schädigung des Gewebes, die nur eintritt, wenn die Noxe eine penetrierende war, das heißt, sie muß die bedeckende Haut oder Schleimhaut zerstört haben. Meist ist das Ausmaß der Destruktion groß, doch können auch kleine Perforationen den Bedingungen genügen, wie das Beispiel der Osteomyelitis zeigt. Der Qualität nach kann die Noxe sowohl physikalischer als auch chemischer Art sein. Die thermisch verursachte Brandnarbe ist als Praecancerose nicht weniger bedeutsam, als dies die Verätzungsnarbe durch Säuren oder Basen ist. Es läuft also die Entscheidung für oder wider den kausalen Zusammenhang letztlich auf die Frage hinaus, ob die schädigende Noxe oder der verursachende Unfall in der Lage waren, eine Praecancerose zu erzeugen.

Unter dem Eindruck, daß es gut definierte Cancerogene gibt, deren Wirksamkeit sowohl am Menschen als insbesondere im Experiment erwiesen ist, wird eine Entscheidung, die sich mit der Feststellung einer Praecancerose begnügt, stets mit dem Odium mangelnder Gründlichkeit belastet sein. Das trifft zweifellos zu, ist aber ein tragbarer Kompromiß, solange für die Ätiologie der Vielzahl der Spontantumoren kein echtes kausales Korrelat gefunden ist. In diesem Sinne werden wir vorerst versuchen müssen, die Genese auch der unfallbedingten Tumoren in ein Gerüst theoretischer Vorstellungen einzubauen. Die Unterteilung der Cancerogenese in eine Phase der Determination und eine solche der Realisation kann dann so erfolgen, daß man dem Trauma determinierende Qualität beimißt, sofern es in der Lage ist, einen Zustand chronischer Gewebsirritation zu erzeugen. Die Phase der Realisation ist wiederum von der Dauer der Praecancerose abhängig. Sie umfaßt sinngemäß den ganzen Ablauf praecanceröser Alteration der geschädigten Region oder des Organs und reicht bis zum Moment der Realisation.

Bei einer solchen Interpretation der Entstehung spontaner oder unfallbedingter epithelialer Tumoren ist es nicht erforderlich, die Wirkung eines echten Cancerogens in den Vorgang einzubeziehen. Dennoch wird man bei der Prüfung der Zusammenhangsfrage daran denken müssen, daß im Zuge eines Unfalls auch einmal cancerogene Substanzen oder Qualitäten mit im Spiel sein können. Bei der Erörterung dieser Faktoren wurde bereits darauf hingewiesen, daß Cancerogene bei einem Unfall in den Körper gelangen können und daß auch Schädigungen aktinischer Art die Kennzeichen eines Unfalls tragen können. Es versteht sich, daß man derartige Momente um so eher in die Untersuchung der Kausalität einbeziehen wird, als sie Gelegenheit geben, auch den experimentell gewonnenen Vorstellungen zu genügen.

## E. Die Zeit

Es entbehrt nicht eines gewissen Reizes, feststellen zu können, daß auch ohne das Zutun bekannter oder unbekannter ursächlicher Faktoren die Zeit allein zu einem Cancerogen werden kann. Ohne große Schwierigkeiten läßt sich mathematisch nachweisen, in welchem Maße die Zeit geeignet ist, das Entstehen eines malignen Tumors zu fördern. Daß der rechnerisch zu ermittelnde Moment hoher Wahrscheinlichkeit des Eintretens der malignen Entartung außerhalb der normalen Lebenserwartung des Menschen liegt, kann an der Tatsache nichts ändern, daß der Faktor Zeit für die Cancerogenese von höchster Bedeutung ist. Daß er aufs engste mit dem Lebensalter des Individuums verbunden ist, wurde bereits hervorgehoben.

Zur Beurteilung der Zusammenhänge muß uns wiederum die Entstehung der Spontantumoren, also die normale Cancerogenese, richtungweisend sein. Ohne Frage ist das Carcinom eine Alterskrankheit, deren Gipfelpunkte jenseits des 5. Dezenniums liegen. Dafür sprechen sowohl die Erfahrungen der Klinik als auch die großen repräsentativen Statistiken. Selbst die unter den Bedingungen unphysiologisch hoher Dosen spezifischer Cancerogene entstehenden Berufskrebse manifestieren sich in der Regel nicht vor Ablauf eines Dezenniums.

Unter diesen Umständen gibt es kaum einen plausiblen Grund, der dafür spräche, daß ein Carcinom unfallbedingter Herkunft sich anders verhalten sollte. Wir müssen also bei der Beurteilung des Zusammenhanges darauf bestehen, ein angemessenes zeitliches Intervall gewahrt zu wissen. Dieses Intervall darf dazu kein sogenanntes freies sein. Es muß im Gegenteil ganz eindeutige Akzente der Gewebsirritation aufweisen. Die Praecancerose, deren Prädikate bereits eingehend geschildert wurden, kann auch in der Tiefe des Körpers ablaufen, ohne daß sie zunächst besonders augenfällige Symptome verursachen würde. Wir denken hier an Vorgänge, die sich in der unmittelbaren Umgebung von Stecksplittern oder anderen Fremdkörpern abspielen, bis sich aus ihnen nach geraumer Zeit ein Carcinom entwickelt.

Werden in den Begriff des Unfalls alle Faktoren einbezogen, die von Noxen physikalischer Art bis zu solchen chemischer Qualität reichen, dann darf man als untere Grenze des Intervalls zwischen Unfall und Manifestation eines durch sie bedingten Carcinoms 10 Jahre ansetzen. Zeiträume von 30 und 40 Jahren sind dabei keine Seltenheit. Dagegen müssen Fälle, die ein Intervall von weniger als 10 Jahren aufweisen, einer besonders strengen Kritik unterliegen. Als Regel kann man die Erfahrungstatsache nehmen, daß mit der Länge der Zeit die Wahrscheinlichkeit des ursächlichen Zusammenhanges von Unfall und Geschwulst größer wird. Das Intervall soll möglichst durch die Symptomatik der Praecancerosen gekennzeichnet sein. Zustände der Latenz müssen entweder echten Remissionen entsprechen oder aber durch die verborgene Lage der Verletzungsstelle in der Tiefe des Organismus begründet sein.

## F. Varia

### 1. Der Zufall

Obwohl die malignen Tumoren und die Menge größerer oder kleinerer Unfälle, die dem Menschen zustoßen, ganz unabhängig voneinander zustande kommen, spricht doch die Wahrscheinlichkeit dafür, daß beide Ereignisse an demselben Menschen zufällig und sogar in örtlicher Übereinstimmung, allerdings mit zeitlicher Differenz, eintreten können. Der hier waltende Zufall ist also ein Faktor, der sehr wohl in die Erwägungen eines eventuellen Zusammenhanges einbezogen werden muß.

Bekannter ist eine Mitteilung von D. Pometta geworden. Bei einem Todesfall durch Pfählungsverletzung mit einem Weinstock wurden 2 Carcinome, davon eins im Colon ascendens und eins im Colon transversum, sowie eine Mesenterialmetastase gefunden. Auch A. W. Fischer erwähnt diesen Fall. Er ist kennzeichnend für die ganze Situation, zumal hier Geschwulst und Trauma sich in örtlicher Übereinstimmung befinden. Es ist wohl nicht daran zu zweifeln, daß der kausale Zusammenhang beider Geschehnisse ernsthaft zur Diskussion gestanden hätte, wäre der Verunglückte nicht 3 Tage später, sondern erst ein halbes Jahr nach dem Unfall verstorben und seziert worden. Herrn Kollegen Hansen, Direktor des Institutes für Gerichtliche Medizin an der Friedrich Schiller Universität Jena, verdanke ist die Mitteilung über ein gleichartiges Ereignis. 14 Tage nach einem stumpfen Bauchtrauma erheblicher Art mit Dünndarmperforation kam ein 68jähriger Mann ad exitum. Die Obduktion ergab außer einer diffusen Peritonitis ein Magencarcinom. Wie im Falle POMETTAS hätten sich bei dem erwiesenermaßen schweren Unfall die Gemüter an der Zusammenhangsfrage erhitzt, wenn der Verletzte erst nach Monaten verstorben und zur Obduktion gekommen wäre. H. SCHULZ und W. KOCH sind an der Jenaer Klinik dieser Frage nachgegangen. Sie fanden unter 16844 Verletzten der Jahre 1936–1961 576 an den Unfallfolgen Verstorbene. Bei diesen ergab die Obduktion 10mal bis dahin unbekannte bösartige Geschwülste, die allerdings in ihrer Lokalisation nicht mit der Verletzungsstelle übereinstimmten. Weitere 7 Geschwülste wurden bei den Verletzten während des Klinikaufenthaltes ermittelt (Tabelle XVI).

Tabelle XVI. Geschwulststatistik über Zufallsbefunde

| Geschlecht | Alter | Klinische Diagnose | Zufallsbefund |
|---|---|---|---|
| männlich | 50 | Commotio | Glioblastom |
| männlich | 55 | Unterschenkelfraktur | Bronchialcarcinom |
| männlich | 68 | Unterschenkelfraktur | hypernephroides Carcinom |
| männlich | 72 | Schenkelhalsfraktur | Coloncarcinom |
| männlich | 73 | Bursitis | Rektumcarcinom |
| männlich | 74 | komplizierte Oberschenkelfraktur | Magencarcinom |
| männlich | 75 | Schenkelhalsfraktur | Sigmacarcinom |
| männlich | 76 | Schenkelhalsfraktur | Sigmacarcinom |
| männlich | 80 | Schenkelhalsfraktur | Magencarcinom |
| weiblich | 72 | Schenkelhalsfraktur | Coloncarcinom |
| weiblich | 72 | pertrochantere Oberschenkelfraktur | primäres Leberzellcarcinom |
| weiblich | 74 | Malleolarfraktur | Magencarcinom |
| weiblich | 75 | Verbrennung II.–III. | Gallenblasencarcinom |
| weiblich | 76 | Schenkelhalsfraktur | Mammacarcinom |
| weiblich | 86 | Schenkelhalsfraktur | a) Coloncarcinom<br>b) Mammacarcinom |
| weiblich | 88 | pertrochantere Oberschenkelfraktur | Magencarcinom |
| weiblich | 90 | Schenkelhalsfraktur | Glioblastom |

Geschwülste als Zufallsbefunde bei Verletzten. Diese 17 Beobachtungen entsprechen 16844 Unfallpatienten der Jahre 1936–1961 (Jenaer Klinik).

Außer dem Zusammentreffen von Unfall und malignem Tumor bestätigt sich die Beobachtung, daß die Carcinome mit den Jahren an Zahl zunehmen. Der jüngste Patient war 50 Jahre, der älteste 90 Jahre alt.

Trotz der Häufigkeit der bösartigen Geschwülste – K. H. BAUER sagt, daß jeder Fünfte die Aussicht habe, an einem Carcinom zu sterben – und trotz der Häufigkeit von Unfällen ist ein Zusammentreffen beider aber dennoch ein seltenes Ereignis, dessen Frequenz im Promillebereich liegt. Die Erklärung dieses Phänomens ergibt sich aus den unterschiedlichen Altersgipfeln. Sie treten bei den malignen Tumoren viel später auf als bei den Unfällen, die in ihrer Masse vor dem 5. Dezennium liegen.

## 2. Unfall und praeexistente Praecancerose

H. T. DEELMANN hat bereits nachgewiesen, daß Traumen aus unterschiedlicher Ursache sowohl auf die Lokalisation als auch auf die Realisation maligner Neubildung Einfluß nehmen können. Auch mechanische Gewalteinwirkung gehört zu diesen Faktoren. Sie können das Schicksal einer Praeneoplasie mitbestimmen, jedoch darf man ihre Bedeutung nicht zu hoch bewerten. Als Beispiel dafür dürfen Frakturen im Bereich einer chronischen Osteomyelitis gelten.

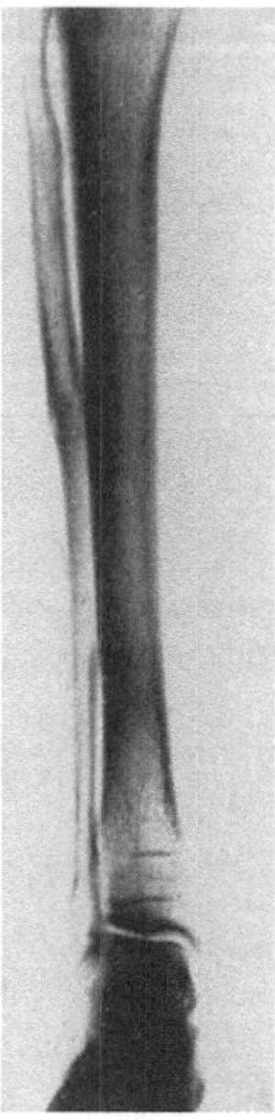

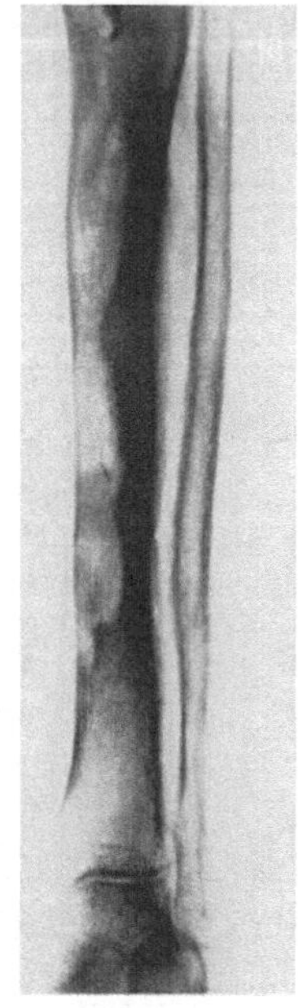

Abb. 54 Abb. 55

Abb. 54. Traumatische Wadenbeinfraktur rechts vor 30 Jahren

Abb. 55. Traumatische Unterschenkelfraktur links beim gleichen Patienten wie Abb. 54 vor 30 Jahren. Damals bestand bereits am gleichen Bein seit 20 Jahren eine fistelnde Osteomyelitis

Der jetzt 62 Jahre alte K. B. machte im Jahre 1915 als 13jähriger als Folge einer Sepsis und Pyämie eine Osteomyelitis an beiden Unterschenkeln durch. Nach ausgiebigen Incisionen heilte sie auf der rechten Seite alsbald aus. An den Knochen des linken Unterschenkels dagegen, vor allem an der Tibia, entwickelte sich eine chronisch fistelnde und sequestrierende Osteomyelitis. 20 Jahre später erlitt er durch einen Sturz einen Wadenbeinbruch rechts und einen Unterschenkelbruch auf der linken Seite (Abb. 54 und 55). Diese Frakturen waren nach einem halben Jahr ausgeheilt, die Fisteleiterungen der linken Tibia hielten jedoch an. Weitere 30 Jahre später bildete sich im Bereich der osteomyelitischen Fistel innerhalb weniger Monate ein Granulationspilz. Eine hinzutretende Sepsis brachte den Kranken an den Rand der Existenz, und er stimmte jetzt der Amputation zu, nachdem er sich jahrelang jeder operativen Sanierung der Osteomyelitis widersetzt hatte (Tafel II, Abb. a bis f). Die zuvor durchgeführte Probeentnahme von Gewebe bis auf den Knochen zeigte eine noch benigne entzündliche fibroplastische Neubildung, die allerdings schon starke Wachstumstendenz und Mitosen erkennen ließ (Tafel II, Abb. d bis f). Es ist kaum daran zu zweifeln, daß die überschießenden Granulationen auf die Dauer in malignes Wachstum übergegangen wären, falls der Kranke das noch erlebt hätte. Die Rolle der chronisch fistelnden Osteomyelitis ist in diesem Zusammenhang eine eindeutige, während die traumatische Fraktur offenbar das Geschehen nicht maßgeblich beeinflussen konnte. Auch aus diesem Beispiel wird ersichtlich, daß der einmalige mechanische Insult einen geringen Einfluß auf die Cancerogenese ausübt, dagegen die dauernde Irritation durch Entzündung, Infektion und Sekretverhaltung den Ablauf wesentlich bestimmt. Es zeigt sich weiter, welche Zeiträume erforderlich sind, um ohne das Mitwirken eines spezifischen Cancerogens die Krebsentstehung allein durch unspezifische Reize in Gang zu setzen.

### 3. Spontanfrakturen und Unfall

Vom Laien wird die Spontanfraktur meist mit einem Unfallereignis identifiziert und gewollt oder ungewollt mit dramatischen Akzenten versehen. Sofern der Betroffene im arbeitsfähigen Alter ist, hat dies meist versicherungsrechtliche Auseinandersetzungen zur Folge. Dem Arzt stellt sich der Komplex natürlich anders dar und für ihn ist neben der Klärung der angeblichen Unfallsituation wichtig zu wissen, auf welchem Substrat die Fraktur entstanden ist. Neben Geschwülsten kommen vor allem Veränderungen in Frage, die in Tabelle XVII aufgeführt sind.

Tabelle XVII. Osteopathien als Ursachen pathologischer Frakturen

| | |
|---|---|
| A. Geschwülste (benige, semimaligne, maligne) | D. Dyshormonale Osteopathien |
| 1. osteogen | E. Avitaminotische Osteopathien |
| 2. nicht osteogen | F. Aseptische Nekrosen |
| 3. peripher | G. Über- und Unterbeanspruchung |
| 4. metastatisch | H. Chemisch bedingte Osteopathien |
| B. Entzündungen | J. Physikalisch bedingte Osteopathien |
| C. Erbkonstitutionelle Systemerkrankungen | K. Durchblutungsstörungen |

Eine besondere Rolle spielen die benignen und malignen Knochengeschwülste. Sie sind zwar im klinischen Krankengut verhältnismäßig selten, sind aber wichtig, weil sie anläßlich von Spontanfrakturen fast regelmäßig mit Unfällen in Zusammenhang gebracht werden. Einschließlich der Osteoradionekrosen wurden an der Jenaer Klinik in den Jahren 1954—1963 360 tumorbedingte Osteopathien beobachtet. Mit den Osteoradionekrosen zusammen hatte sie 49mal zu pathologischen Frakturen geführt (Tabelle XVIII).

Tabelle XVIII. Primäre und sekundäre Knochengeschwülste 1954–1963 (Klinik Jena)

| Art | Zahl | männlich | weiblich | Durchschnittsalter — Jahre |
|---|---|---|---|---|
| Benigne Tumoren | 177 | 81 | 96 | 20—24 |
| Maligne Tumoren | 41 | 20 | 21 | 31—39 |
| Metastasen | 93 | 18 | 75 | 45—54 |
| Pathologische Frakturen | 37 | 7 | 30 | 52—61 |
| Osteoradionekrosen | 12 | — | 12 | —67 |
| Gesamt: | 360 | 126 | 234 | — |

Bemerkenswert ist die Verteilung auf die Altersgruppen, die von den benignen Tumoren der Kinder und Jugendlichen über die malignen Primärgeschwülste des Erwachsenenalters bis zu den Metastasen des Skeletts und den Osteoradionekrosen kontinuierlich ansteigen. Unter den benignen osteogenen Neubildungen herrschen Fibrome, Chondrome, Osteochondrome und Osteome vor. Von den semimalignen Tumoren sind vor allem die Riesenzellgeschwülste wichtig, und bei den Malignomen ist fast ausschließlich das Sarkom von Bedeutung (Abb. 56 und 57). Die Knochenmetastasen haben als hauptsächliche Primärtumoren das Mammacarcinom, das hypernephroide Carcinom und das Prostatacarcinom.

Die pathologischen Frakturen imponieren durch die Plötzlichkeit, mit der sie auftreten, zumal bei den meisten Prodromalzeichen vermißt werden. Mit Ausnahme unklarer rheumaartiger Beschwerden ist die Anamnese überwiegend unauffällig. Bei eingehender Befragung des Kranken stellt sich dann allerdings mitunter heraus, daß schon geraume Zeit eine Schwellung der betroffenen Region bestand. Da ein adae-

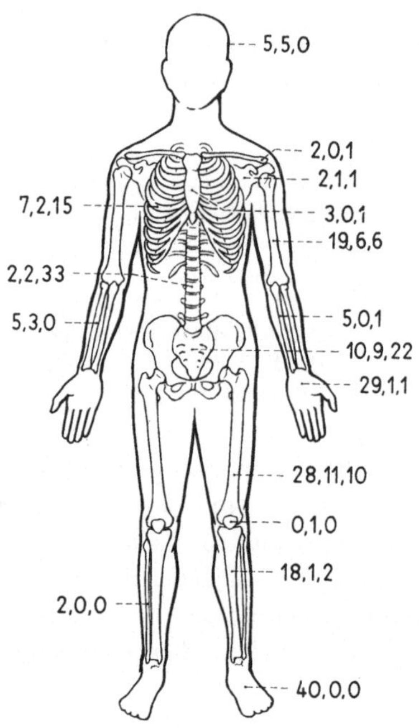


Abb. 56. Primäre und sekundäre Knochengeschwülste. Die Ziffern bedeuten in der Reihenfolge benigner Tumor, maligner Tumor, Metastasen

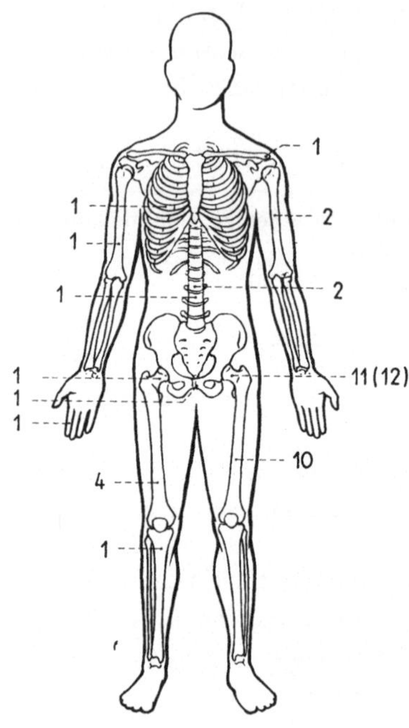


Abb. 57. Spontanfrakturen. Auf der linken Seite der Abbildung sind die benignen, auf der rechten die malignen Ursachen der Fraktur angegeben. Die Osteoradionekrosen sind in Klammern gesetzt

quater Unfall ausnahmsweise einmal in den Komplex eingeschaltet ist, kann er bei der Begutachtung als akzelerierendes Moment in Erscheinung treten. Aus diesem Grunde ist es wichtig, zur Beurteilung die Röntgenbilder heranzuziehen, die anläßlich des Unfalls angefertigt wurden. Sie sind, wenn lege artis ausgeführt, in der Regel geeignet, Aufschluß über die Natur des Leidens und die realen Unfallzusammenhänge zu geben. Verstöße gegen diese Regel wirken sich zuungunsten des Verletzten oder Kranken aus, wie folgende Beobachtung zeigt: Der 66 Jahre alte Landwirt K. H. hatte am 10. 10. 1961 einen Unfall. Durch einen Hufschlag zog er sich eine Fraktur des rechten Oberarmes in Schultergelenknähe zu. Er wurde vom Hausarzt behandelt und war nach 6 Monaten wieder arbeitsfähig. Am 22. 6. 1963 glitt er auf der Straße aus und fiel auf die rechte Schulter. Diesmal wurde eine pathologische Fraktur diagnostiziert (Abb. 58 und 59), die erhebliche Destruktion des Oberarmkopfes und der proximalen Schaftanteile zeigte. Die histologische Untersuchung sprach für die Metastase eines hypernephroiden Carcinoms. Die folgende Nephrographie ergab ein rechtsseitiges hypernephroides Carcinom als Primärtumor, der später durch Operation und histologische Untersuchung bestätigt wurde. Die anläßlich der Begutachtung beigezogenen Röntgenaufnahmen aus dem Jahre 1961 ließen trotz minderer Qualität eine Auflockerung der Knochenstruktur erkennen, die nur im Sinne eines malignen Geschehens gedeutet werden konnte (Abb. 60). Das Besondere an diesem

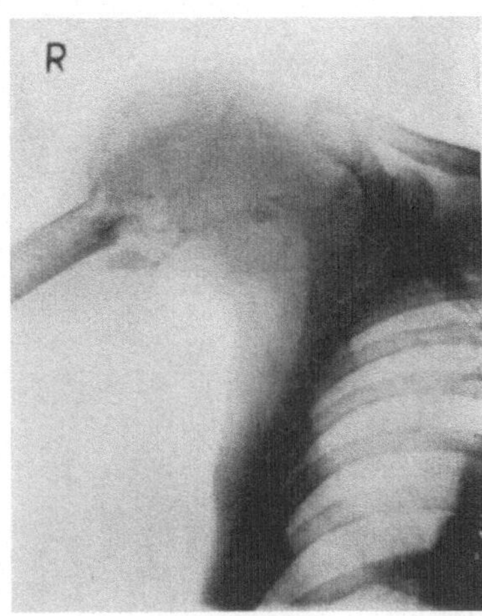


Abb. 58. Pathologische Fraktur des rechten Oberarms mit völliger Auflösung des Oberarmkopfes und der Pfanne des Schulterblatts. Es handelt sich um die Metastase eines hypernephroiden Carcinoms bei einem 66 Jahre alten Mann

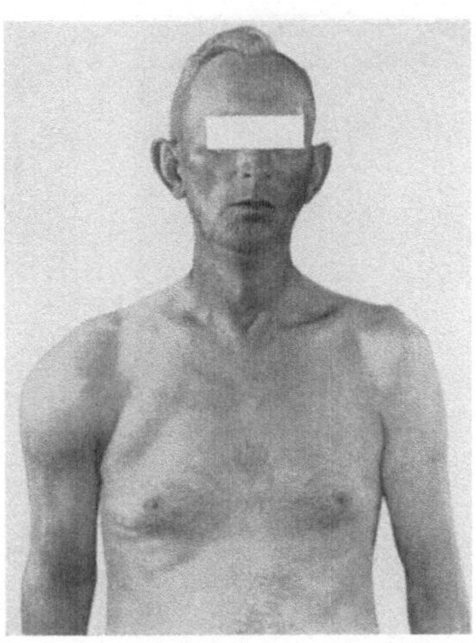

Abb. 59. Der gleiche Patient wie in Abb. 58 beschrieben. Der Tumor hat zu einer erheblichen Schwellung im Bereiche des rechten Schultergürtels geführt

Fall ist die Tatsache, daß der Verletzte 6 Monate nach dem Unfall, der eindeutig bestätigt wurde, wieder arbeitsfähig war. Allerdings stützte sich die Gesundschreibung nur auf den klinischen Befund. Nach dem Ereignis im Jahre 1963 konnte auch histologisch die Metastase des hypernephroiden Carcinoms als Ursache für beide Frakturen gesichert werden. Allerdings ändert das nichts an der Realität des Unfalls im Jahre 1961. Ein Hufschlag hätte auch einen völlig gesunden Knochen frakturieren können. Er hat offenbar aber nicht das Geschwulstwachstum im beschleunigenden Sinne beeinflussen können. Dafür spricht die Tatsache, daß 6 Monate danach zumindest die Funktion des rechten Armes ausreichte, den nicht leichten Beruf wieder aufzunehmen. Das Schicksal des Kranken hätte einen anderen Verlauf genommen, wenn nicht unter dem Eindruck des Unfalls übersehen worden wäre, daß an der Frakturstelle ein maligner Tumor bestand.

Einen regelrechten Unfall hatte auch die 48 Jahre alte Frau K. Ch. erlitten, als sie mit dem Fahrrad in eine Straßenbahnschiene geriet und zu Fall kam. Sie zog sich einen Oberarmbruch zu, der zunächst mit Thoraxarmgips behandelt wurde (Abb. 61). Die Röntgenkontrolle nach 6 Wochen zeigte eine spindelförmige Neubildung im Frakturbereich, die man als Kallus deutete. Eine 4 Wochen später durchgeführte Probeexcision wegen zunehmender Anschwellung des Armes ergab die Metastase eines Mammacarcinoms (Abb. 62). Die erneute Analyse des Unfallbildes (Abb. 61) ließ nun keinen Zweifel mehr daran, daß die Metastase schon zur Zeit des Sturzes im Oberarmschaft bestanden hatte.

Demnach ist der Zufall bei der Beurteilung des ursächlichen Zusammenhanges niemals eine belanglose Größe. Er hat schon deshalb Bedeutung, weil die zeitlichen

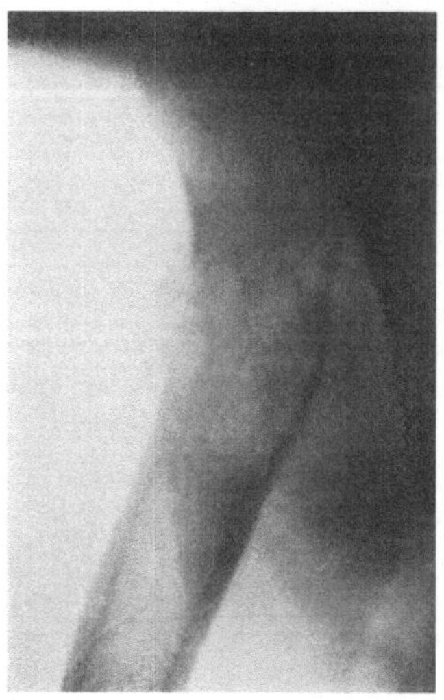

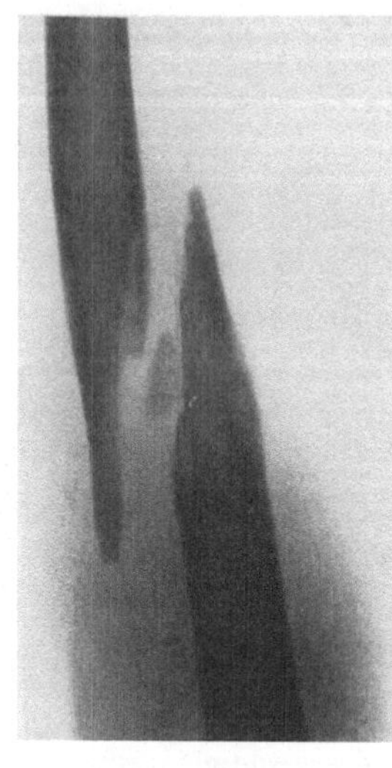

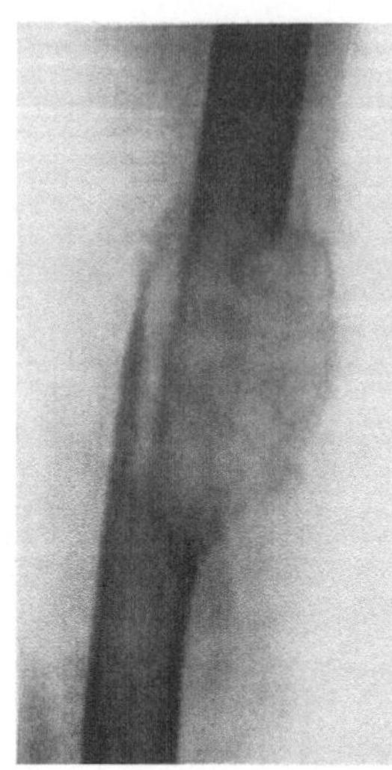

Abb. 60 Abb. 61 Abb. 62

Abb. 60. Röntgenaufnahme des gleichen Patienten wie Abb. 58 und 59 2 Jahre zuvor. Damals hat der Patient eine Fraktur des rechten Oberarmes durch Hufschlag erlitten. Man sieht jedoch auf der Aufnahme bereits hier die tumorbedingte Osteolyse. Dennoch wurde der Verletzte nach einem halben Jahr wieder arbeitsfähig

Abb. 61. Oberarmfraktur rechts. 48jährige Frau. Metastase eines Mammacarcinoms

Abb. 62. Oberarmfraktur rechts. Gleiche Patientin wie Abb. 61, Röntgenkontrolle 6 Wochen nach dem Unfall

Intervalle in einem solchen Falle zwar viel zu kurz sind, um eine kausale Verknüpfung wahrscheinlich werden zu lassen, der Komplex aber auch daraufhin zu untersuchen ist, ob der Unfall geeignet war, das Verhalten einer bereits bestehenden Geschwulst zu beeinflussen.

### 4. Unfall und praeexistente Organgeschwulst

Wichtiger für das Zusammentreffen von Unfall und bösartiger Geschwulst ist die Frage, wie weit eine Verschlimmerung durch physikalische oder chemische Alteration eingetreten sein kann. Mit Kausalität hat dies nichts mehr zu tun. Dagegen stehen aber Fragen zur Debatte, die versicherungsrechtlich sehr belangvoll sein können. Wir werden darauf bei der Besprechung der Begutachtung zurückkommen müssen. An dieser Stelle bleibt zu erörtern, wie weit die Zusammenhangsfrage davon berührt wird. Den Ausschlag gibt wiederum eine Analyse der zeitlichen Relationen. Wenn die physikalische oder chemische Beeinflussung eines bereits existierenden malignen

Tumors überhaupt stattgefunden hat, pflegt das Geschwulstwachstum in so explosiver Weise zu reagieren, daß derart kurze zeitliche Intervalle entstehen, die einen Ablauf nach den Regeln spontaner Cancerogenese ausschließen. Das Beispiel der Abb. 63 mag dies erläutern. Hier wurde ein in Entartung begriffener Pigmentnaevus in Chloraethylvereisung exzidiert. Die Folge war eine diffuse Metastasierung innerhalb weniger Wochen. Ein ursächlicher Zusammenhang zwischen mechanischer Alteration und malignem Tumor kann nur als maßgebliche Beeinflussung im Sinne der Verschlimmerung eines Geschwulstleidens gedeutet werden. Diese Auffassung deckt sich auch mit experimentellen Befunden, die wir zusammen mit J. Schreitter erheben konnten. Sie sagen unter anderem über die Hitzewirkung aus, daß nur eine Beeinflussung bereits existenter maligner Tumoren durch eine physikalische Noxe im Sinne der Proliferationssteigerung möglich ist. Stadien, die vor diesem Zeitpunkt lagen, erwiesen sich gegenüber exogener Irritation refraktär.

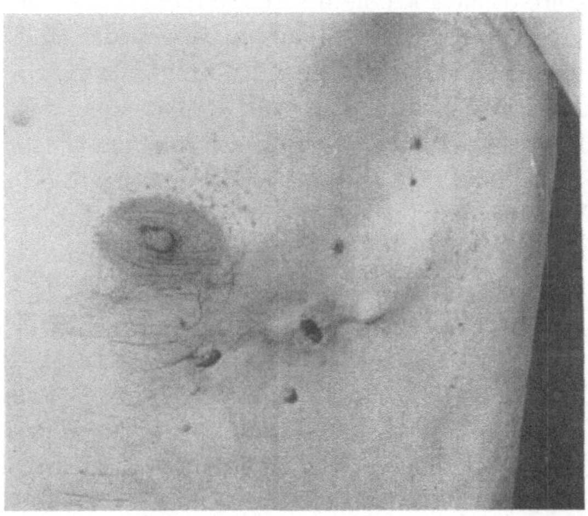

Abb. 63. Melanoblastom der linken Brustseite. Der Primärtumor in der Mitte wurde in Vereisung exzidiert. 4 Wochen später wurde eine Dissemination des Tumors in der Umgebung manifest (Beschleunigung des Geschwulstwachstums durch mechanischen Reiz. Mann, 46 Jahre alt)

In einem gewissen Gegensatz dazu stehen neuere Untersuchungen von H. Baron, der nach wiederholter Traumatisierung eine Resistenz des Versuchstieres gegen Impftumoren fand. Diese Abwehrleistung des Organismus darf aber kaum als eine echte Immunitätsreaktion im Sinne der Abderhaldenschen Lehre von den Abwehrfermenten aufgefaßt werden. Die durch zusätzliche Verletzungen entstehende Entzündung kann die katabole Reaktionslage zwar vorübergehend beeinflussen, am letalen Ausgang ändert sie nichts, im Gegenteil, sie trägt nach eigenen experimentellen Untersuchungen und auch nach den Erfahrungen der Klinik letztlich zu seiner Beschleunigung bei.

## 5. Spezielle Organdisposition

Ohne Berücksichtigung der speziellen Disposition kann die Beurteilung der Zusammenhangsfrage nicht vollständig sein. Vom Thema aus betrachtet, ist es in erster Linie die Haut, die als Organ von exogenen Noxen betroffen ist. Sie bringt von sich aus eine Fülle disponierender Zustände in das Geschehen. Vor allem sind es solche Partien, die einer häufig berufsbedingten Exposition schädlicher Einflüsse unterliegen. Gedacht sei hier an die Seemannshaut und die Landmannshaut, die nicht selten den Boden für die maligne Entartung abgeben. Hyperkeratosen und Ekzeme bilden die Vorstufen von solchen Krebsen, die mit Vorliebe an der Haut des Gesichtes, des Halses und der Hände entstehen. (Vergleiche auch Abb. 45).

Weitere disponierende Momente ergeben sich aus spezifischen und unspezifischen Infektionen der Haut, und namentlich ist es die Tuberkulose, die bei Befall dieses Organs gelegentlich den Boden für die maligne Entartung vorbereitet. Schließlich sind solche Partien der Haut vermehrt gefährdet, die eine gestörte Durchblutung erkennen lassen. Solches trifft besonders für das untere Unterschenkeldrittel zu. Chronische Ekzeme und Ulcerationen sind der Ausdruck unzureichender Sauerstoffversorgung. Diese Momente insgesamt sind geeignet, zu einer Praecancerose zu werden, und zur malignen Entartung bedarf es im Prinzip keiner zusätzlichen Noxen. Man wird also im Falle der Praeexistenz solcher Veränderungen auch bei einwandfreier zusätzlicher Traumatisierung immer prüfen müssen, ob nicht auch ohne die Verletzung eine maligne Entartung hätte erfolgen können. Welchen Wert man dem Trauma dann beimessen will, ist eine Frage, die nur von Fall zu Fall entschieden werden kann. Beide Komplexe stehen mindestens gleichberechtigt nebeneinander, wenn auch nicht zu übersehen ist, daß sie sich summieren können. Den Vorrang größerer Wahrscheinlichkeit besitzen aber in einem solchen Falle Zustände bereits bestehender Praecancerosen. Namentlich bei den stumpfen, nicht penetrierenden Traumen wird man zu einer solchen Auffassung gelangen müssen.

Sofern es sich um Verletzungen der Haut handelt, ist es noch verhältnismäßig leicht, aus dem aktuellen Zustand und aus der Vorgeschichte eine eventuell vorhandene Praedisposition abzuleiten. Wesentlich schwieriger ist das bei anderen Organen. Als Beispiel sei die weibliche Brustdrüse genannt. Carcinome dieser Lokalisation gehören zu den häufigsten aller malignen Tumoren des Menschen. Sie entwickeln sich, wie auch die anderen Spontangeschwülste, nicht aus einem zuvor unveränderten Substrat. Stets geht der malignen Entartung ein langdauerndes Stadium chronischer Entzündung voraus. Bezüglich des Gipfels der Morbidität zeigen sie ein ganz charakteristisches Verhalten, indem sie Frauen mittlerer Dezennien bevorzugen. Gar nicht so selten bekommt aber der aufnehmende Arzt beim Erheben der Anamnese zu hören, daß die Geschwulstbildung Folge eines Stoßes oder eines ähnlichen Ereignisses sei. Auffallen muß dabei, daß die Verletzung meist 2—3 Monate zurück datiert wird. Nun darf es aber auch als gesicherte Tatsache gelten, daß die so häufigen Mammacarcinome in der Regel ohne das Dazutun äußerer Gewalt entstehen. Im Gegenteil scheint gerade das Fehlen mechanischer Alteration und natürlicher Funktion ein krebsdisponierendes Moment darzustellen, indem die unverheiratete und kinderlose Frau weitaus häufiger erkrankt. Auch ist es vorläufig noch so, daß die Männer auf Grund ihrer meist schwereren Arbeit wesentlich häufiger Gelegenheitstraumen jeder Art ausgesetzt sind. Dennoch ist das Verhältnis der Häufigkeit der Erkrankung des weiblichen Mammacarcinoms mit 100:1 zugunsten der Frau ein Beweis dafür, daß hier andere Momente als gerade Traumen im Spiel sind. Die Ursachen sind fast ausschließlich auf endokrinem Gebiet zu suchen, und zumal das stumpfe Trauma ist durchaus ungeeignet, sich wirksam in die Cancerogenese einzuschalten. Die Organdisposition zur malignen Entartung ist hier so überwiegend, daß sie gegen jedes Mitwirken äußerer Einflüsse spricht. Hinzu kommt der Faktor Zeit, der Jahre beansprucht, um cancerogene Schäden zur Auswirkung kommen zu lassen. A. Reissland hat seinerzeit am Krankengut der Leipziger Chirurgischen Klinik Anamnesen und Befunde von 686 brustkrebskranken Frauen analysiert. Sie fand bei 44 ihrer Probanden die Angabe eines vorangegangenen Traumas. Diese Angaben bezogen sich auf stumpfe Verletzungen, die sich innerhalb einer Frist von wenigen Tagen bis über 10 Jahre ereignet haben sollten (Tabelle XIX).

Tabelle XIX. 44 Traumen in der Anamnese von 686 Patientinnen mit Mammacarcinomen (nach A. REISSLAND)

| Intervall bis zur Aufnahme | Tgg. | 2 Mo. | 3 Mo. | 6 Mo. | 9 Mo. | 1 J. | 2 J. | 5 J. | 10 J. | über 10 J. |
|---|---|---|---|---|---|---|---|---|---|---|
| Zahl der Kranken | 2 | 4 | 6 | 6 | 3 | 4 | 6 | 3 | 9 | 1 |

Bei einer der Patientinnen erschien die Zusammenhangsfrage diskutabel. Die 45jährige Frau hatte sich an der rechten Brust gestoßen. Es entstand ein großer und auch ärztlich behandelter Bluterguß, an dessen Stelle später eine kleine Verhärtung für die Dauer zurückblieb. Nach 6 Jahren bemerkte die Patientin, daß die Verhärtung größer und druckschmerzhaft wurde. Die histologische Untersuchung ergab ein Carcinoma solidum. Sicherlich ist ein solcher Grenzfall interessant genug, um ihn im Rahmen der Zusammenhangsfrage eingehend zu diskutieren. Gewisse Brückensymptome nach einem erwiesenen stumpfen Trauma sind unverkennbar vorhanden. Es fehlt aber das unserer Meinung nach wichtige Kriterium der fortdauernden Entzündung. Ohne deren Nachweis ist es nicht möglich, das Trauma mit der späteren malignen Entartung in einen mehr als akzidentellen Zusammenhang zu bringen. Überwiegend ist dagegen die Organdisposition. Das dürfte auch auf die von F. THIELE und G. SPANGENBERG mitgeteilte Beobachtung zutreffen. Ein 20jähriger Soldat erlitt beim Sport eine heftige Hodenprellung, die umgehend ärztliche Hilfe erforderlich machte. Der zugezogene Truppenarzt stellte ein erhebliches Hämatom fest. Eine 6 Wochen nach dem Unfall vorgenommene Probeexcision aus dem linken Hoden ergab histologisch chronische Entzündung, Vernarbung und Atrophie der Hodenkanälchen. Nach weiteren 6 Monaten mußte der Hoden wegen fortdauernder Schwellung exstirpiert werden. Nunmehr ergab die histologische Untersuchung ein Seminom. Die Autoren kommen zu dem Schluß, daß es sich um die Mobilisierung einer embryonalen Keimanlage oder um eine traumatogene Keimausschaltung gehandelt habe. Unbezweifelbar hat der Unfall hier beschleunigend auf den Ablauf der Cancerogenese oder bei praeexistenter Geschwulst auf das Wachstum eingewirkt. Von einer Ursächlichkeit kann man dennoch nicht sprechen. Andererseits war der Unfall versicherungsrechtlich als wesentliches Moment der Kausalkette anzuerkennen. Zu dieser Kategorie gehört unserer Meinung nach auch die auf Seite 36 zitierte Beobachtung von J. RUMENOV.

Daß perforierende Traumen auch an inneren Organen den Anstoß zur Cancerogenese geben können, steht außer Zweifel. Dagegen sind die stumpfen Traumen ungeeignet, dieses Geschehen in Gang zu setzen, weil ihnen das wichtigste Kriterium, die Heilungskomplikation und die für die Dauer gestörte Regeneration des Gewebes, fehlt. Dem steht die überwiegende Neigung zu spontaner maligner Entartung gegenüber. Nehmen wir das Beispiel des Magencarcinoms, so ist gerade bei diesem

Organ der Gang der Cancerogenese ein wesentlich anderer. Kaum jemals wird ein stumpfes Trauma geeignet sein, die Magenwand so erheblich zu schädigen, daß dies akute Erscheinungen auslösen und die operative Intervention veranlassen würde. Unter diesen Umständen ist es nicht denkbar, daß eine stumpfe Verletzung zum Anlaß für eine Praecancerose im oben definierten Sinne wird. Darüber hinaus sind alle Angaben von Patienten und auch die einschlägigen Veröffentlichungen dadurch gekennzeichnet, daß ein Intervall von wenigen Wochen bis Monaten zwischen Verletzung und Manifestation der Geschwulst liegt. Immer wieder muß aber darauf hingewiesen werden, wie unwahrscheinlich gerade dadurch solche Konstruktionen werden. Eindeutig liegt das Schwergewicht der Wahrscheinlichkeit auf der Seite des langen Intervalls. Auch bei den anderen Organen ist es so, daß ihre Krebse nicht durch stumpfe Gewalt induziert werden können. Wenn man die malignen Organgeschwülste überhaupt ernsthaft mit einer nichtpenetrierenden Verletzung in ursächlichen Zusammenhang bringen kann, sind sie mesenchymalen Ursprungs. Die wenigen tatsächlich repräsentativen traumatogenen Carcinome innerer Organe sind dagegen auf penetrierende Verletzungen zurückzuführen. Zu dieser Kategorie gehören vor allem die Stecksplitterverletzungen der Lungen. Bei ihnen wird nicht nur anläßlich der Verwundung die Kommunikation mit der Außenwelt hergestellt, sie bleibt häufig auch über die Verzweigungen des Bronchialbaumes für die Dauer bestehen.

Zwar ist die Organdisposition eine unterschiedlich große und überwiegend erworben exogene, doch sind ihre ursächlichen Faktoren nur ausnahmsweise traumatischer Art. Sie werden durch Lebensgewohnheiten, Rauchen, Alkoholabusus, zu heiße und zu stark gewürzte Speisen sowie durch die lokalen Verhältnisse repräsentiert und manifestieren sich dadurch, daß sich etwa an physiologischen Engen Entzündungen, Infektionen und Stauungen mit ihren Folgen installieren. Dazu bedarf es im Regelfall nicht der von außen kommenden Gewalt.

## 6. Syntropien

Will man H. GROSSE folgen, der den Krebs für eine endogene Störung ansieht, deren Lokalisation durch exogene Faktoren beeinflußt werden kann, dann ist die von außen auf den Organismus wirkende Gewalt ebenfalls in einen ursächlichen Zusammenhang mit der malignen Entartung zu bringen. Voraussetzung dafür ist die Erfüllung der oben erwähnten Bedingungen. Ob sich damit die Zahl der statistisch zu erwartenden und die der tatsächlich beobachteten Geschwülste maßgeblich verändert, ist bei der ohnehin geringen Entartungsbereitschaft traumatisch geschädigten Gewebes kaum anzunehmen. Wenn H. GROSSE den einzelnen Organkrebs eine neue Variation des gleichen Grundthemas nennt, so handelt es sich im Falle traumatogener Krebsbildung um eine exogen provozierte und verhältnismäßig leicht zu beobachtende Syntropie. Ihr Nachweis ist um so eher möglich, als sich die Mehrzahl derartiger Vorgänge an der Oberfläche der Haut oder der Schleimhaut abspielt. Demgemäß müssen Narben- oder Fistelkrebse die größte Aufmerksamkeit beanspruchen. Ihnen gegenüber, die ihre Entstehung letztlich einem penetrierenden Trauma verdanken, sind Organkrebse anderer Lokalisation weit weniger bedeutsam. Sie müssen es um so weniger sein, als alles dagegen spricht, daß eine positive Syntropie durch stumpfe Gewalt hervorgerufen werden kann. Um sie auszulösen, bedarf es nicht nur der momentanen Gewalt, sondern in ihrer Folge der fortbestehenden und nachhaltigen Schädigung des Gewebes. Diese wiederum ergibt sich aus der erwähnten Infektion, der Mazeration, der Stauung, aus Fremdkörpern und dem immer wieder unterbrochenen Regenerationsvorgang. Auch mechanische Faktoren können in dieses Geschehen eingeschaltet sein, und es sei an die chronische Irritation gelenknaher Narben erinnert.

Um den positiven Syntropismus weiter zu fördern, ist die Beteiligung zeitlicher, milieubedingter und konstitutioneller Faktoren unumgänglich. Auf die engen Zusammenhänge mit dem Lebensalter des Verletzten wurde bereits hingewiesen. Gerade bei den Carcinomen ist die lange Dauer der Latenz eine Tatsache, die sowohl für die Spontantumoren als auch auf diejenigen zutrifft, die auf irgendeine Weise gewaltsam provoziert werden. Die von H. Grosse für die Carcinome berechnete mittlere Latenzzeit wird mit 24 Jahren auch nach unseren Erfahrungen nicht zu hoch gegriffen sein.

Aus der Sicht der Zusammenhangsfrage muß man also die Syntropie traumatogener Tumoren als den Ausdruck der Summe aller exogenen und endogenen Faktoren ansehen, die ursächlich oder förderlich in die Cancerogenese eingreifen. Daß ein Unfall und die von ihm hervorgerufene Schädigung nicht das einzige bestimmende Moment sein kann, bedarf keiner Frage. Auf den Weg aber, den die Syntropie nimmt, kann er, wenn auch nur mit einem geringen Prozentsatz realisierbarer Möglichkeiten, Einfluß nehmen.

## Zusammenfassung

Die unter den Punkten A—F erörterten Faktoren, bezüglich ihrer Wertigkeit für die Beurteilung der Zusammenhangsfrage auf einen Nenner gebracht, lassen folgende Gesichtspunkte hervortreten:

1. Ein Zusammenhang zwischen Unfall und maligner epithelialer Geschwulst läßt sich begründen, wenn
   a) der Unfall nachweislich und innerhalb kurzer Zeit zu deutlichen Gewebszerstörungen geführt hat,
   b) der Unfall eine echte Praecancerose erzeugt hat,
   c) Verletzungsstelle und Praecancerose miteinander übereinstimmen,
   d) Praecancerose und maligner Tumor örtlich übereinstimmen,
   e) die zeitlichen Voraussetzungen erfüllt sind, das heißt, möglichst Jahrzehnte zwischen Unfall und Geschwulstmanifestation vergangen sind,
   f) der Verlauf sich möglichst eng an das Vorbild der spontanen Cancerogenese anlehnt.

   Bei der Beurteilung ist ferner daran zu denken, daß Lebensalter des Verletzten, Dauer des Bestehens der Praecancerose, zeitliche Intervalle zwischen Unfall und Geschwulstmanifestation sowie im Auftreten von Brücken- und Brückenpfeilersymptomen identische Größen sein können.
2. Ein Zusammenhang besteht mit größter Wahrscheinlichkeit nicht, wenn
   a) der Unfall keine erkennbaren Zeichen einer Praecancerose hervorgerufen hat,
   b) das Intervall zwischen Unfall und Geschwulstmanifestation nach Monaten oder wenigen Jahren zählt,

c) die Schädigung nur eine oberflächliche war und die Zeichen tiefergreifender Gewebszerstörung oder Penetration fehlen,
d) Ort der Verletzung und der malignen Entartung nicht übereinstimmen.

**Schrifttum**

Baron, H., Langenbecks Arch. klin. Chir. **304**, 712 (1963).
Bartel, M., Zschr. Alternsforsch. **16**, 317 (1963); **17**, 15 (1963).
Bauer, K. H., Hefte Unfallhk. **43**, 76 (1952).
–, u. R. Frey, in: Handb. d. ges. Unfallhk., Bd. II v. Bürkle de la Camp u. P. Rostock. Stuttgart 1955.
Becker, Th., Mschr. Unfallhk. **55**, 321 (1952).
–, Dt. Gesd.wes. **12**, 1039 (1957).
–, u. M. Bartel, Zschr. Alternsforsch. **17**, 333 (1964).
–. Jahreskongreß 1964 für die Fortbildung der Ärzte S. 119–133, Berlin 1964.
Bergmann, G. v., Münch. med. Wschr. **52**, 1363 (1905).
Büngeler, W., in: Das ärztl. Gutachten im Versicherungswesen v. A. W. Fischer, R. Herget u. G. Molineus. München 1955.
Bürger, M., Altern und Krankheit als Problem der Biomorphose. Leipzig 1960.
Bürkle de la Camp, H., Grundlagen der chir. Begutachtung, in: Lehrb. d. Chirurgie v. H. Hellner, R. Nissen u. K. Voßschulte. Stuttgart 1952.
Dormanns, E., Ref. Int. Kongr. Krebsforsch. u. Krebsbekämpfung. Brüssel 1936.
Fischer, A. W., in: Handb. d. ärztl. Begutachtung, Bd. I v. H. Liniger, R. Weichbrodt u. A. W. Fischer. Leipzig 1931.
–, Hefte Unfallchir. Nr. 52. Berlin/Göttingen/Heidelberg 1956.
–, Rentenmann, Unfallmann. München 1951.
Fischer-Wasels, B., in: Handb. ärztl. Begutachtung, Bd. I v. H. Liniger, R. Weichbrodt, A. W. Fischer. Leipzig 1931.
Grosse, H., Krebssyntropien. Jena 1960.
Gruber, G., Mschr. Unfallhk. **50**, 73 (1943).
Gummel, H., Dt. Gesd.wes. **18**, 2217 (1963).
Hansen, G., Persönliche Mitteilung.
Koch, W., Arch. Geschwulstforsch. im Druck.
Mommensen, J., Der Unfall als Symptom. Diss. Kiel 1938.
Pometta, D., Mschr. Unfallhk. **30**, 277 (1922).
–, Rev. Suisse des accidents du travail. **2** (1922).
Reissland, A., Diss. Leipzig 1958.
Sauerbruch, F., Dt. Zschr. Chir. **199**, 1 (1926).
Schad, M., Zschr. Krebsforsch. **32**, 43 (1930).
Schreitter, J., Diss. Leipzig 1958.
Schulz, H., Mschr. Unfallhk. **66**, 370 (1963).
Stieda, A., Zbl. Chir. **54**, 1070 (1927).
Thiele, F., u. G. Spangenberg, Zbl. Chir. im Druck.
Werner, R., Zschr. Krebsforsch. **32**, 599 (1930).

# IX. Krebs und Unfall

Die Absicht, nur die Carcinome und ihre Beziehungen zur exogenen Noxe zu besprechen, soll auch bei der Abhandlung der Kasuistik beibehalten werden. Freilich ist sie wenig ergiebig, denn die Mehrzahl der malignen Tumoren, deren Entstehen man auf ein Trauma zurückführen kann, gehört zu den Sarkomen. Ihre Morphogenese folgt aber anderen Gesetzen, denn es gibt mesenchymale Geschwülste, die ihre Herkunft nachweislich aus der Einwirkung stumpfer Gewalt ableiten können. Derartige Beobachtungen gibt es bei den traumatogenen Carcinomen nicht, es sei denn, eine stumpfe Gewalt hätte erst sekundär zur Nekrose der Haut oder der Schleimhaut geführt und damit nachträglich die Situation einer penetrierenden Verletzung geschaffen.

Im übrigen aber sind alle Krebse, die ohne Perforation der Epitheldecke entstanden sein sollen, im Kausalzusammenhang mit einem Unfall indiskutabel. Diese Tatsache ist für sich allein betrachtet noch nicht auffallend. Dagegen muß man sich fragen, warum die Relation im Falle traumatischer Beteiligung so sehr zugunsten der Sarkome verschoben ist. Bei den Spontantumoren liegen die Verhältnisse gerade entgegengesetzt, und es entspricht der Erfahrung, daß die Mehrzahl dieser Geschwülste epithelialer Herkunft ist, obwohl über 80% der Gewebe des menschlichen Organismus zum Mesenchym gehören. K. H. Bauer kann dieses Phänomen damit erklären, daß unter normalen Bedingungen die mesenchymalen Gewebe gut geschützt liegen und exogenen Einflüssen weitgehend entzogen sind. Die epithelialen Deckgewebe dagegen, sowohl die der Haut als auch die der Schleimhaut, sind unter Alltagsbedingungen einer ständigen Traumatisierung ausgesetzt, hervorgerufen durch mannigfache Noxen exogener milieubedingter Art.

Die Realität sieht also bei den Spontangeschwülsten so aus, daß die Sarkome in der Minderzahl sind und sich darüber hinaus ihre Beziehungen zum Lebensalter der

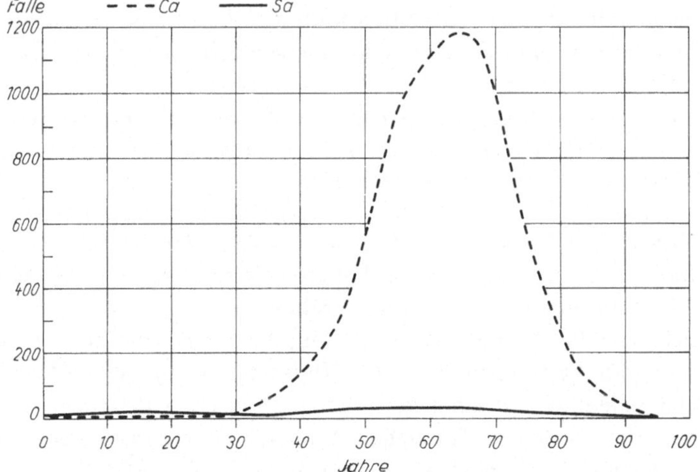


Abb. 64. Altersverteilung bei 3540 Carcinomen und Sarkomen. Die epithelialen Geschwülste zeigen den typischen Gipfel im 7. Dezennium, während die Sarkome sich über fast alle Dezennien gleichmäßig verteilen

Kranken ganz anders darstellen. Während wir bei den Carcinomen den Gipfel der Morbidität im 6.—7. Dezennium zu sehen gewohnt sind, verläuft die Alterskurve bei den Sarkomen viel flacher. Die in Abb. 64 wiedergegebenen Kurven sind von M. Bartel aufgestellt. Sie beziehen sich auf das Krankengut der Jenaer Chirurgischen

Klinik und 3153 Carcinompatienten und 144 Sarkomkranke. Wenn sich solche Ergebnisse auch nicht ohne weiteres verallgemeinern lassen, sind sie doch zu auffallend, um nicht einen Eindruck von der Inkongruenz des Verhaltens beider Geschwulstformen zu vermitteln. Sie wird im allgemeinen zu wenig beachtet und pflegt bei gemeinsamer Darstellung im Überwiegen der Carcinome unterzugehen. Sie ist aber Grund genug, die Carcinome getrennt auch in ihrem Verhalten zum Trauma zu betrachten.

Unter solchen Vorbehalten wird die Zahl der kasuistischen Mitteilungen, die allen Anforderungen entsprechen, noch geringer. Diese aber sind es, auf die sich die Annahme stützt, daß tatsächlich selbst im mechanischen Trauma Momente liegen, denen man ihren kausalen Wert nicht absprechen kann. Ob man dabei von Ursache oder Anlaß spricht, ist praktisch belanglos. Letztlich kommt es darauf an, ob man nachweisen kann, daß ein Carcinom ohne Trauma an der gleichen Stelle mit aller Wahrscheinlichkeit spontan nicht entstanden wäre. In der Tat ist das bisweilen möglich, ohne daß es erforderlich wäre, große Hilfskonstruktionen aufzuführen.

Unumgänglich aber bleibt der Nachweis, daß der fragliche Krebs keinen anderen Gesetzen folgt als denen, die Ätiologie und Entwicklung der Spontangeschwülste bestimmen. Dazu gehört die Praecancerose, die den Vorgang der Cancerogenese einleiten muß. Dazu gehören solche disponierenden Faktoren wie Lebensalter, Geschlecht Konstitution und Milieu.

Wichtig ist ferner ein angemessenes Intervall zwischen Verletzung und Geschwulstmanifestation. Auch ist, zumal bei den Krebsen, stets die Frage zu prüfen, wie weit ein vermutlich traumatogener Tumor örtlich mit der Praedilektionsstelle spontaner Organtumoren übereinstimmt. Schließlich muß die Verletzung selbst adaequat, das heißt hinreichend schwer und penetrierend gewesen sein, um überhaupt als Ursache oder Anlaß in Frage zu kommen.

Aus der Literatur der Jahre 1900—1927 hat M. Schad 247 Beobachtungen zusammengestellt, bei denen angenommen werden muß, daß ein einmaliges Trauma einen Krebs verursacht oder begünstigend in seine Entwicklung eingegriffen haben könnte. Obwohl diese Fälle mangels Quellenangabe einer Nachprüfung entzogen sind und die Statistik außer Krebsen der Haut auch solche der inneren Organe enthält, muß doch auffallen, daß im Vergleich zur herangezogenen Statistik des Landes Baden das Durchschnittsalter der Verletzten mit Carcinom niedriger lag, als dies dem Mittel entsprach. Auch war das Verhältnis des Anteils beider Statistiken an sogenannten äußeren Krebsen durchaus zugunsten der Verletzten verschoben. M. Schad führt das auf die Wahrscheinlichkeit einer gewissen ätiologischen Bedeutung des Traumas für den Krebs zurück. Er hält es für sicher, daß nach einmaliger Verletzung an offenbar nicht disponierten Stellen nach kürzerer Zeit ein Krebs entstehen kann. Er weist ferner auf die relative Jugend der Kranken hin und darauf, daß bei älteren Verletzten die Latenzzeit überwiegend kürzer ist als bei jüngeren. Wichtig erscheint der Hinweis, daß die Neubildung in unmittelbarem örtlichen und zeitlichen Anschluß an offenen, nicht glatt heilenden Verletzungen oder an Narben nach glatter Heilung entsteht. Nicht die allgemeine Neigung des Organs zur Krebsentstehung hält er für ausschlaggebend, sondern die Exposition dieses Organs gegenüber Verletzungen.

Im Jahre 1944 hat Gg. Gruber zum Thema „Krieg und tödliche Geschwülste" die bemerkenswerte Feststellung treffen können, daß bei keinem seiner 172 Probanden mit tödlichen Geschwülsten, worunter sich auch benigne Tumoren befanden, ein ersichtlicher Zusammenhang mit einem Trauma bestand. Seine Beobachtungen, erhoben an einem Sektionsgut von 2500 Soldaten der damaligen Wehrmacht, umfassen Männer zwischen dem 2. und 8. Dezennium. Der Häufigkeit tödlicher Geschwülste bei Soldaten mit 6,9% stehen 12% Geschwülste bei 2500 zivilen Sektionen der gleichen Berichtszeit gegenüber. Die Diskrepanz erklärt sich daraus, daß bei den Soldaten die in der zivilen Bevölkerung vorwiegend betroffenen mittleren und älteren Jahrgänge weitgehend fehlen. Auffallend hoch ist in beiden Gruppen der Anteil der Bronchialcarcinome, und wiederum zeigt sich, daß die Mehrzahl der Sarkome vor dem 40. Lebensjahr beobachtet wird.

Unter weiteren 200 Begutachtungen in Versorgungsangelegenheiten von Soldaten mußte 97mal die Frage des ursächlichen Zusammenhanges zwischen Geschwulst und Wehrdienst erörtert werden. Darunter befanden sich 23 Lungenkrebse. In keinem dieser Fälle ließ sich ein offensichtlicher Zusammenhang mit dem Wehrdienst aufdecken.

A. Dietrich hat aus dem Schrifttum und an Hand eigener Beobachtungen bösartige Geschwülste als Folge von Kriegseinwirkungen gesammelt. Unter insgesamt 73 Fällen fanden sich 28 Carcinome. Sie entstanden vorwiegend auf dem Boden eines durch Bomben- und Granatsplitter sowie I.G.-Schuß veränderten Gewebes. Zwei von ihnen zeigten sich in der Folge von Kampfgasverletzungen und zwei waren auf dem Boden von Frostschäden entstanden. Die Latenzzeit reicht von wenigen Wochen bis zu 26 Jahren, doch sind die längeren Intervalle in der Überzahl.

Die wenigsten Krebse waren nach unkomplizierten Verletzungen entstanden. Dagegen zeigten die meisten eine Komplikation im Heilungsverlauf, durch Ulceration, Fistelbildung oder Narben. Nach stumpfer Gewalteinwirkung wurden Carcinome nicht beobachtet. Als mittelbare Begünstigung der Krebsentstehung werden ein Fall von Magencarcinom, ein Sigmacarcinom, ein Rectumcarcinom und ein Plattenepithelcarcinom des Knöchels angesehen. Alle hatten penetrierende Verletzungen mindestens der Nachbarschaft des späteren Tumors aufzuweisen. Im Falle des Carcinoms am Knöchel war ein Schußbruch des Oberschenkels mit Verletzung des Nervus peronaeus und trophischen Störungen der Ferse vorangegangen.

Nach A. Dietrichs Meinung genügt es nicht, aus dem örtlichen Zusammentreffen und zeitlichen Beziehungen innerhalb theoretisch konstruierter Grenzen einen ursächlichen Zusammenhang abzuleiten. Er hält es für eine Binsenwahrheit, daß einmalige Verletzungen nicht die Ursache für einen Krebs sein können, wohl aber hält er sie für befähigt, das erste Glied von Folgeerscheinungen zu bilden, die als Anlage oder Auslösung einer Geschwulst eine maßgebliche Rolle spielen. Die Seltenheit des Auftretens von Krebsen nach Verletzungen kann seiner Meinung nach aber nicht gegen die Wahrscheinlichkeit eines inneren Zusammenhanges sprechen.

R. Werner hat aus 247 positiv entschiedenen Zusammenhangsgutachten 90 Verletzungen eruiert, die offene Wunden hervorgerufen hatten. Es handelte sich um Schuß-, Biß-, Stich-, Schnitt- und Rißwunden, Quetschungen mit Platzen der Haut sowie Verbrennungen und Ätzungen. 32mal wurde angegeben, der Krebs habe sich an der noch offenen Wunde entwickelt, ehe dieselbe zur Heilung gekommen sei. In Anbetracht der außerordentlichen Seltenheit des Zusammentreffens schließt

R. Werner, daß entweder der verletzte Körper oder das Trauma abnorm gewesen sein müssen.

E. Fenster kommt nach Bearbeitung von mehr als 3500 chirurgischen Zusammenhangsgutachten letzten Endes nur zu einem Brandnarbencarcinom, dessen unfallbedingte Entstehung ihm zweifelsfrei erscheint.

Selbst haben wir 1960 über 4 Beobachtungen der Leipziger Chirurgischen Klinik berichten können, deren Latenzzeit zwischen 29 und 48 Jahren lag.

Das überwiegend lange Intervall ist so kennzeichnend, daß man kaum je einen ursächlichen Zusammenhang wird bejahen können, wenn zwischen Verletzung und Manifestation eines malignen Tumors nur Wochen liegen. In solchen Fällen liegt die Annahme nahe, daß die Schädigung, wenn sie überhaupt erfolgte, mindestens ein bereits vorbelastetes Gewebe getroffen hat.

Tabelle XX. Maligne Tumoren nach penetrierenden Traumen

| Nr. | Autor | Trauma | | Heilung | | Latenz | Tumor |
|---|---|---|---|---|---|---|---|
| | | Ort | Art | glatt | gestört | | |
| 1. | Dietrich, W. | Schläfe | perf. | | + | 12 | Meningeom |
| 2. | Dontenwill, W. und R. Graf | Obersch. | perf. | + | | 15 | malignes Neurinom |
| 3. | Kempf, F. K. | Ferse | perf. | | + | 35 | Ca. |
| 4. | Keusenhoff, W. | Wange | perf. | | + | 5 | Ca. |
| 5. | Keusenhoff, W. | Scheitel | perf. | | + | 2 | Ca. |
| 6. | Kottin, P. und I. E. Kahler | Hand | perf. | | + | 8 Wo. | Ca. |
| 7. | Mordeja, J. | Schläfe | perf. | + | | 40 | Ca. |
| 8. | Orthloph, C. | Untersch. | perf. | | + | 34 | Ca. |
| 9. | Thews, K. | Finger | perf. | | + | 25 | Ca. |
| 10. | Urban, D. | Ferse | perf. | | + | 40 | Ca. |
| 11. | Urban, D. | Fuß | perf. | | + | 30 | Ca. |
| 12. | Urban, D. | Fuß | perf. | | + | 48 | Ca. |
| 13. | Becker, Th. | Ferse | perf. | | + | 39 | Ca. |
| 14. | Becker, Th. | Obersch. | perf. | | + | 48 | Ca. |
| 15. | Becker, Th. | Fuß | perf. | | + | 31 | Ca. |
| 16. | Becker, Th. | Obersch. | perf. | | + | 29 | Ca. |
| 17. | Schad, M. | Wange | perf. | | + | 4 Mo. | Ca. |
| 18. | Schad, M. | Schläfe | perf. | | + | 6 Mo. | Ca. |
| 19. | Leichner, H. | Parotis | perf. | | + | 5 | Ca. |
| 20. | Coenen, B. | Hand | perf. | | + | 48 | Ca. |
| 21. | Melchior, E. | Hand | perf. | + | | 68 | Ca. |
| 22. | Beck, A. | Hand | perf. | | + | 42 | Ca. |

Untersucht man Mitteilungen über Krebse, die nach einem Unfall entstanden sein sollen, auf ihren Gehalt an ursächlicher Wahrscheinlichkeit, dann ergibt sich immer wieder, daß nur penetrierende Traumen wirklich ernsthaft in Betracht gezogen werden können.

Solche einschlägige Beobachtungen, die unseres Erachtens einer kritischen Sichtung standhalten, sind in Tabelle XX aufgeführt.

Von den physikalischen Noxen sind es die mechanisch, thermisch, elektrisch oder aktinisch penetrierenden und unter den chemischen Schäden solche, die in ihrer Wirkung den thermischen oder den elektrischen gleichzusetzen sind. Sie rufen ziemlich gleichförmige Verletzungsfolgen hervor, die ausgedehnte Narben, Ulcerationen und Fisteln zur Folge haben (Tabelle XXI). Sie sind ferner durch chronische Entzündung, Infektion, Sekretstauung und gestörte Regeneration ausgezeichnet. Damit ahmen sie die Verhältnisse nach, die wir in der Cancerogenese der Spontangeschwülste zu sehen gewöhnt sind. Die nachstehend beschriebenen Beobachtungen geben die für solche Ereignisse typischen Vorgänge wieder.

Tabelle XXI. Physikalische und chemische Noxen und ihre Wirkung bei penetrierenden Verletzungen

| Noxe | Narbe | Ulcus | Fistel | Noxe | Narbe | Ulcus | Fistel |
|---|---|---|---|---|---|---|---|
| mechanisch | + | + | + | aktinisch | + | + | — |
| thermisch | + | + | — | chemisch | + | + | — |
| elektrisch | + | + | + | | | | |

## A. Carcinome als Folge physikalischer Schädigung

Die in Tabelle XXI angegebenen Unfallfolgen identifizieren sich mit einem Substrat, auf dem sich traumatogene bösartige Geschwülste mit einer gewissen Vorliebe entwickeln. Sie stellen jene typischen Beispiele dafür dar, daß aus einer Verletzung und ihren Komplikationen ein Carcinom entstehen kann, ohne daß die Kette des Zusammenhangs ein wichtiges Glied vermissen ließe.

Wie oben erwähnt, ist die Frage der Kausalität hier keine prinzipielle, sondern nur eine graduelle, und es ändert schließlich nichts an den Tatsachen, ob man den Unfall und seine Folgen als Ursache oder als Anlaß bezeichnet. Dies darf man um so mehr sagen, als es im Hinblick auf die Spontangeschwülste auch nicht möglich ist, deren Ursache zu definieren. Vielmehr verdichtet sich die Annahme, daß eine Summe unspezifischer Faktoren letztlich auch für sie kausal ist.

### 1. Mechanische Noxen

#### a) Das Fistelcarcinom

Es ist die am meisten ins Auge fallende Auswirkung primärer mechanischer Schädigung. Voraussetzung für sein Entstehen sind penetrierende Verletzungen, die mindestens alle Schichten der Haut durchdrungen haben müssen. Meist haben sie zugleich in der Tiefe Zerstörungen hervorgerufen, die der Nekrose und der Infektion Vorschub leisten und die Spontanheilung für die Dauer verhindern. Das klassische Beispiel ist der Schußbruch mit sekundärer Osteomyelitis, Sequestrierung des Knochens und permanenter oder chronisch rezidivierender Fistel. Mit dem in Abb. 65 und 66 wiedergegebenen Fistelcarcinom verbindet sich die folgende Anamnese:

K. F. wurde 1915 durch einen Granatsplitter am rechten Oberschenkel verletzt. Die Wunde eiterte stark, die Infektion griff auf das Kniegelenk über. Acht Monate war er im Lazarett. Bei der Entlassung war die Wunde noch nicht ganz verheilt, schloß sich aber später. Das rechte Kniegelenk blieb steif. 1917 wurde er wieder zum Kriegsdienst eingezogen (Schreibstubendienst). 1919 kam es nach einer stärkeren Anstrengung erneut zur Fistelbildung. Nach erheblicher Eiterentleerung heilte die Fistel wieder zu und blieb bis 1923 geschlossen. Seit dieser Zeit ist die Fistel bald mehr oder weniger stark sezernierend erhalten geblieben. Im Jahre 1958 nahmen die

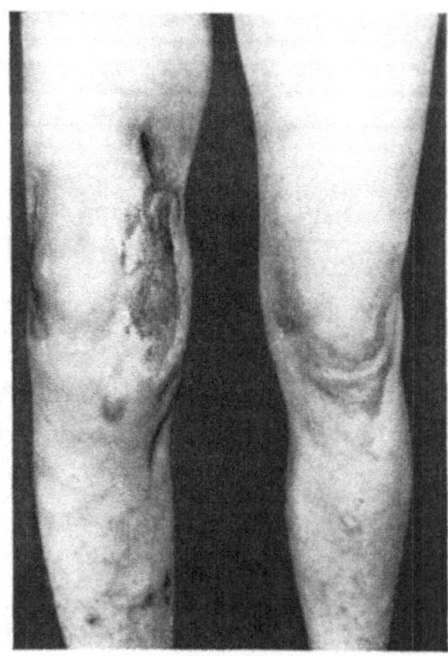

Abb. 65. Fistel-Carcinom des rechten Oberschenkels nach Schußbruch 43 Jahre nach der Verletzung

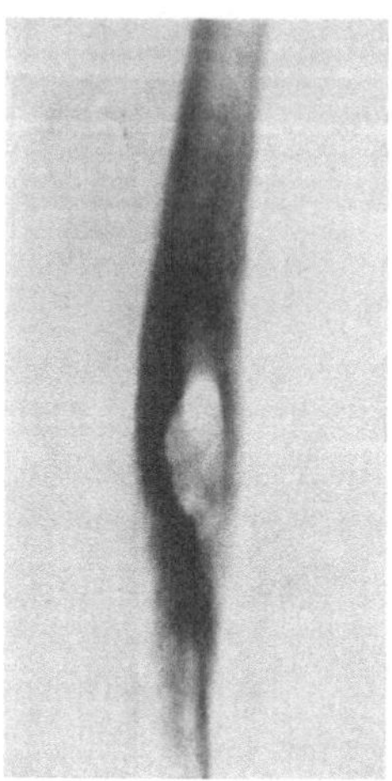

Abb. 66. Röntgenbild zu Abb. 65 zeigt Höhlenbildung im Oberschenkelschaft nach Schußbruch. Die Höhle war von carcinomatösem Granulationsgewebe ausgefüllt (Mann, 62 Jahre alt)

Beschwerden akut zu. Der Verletzte konnte nur mit Schmerzen auftreten und kaum mehr als 100 Meter laufen. Das rechte Bein war geschwollen und verursachte ein Gefühl der Schwere und des Taubseins.

Der Lokalbefund am rechten Unterschenkel entsprach einer oberhalb der Kniescheibe liegenden 2,5 mal 3 cm großen trichterförmigen Vertiefung, die, nach oben führend, bis auf den Knochen reichte. Einige Fistelgänge führten weiter in die Tiefe des Knochens in eine mit blutreichem Granulationsgewebe ausgefüllte Höhle. Die histologische Untersuchung der Granulationen ergab ein verhornendes Plattenepithelcarcinom.

Ein derartiger Verlauf gibt die Entstehung eines Carcinoms aus einer osteomyelitischen Fistel in lückenloser Reihenfolge wieder. An einem Zusammenhang der Ereignisse besteht kein Zweifel, und mit voller Berechtigung gehören solche Fisteln nach N. Melczer zu den fakultativen Praecancerosen. Über die eigene Auffassung zur Kausalität im Sinne klinischer Beurteilung haben wir uns bereits geäußert.

Obwohl solche Beobachtungen selten sind, ändert das nichts am praecancerösen Charakter solcher Verletzungsfolgen, deren Häufigkeit G. Herzog mit 0,5% beziffert. C. Hawkins soll das erste typische Fistelcarcinom beschrieben haben. Seither ist eine ganze Auswahl solcher Befunde bekannt und als traumatogen ursächlich anerkannt worden. H. L. Jaffe weist in diesem Zusammenhang auf die Beobachtungen von E. B. BENEDICT, A. MCANNALLY und M. B. DOCKERTY, K. L. MARKS und W. L. TURNER sowie L. GILLIS und S. LEE hin.

Bis zum Jahre 1939 konnte A. LAUCHE 70 Fälle von osteomyelitischen Fistelcarcinomen ermitteln. K. PITZLER hat bis zum Jahre 1962 weitere 22 einschlägige Veröffentlichungen finden können (Tabelle XXII). Im Jenaer Krankengut der Jahre

Tabelle XXII. Fistelcarcinome bei Osteomyelitis (unter Benutzung einer Tabelle von K. PITZLER)

| Autor | Jahr | Zahl | Autor | Jahr | Zahl |
|---|---|---|---|---|---|
| Benedict, E. B. | 1931 | 12 | Mittelmeier, H. | 1959 | 1 |
| Lauche, A. (Sammelstatistik) | 1939 | 70 | Bowers, R. F. u. J. M. Young | 1960 | 1 |
| Bereston, E. S. u. Ch. Ney | 1941 | 13 | Becker, Th. | 1960 | 1 |
| Scheibe, F. W. | 1948 | 3 | Albert, E. | 1960 | 1 |
| Marks, K. L. u. W. L. Turner | 1949 | 3 | Heidemann, K. J. | 1960 | 1 |
| McAnally, A. B., u. M. B. Dockerty | 1950 | 9 | Schiewe, R. | 1963 | 2 |
| Wiesner, H. | 1954 | 1 | Cervenansky, J., P. Kossey u. B. Skrovina | 1964 | 6 |
| Guth, G. | 1957 | 1 | Winter, L. u. S. Papp | 1964 | 1 |
| Jaffe, H. L. | 1958 | 10 | | | |

1914—1961 fand R. SCHIEWE bei insgesamt 1812 Fisteln unterschiedlicher Herkunft 4 Carcinome, davon 2 auf osteomyelitischer Grundlage, deren Entstehung in Zusammenhang mit der fortdauernden Störung des biologischen Gleichgewichtes zu bringen war. Darunter befanden sich 1144 osteomyelitische, 323 tuberkulöse, 265 unspezifische Empyem-, Darm- und Mißbildungsfisteln sowie 80 auf Fremdkörperwirkung beruhende Fisteln (Abb. 67). Ähnlich stellen sich die Verhältnisse in einer Statistik der Mayo-Klinik von A. MCANNALLY und M. B. DOCKERTY dar. Sie fanden bei 4000 Osteomyelitiden 9 Fistelcarcinome. 3 weitere Beobachtungen finden sich bei K. L. MARKS und W. L. TURNER. Im Krankengut des General-Hospitals von Massachusetts ermittelte E. B. BENEDICT unter 2400 chronischen Osteomyelitiden 12 Fistelkrebse (Tabelle XXII). Im Krankengut der Orthopädischen Universitätsklinik Preßburg fanden J. CERVENANSKY, P. KOSSEY und B. SKROVINA 6 aus einer traumatogenen Osteomyelitis hervorgegangene Carcinome vom Typ des Plattenepithelcarcinoms. Sie waren 5mal am Bein und 1mal an der Hüfte lokalisiert. L. WINTER und S. PAPP berichten über ein Krankengut von 165 chronischen traumatogenen Osteomyelitiden. Sie konnten einmal ein Fistelcarcinom beobachten. Auch bei anderen Fisteln spezi-

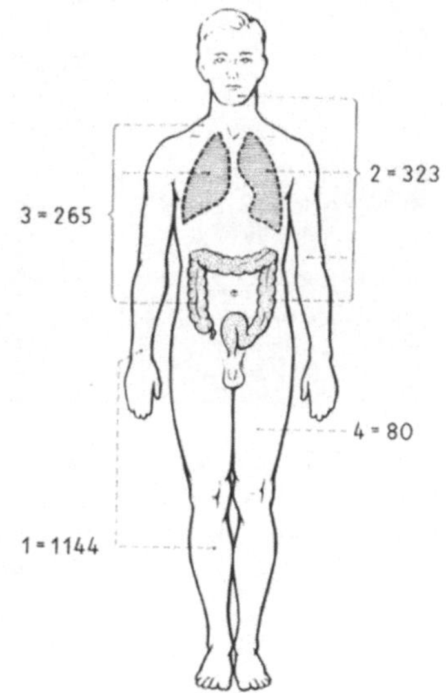

Abb. 67. Verteilung von insgesamt 1812 Fisteln, davon beruhen 80 auf Fremdkörperwirkung. 4 Fisteln haben zu carcinomatöser Entartung geführt, davon 2 auf dem Boden einer Osteomyelitis

fischer und unspezifischer Genese ist das Entstehen maligner Epitheliome bekannt. J. B. Lockhart-Mummery und C. Dukes berichten über Analfisteln, aus denen Carcinome hervorgingen, und F. Sauerbruch erwähnt die maligne entarteten Thoraxfisteln bei chronischen Empyemen. Aus 3000 Analfisteln sahen A. McAnnally und M. B. Dockerty 3mal ein Carcinom entstehen und einmal ein Carcinom aus 1500 Thoraxfisteln.

H. Hellner, einer der besten Kenner der malignen Erkrankungen des Knochens, spricht von einem Intervall zwischen Verletzung und Geschwulstmanifestation von 9 bis 66 Jahren. Bei den eigenen Beobachtungen liegen die Intervalle zwischen 10 und 43 Jahren. E. B. Benedict beziffert die mittlere Latenzzeit mit 30 Jahren, und auch H. L. Jaffe kommt zu einem freien Intervall von 20 bis 30 Jahren.

Zu den ohne die Komponente einer chronisch rezidivierenden Osteomyelitis entstandenen Fistelcarcinomen ist die folgende Beobachtung zu zählen. Der 72jährige M. E. wurde mit 23 Jahren durch Granatsplitter am rechten Oberschenkel verwundet. 41 Jahre nach der Verwundung entstand ein Abszeß, aus dem sich nach der Spontanperforation ein bohnengroßer Granatsplitter abstieß. Es blieb eine Fistel zurück, die 8 Jahre später ein verhorntes Plattenepithelcarcinom ergab (Abb. 68 und 69).

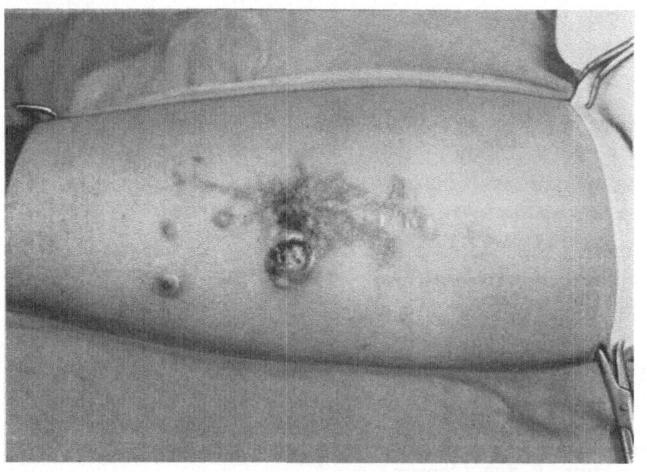

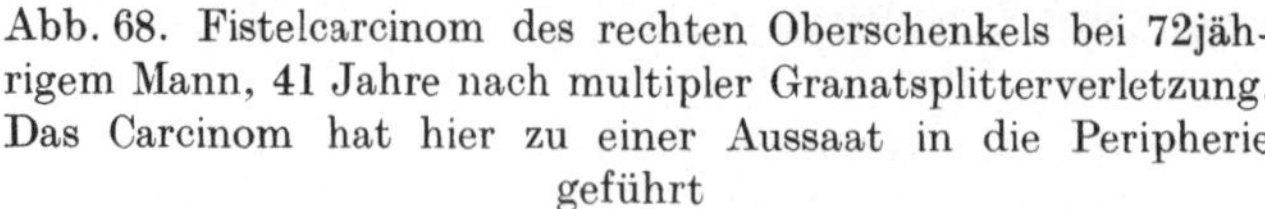

Abb. 68. Fistelcarcinom des rechten Oberschenkels bei 72jährigem Mann, 41 Jahre nach multipler Granatsplitterverletzung. Das Carcinom hat hier zu einer Aussaat in die Peripherie geführt

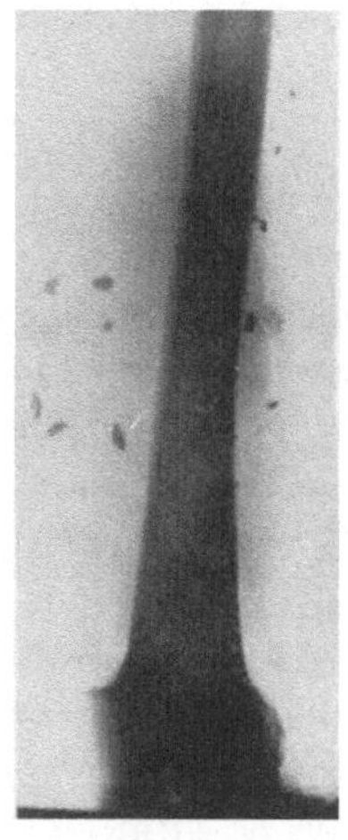

Abb. 69. Röntgenaufnahme zu Abb. 68. Neben multiplen Granatsplittern stellt sich der Weichteilschatten eines pilzförmig aus der Fistel wachsenden Tumors dar

Die mehrfach erwähnten Bedingungen, die eine maligne Entartung begünstigen, sind bei der Fistel in idealer Weise gegeben. Wir sehen sie in der chronischen Alteration des Gewebes, der Sekretverhaltung, begleitender Infektion und gestörter Regeneration. Hinzu kommt, daß sich der Fistelkanal durch von außen eindringendes Epithel auskleiden kann. In der Tiefe der Fistel sind die Bedingungen für eine ständige Mazeration der Epithelzellen besonders günstige, und namentlich um das meist stenotische Ostium findet eine lebhafte Regeneration statt. A. LAUCHE unterscheidet solche Carcinome, die in der Nähe des Fisteleinganges entstehen, von solchen, die sich in der Tiefe entwickeln und als papilläre Tumoren an die Oberfläche dringen. Der Grad der Malignität muß als verhältnismäßig niedrig gelten. Demzufolge ist die Bereitschaft zu Dissemination gering. E. S. BERESTON und Ch. NEY sowie A. MCANNALLY und M. B. DOCKERTY konnten jedoch über insgesamt 11 Fälle regionärer und generalisierter Metastasierung berichten. Der auf den Abb. 68 und 69 wiedergegebene Befund zeichnet sich ebenfalls durch regionäre Dissemination aus.

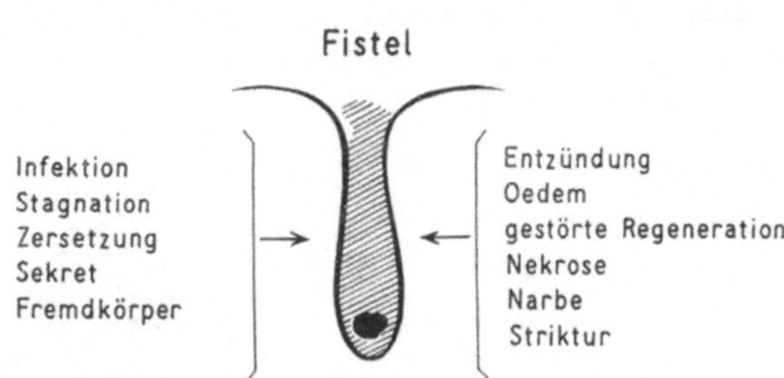


Abb. 70. Faktoren, die eine maligne Entartung traumatogener Fisteln begünstigen

Die bei der Entstehung des Fistelcarcinoms wirksamen Kräfte sind in Abb. 70 schematisch dargestellt.

### b) Das Narbencarcinom

Ausgedehnte Narben, die nach mechanischen Traumen entstehen, sind ebenfalls gelegentlich der Boden, auf dem sich nach Jahren ein Carcinom entwickeln kann. Hier liegen, abweichend von den soeben dargestellten Verhältnissen bei den Fisteln, die

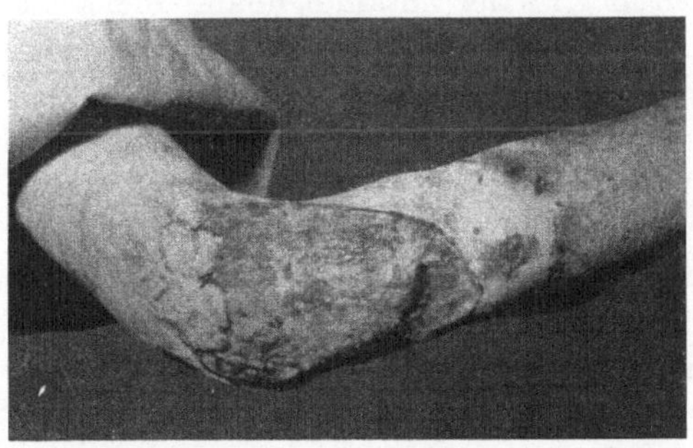

Abb. 71. Zustand nach Treibriemenverletzung des rechten Ellenbogens vor 10 Jahren. Im Bereiche der ausgedehnten Hautnarbe, die nach der Ablederung entstanden war, hat sich ein flächenhaftes verhornendes Plattenepithelcarcinom entwickelt (Mann, 52 Jahre alt)

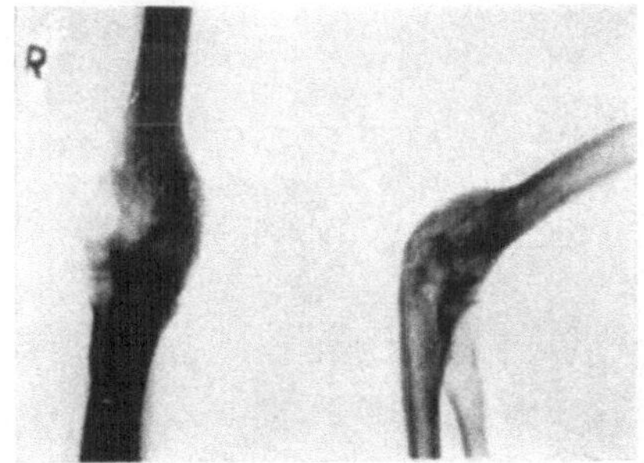


Abb. 72. Röntgenaufnahme zu Abb. 71. Auf dem seitlichen Bild sieht man die unfallbedingte Ankylose. Auf dem ap.-Bild ist die Aufhellung des lateralen Oberarm-Condylus durch Übergreifen der Geschwulst auf den Knochen zu erkennen

Dinge so, daß auch ohne das Mitwirken einer fortdauernden Infektion die maligne Entartung ablaufen kann. Die chronische Irritation des Gewebes wird in einem solchen Falle mehr von mechanischen Komponenten übernommen, die sich als dauernde unangemessene Zug- und Dehnungswirkung bemerkbar machen. Das ohnehin minderwertige Narbengenerat wird auf diese Weise in Unruhe gehalten, was vor allem an solchen Stellen zur Wirkung kommt, die sich in unmittelbarer Nachbarschaft von Gelenken befinden. Das trifft in folgendem Falle zu:

S. W. erlitt als 52jähriger im Jahre 1944 eine Treibriemenverletzung des rechten Ellenbogens mit größerem Decollement der Haut. Es entstand eine ausgedehnte Nekrose, die erst 4 Jahre später unter erheblicher Narbenbildung mit Versteifung des Gelenkes ausheilte. Im Frühjahr 1962 entstand dann über der Spitze des Olecranons ein flaches Ulcus, das sich rasch über dem gesamten Narbenbereich ausbreitete und 3 Monate später histologisch als schwach verhornendes Plattenepithelcarcinom verifiziert werden konnte (Abb. 71 und 72).

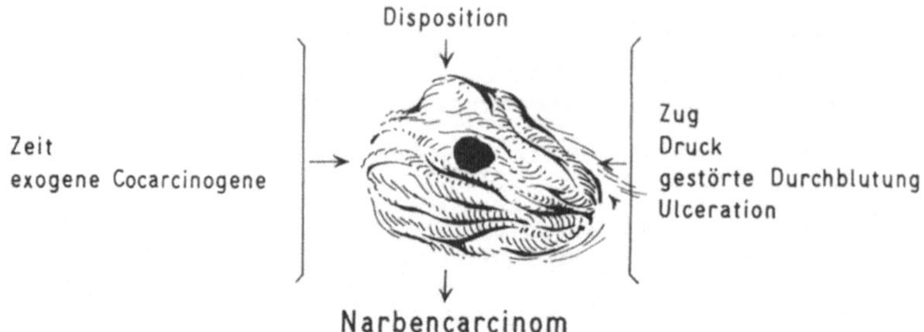


Abb. 73. Faktoren, die unter der Wirkung von Zeit und Disposition die maligne Entartung traumatogener Narben begünstigen

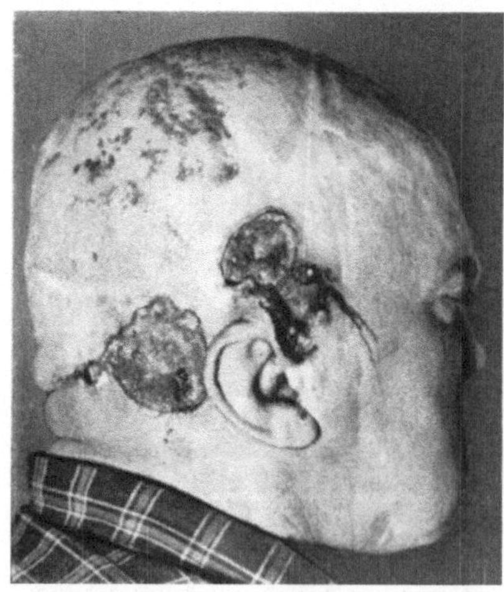

Abb. 74. 42jähriger Bergmann; vor 12 Jahren Verletzung der rechten Schläfe durch Steinschlag; anschließend fachchirurgisch versorgt. Seit 3 Jahren Ulceration und verhorntes Plattenepithelcarcinom

Auch hier ist der Zusammenhang offensichtlich, der zwischen dem Trauma, der verzögerten Heilung, der ausgedehnten Narbe und der späteren malignen Entartung besteht. Das freie Intervall von 14 Jahren ändert daran nichts. Die Mitwirkung mechanischer Kräfte ist zwar durch die frühzeitige Versteifung des Ellenbogengelenks nicht so deutlich erkennbar, sie ergibt sich aber aus der Lokalisation in der Gegend des Olecranons. Die Spannung des Narbengenerats über dem Knochenvorsprung, die feste Verbindung mit diesem, die fehlende Gleitfähigkeit, der Verlust des Schleimbeutels einerseits und die Druckwirkung beim Aufstützen andererseits dürften das ihre beigetragen haben (Abb. 73).

Um ein weiteres Narbencarcinom handelte es sich bei dem 42jährigen Bergmann H. A. Vor 12 Jahren wurde er durch einen Abraumstein am Kopf getroffen. Er zog sich Platzwunden an der rechten Schläfe zu. Diese wurden fachchirurgisch versorgt und heilten primär. Ein Jahr später erlitt er bei einem Sturz eine neue Verletzung im alten Narbenbereich. Diesmal wurde die Wunde lediglich vom

Betriebssanitäter verbunden. Auch sie heilte zunächst, nach einigen Wochen entwickelte sich aber aus ihr ein Ulcus, das im Laufe der Jahre größer wurde und sich im Jahre 1956 histologisch als verhornendes Plattenepithelcarcinom erwies (Abb. 74). Auch bei diesem relativ jungen Mann bestehen offensichtlich Zusammenhänge zwischen der ersten und der zweiten Verletzung einerseits und der späteren malignen Entartung des Narbenulcus andererseits. Hinzu kommen aber weitere cocarcinogene Momente, denn der Verletzte gibt an, der Druck des Schutzhelmes habe dazu beigetragen, das Geschwür nicht zur Heilung kommen zu lassen. Diese Beobachtung leitet zu den Ulcuscarcinomen über, die ihre Entstehung vorwiegend mechanischen Noxen verdanken.

### c) Das Ulcuscarcinom

In dieser Form maligner Entartung eines traumatisch vorgeschädigten Gewebes vereinigen sich die bei der Fistel und bei der Narbe wirksamen Komponenten. Einerseits sind es ständig wirkende Zug- und Schrumpfungskräfte, verbunden mit mangelhafter Durchblutung, die der Heilung im Wege stehen. Andererseits sind Regenerationskräfte am Werk, die durch die Hypersekretion, die Mazeration und die nie fehlende Infektion das Substrat nicht zur Ruhe kommen lassen. Zweifellos wird die auch nach ausgedehnten Verletzungen stets vorhandene Heilungstendenz noch durch weitere Momente daran gehindert, zur Perfektion zu kommen. Das findet darin seinen Ausdruck, daß posttraumatische Ulcera an solchen Stellen mit Vorliebe persistieren, die von Natur aus durch eine geringere Heilungstendenz gekennzeichnet sind. In erster Linie trifft das auf das untere Drittel des Unterschenkels zu. An dieser Stelle spontan auftretende Ulcera erweisen sich erfahrungsgemäß als äußerst therapieresistent. In weit höherem Maße ist das aber der Fall, wenn sich ein Trauma und die gestörte Durchblutung kombinieren. Aber selbst bei ganz regelrechten Verhältnissen ist es schwierig, hier entstandene Gewebsdefekte zur Spontanheilung zu bringen.

Die Erfahrung, daß auf dem Boden eines sogenannten spontanen Ulcus cruris ein Carcinom entstehen kann, ist ein Beweis dafür, daß auch ohne ein Mitwirken cancerogener Faktoren die Krebsentstehung möglich ist. Diese Tatsache hindert aber nicht daran, einen Zusammenhang zwischen Verletzung und maligner Entartung auch dann als gegeben anzusehen, wenn als Zwischenglied ein Ulcus cruris eingeschaltet ist. Worauf es ankommt, ist die Nachweisbarkeit eines Unfalls oder einer Verletzung. Erst wenn es möglich wäre, spezifische Faktoren für die maligne Entartung eines Ulcus cruris zu ermitteln, müßte man dem Trauma eine mehr akzidentelle und weniger belangvolle Rolle zuweisen.

Das in Abb. 75 dargestellte maligne entartete Ulcus verbindet sich mit folgender Vorgeschichte:

Der damals 25jährige K. J. erlitt im Jahre 1925 einen Hufschlag gegen den linken Unterschenkel. Er wurde im Anschluß daran 4 Monate im Krankenhaus behandelt. Ein aus einer Nekrose sich entwickelndes Ulcus kam während der Behandlung nicht zur Abheilung. Es blieb in fast unveränderter Ausdehnung 37 Jahre bestehen, bis die Einweisung in die Klinik mit der Frage erfolgte, ob eine plastische Deckung des Defektes möglich sei. Die aus dem Geschwürsrand vorgenommene Probeexcision ergab ein stark verhornendes Plattenepithelcarcinom.

Ein Zusammenhang mit der nachweislich schweren Verletzung ist hier unverkennbar. Ebenso darf aber nicht übersehen werden, daß neben der jahrzehntelang bestehenden Ulceration wiederholte Therapieversuche mit granulationsfördernden und antiseptisch wirkenden Pasten und Lösungen cocarcinogen gewirkt haben können. K. LINK hat auf diese Möglichkeit ebenfalls hingewiesen und eine ganze Skala solcher nicht immer indifferenter Mittel aufgeführt.

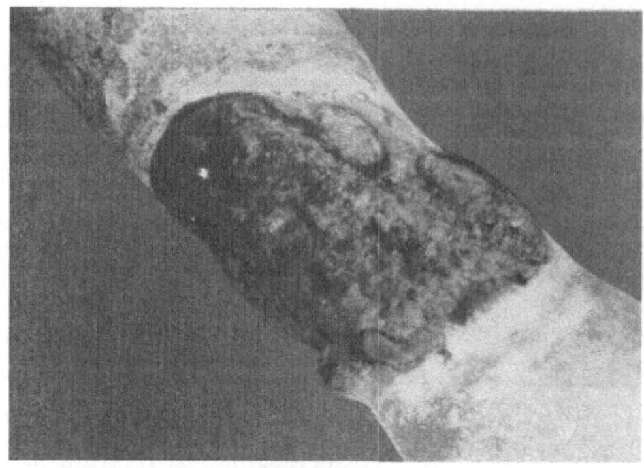

Abb. 75. Maligne entartetes Ulcus cruris links, das sich bei dem damals 25jährigen im Anschluß an eine Hufschlagverletzung entwickelt hatte. 37 Jahre später maligne Entartung. Vorangegangen waren zahlreiche frustrane Versuche, eine Epithelisierung zu erreichen

Die erste Beschreibung maligne entarteter chronischer Ulcera stammt nach E. B. BENEDICT von MARJOLIN. Bis zum Jahre 1935 sollen nach Angaben von K. J. HEIDEMANN 73 Beobachtungen carcinomatöser Ulcerationen beschrieben worden sein.

Er kann sich auf W. BÜNGELER und K. KLOOS, H. HELLNER, K. H. BAUER sowie E. K. FREY beziehen. K. SIGG gibt mit 1% wohl die obere Grenze der Entartungsquote des Ulcus cruris an. Die gleiche Auffassung wird auch von W. GERTLER, W. BLACK und R. FRÜHWALD vertreten. Die Seltenheit der malignen Entartung chronischer Ulcera wird auch von N. MELCZER hervorgehoben, der sich auf G. NOBL beruft. Dieser fand unter 200 Fällen nur 1 Carcinom.

Zweifellos sind nicht nur beim spontanen Ulcus varicosum die gestörten Durchblutungsverhältnisse das ausschlaggebende Moment in der kausalen Genese. Auch

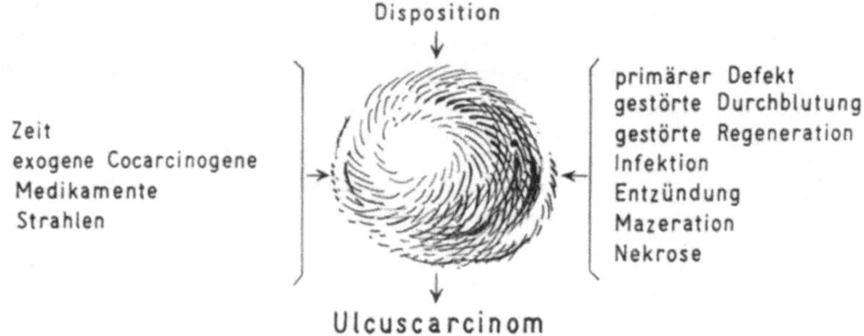


Abb. 76. Faktoren, die unter der Wirkung von Zeit und Disposition zu maligner Entartung traumatogener Ulcerationen führen

beim traumatogenen Narben- oder Fistelulcus spielen sie, bedingt durch die Lokalisation, eine wesentliche Rolle. Dennoch wird man dem Trauma seine das Schicksal des Verletzten bestimmende Bedeutung nicht absprechen dürfen, wenn es nach einem Unfall zu einem chronischen Ulcus und aus diesem nach einem angemessenen Intervall, das mit 20—30 Jahren anzusetzen ist, zur Entstehung eines Krebses kommt. Man braucht dabei nicht so weit zu gehen wie E. KEIL, der sogar einer Thrombose ursächliche cancerogene Bedeutung beimißt. Die für die Entstehung des Ulcuscarcinoms wichtigen Komponenten sind in Abb. 76 schematisch dargestellt.

## 2. Thermische Noxen

Krebse, die auf hitzegeschädigtem Gewebe entstehen, verdanken ihre Existenz ebenfalls einem penetrierendem Trauma. Wie bei den mechanischen Verletzungen ist eine der wichtigsten Voraussetzungen, daß die Haut in einem umschriebenen Bezirk in allen Schichten zerstört war. Meist handelt es sich um Verletzungen 3. Grades.

### a) Der Brandnarbenkrebs

Die als Folge größerer Substanzverluste entstehenden Narbenregenerate sind, wenn sie nach Verbrennungen auftreten, in der Regel noch ungünstiger als Narben, die sich nach mechanischer Gewalteinwirkung bilden. Sie sind durch eine gesteigerte Neigung zu schrumpfen ausgezeichnet und machen sich vor allem dort störend bemerkbar, wo gelenkige Verbindungen freie Bewegung verlangen. Dem entspricht die Beobachtung, daß sie dazu neigen, an besonders beanspruchten Stellen zu exulcerieren. Weiter ist von ihnen bekannt, daß sie mehr als andere Narben zu maligner Entartung tendieren. Ob die bereits erwähnte Vermutung zutrifft, daß beim Verbrennungsvorgang echte cancerogene Verbindungen frei werden, die ihrerseits der Entartungsbereitschaft Vorschub leisten, ist bisher in vivo nicht bewiesen. Die meist

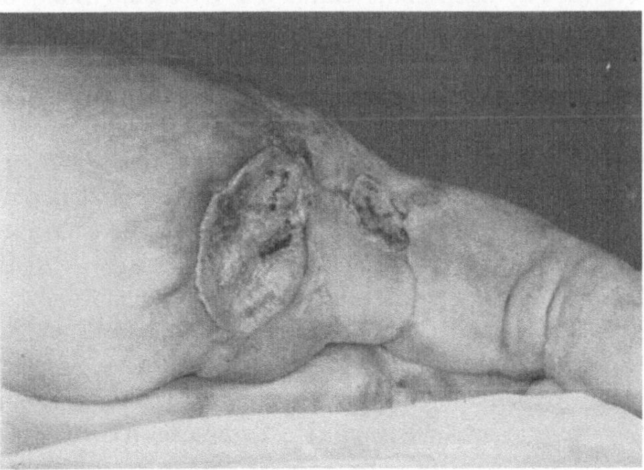

Abb. 77. Brandnarbenkrebs der rechten Gesäßseite bei 60jähriger Frau. Patientin war im Alter von 2 Jahren durch einen explodierenden Spirituskocher verletzt worden

sehr lange Latenzzeit spricht gegen einen derartigen Modus oder doch nicht für eine sehr starke Cancerogenität der Verbrennungsprodukte oder deren hohe Konzentration. Wichtiger scheint uns die Tatsache der dauernden mechanischen Alteration, die sicherlich durch die erwähnte gesteigerte Schrumpfungsneigung solcher Regenerate noch zusätzlich ungünstig beeinflußt wird. In Abb. 77 ist ein Brandnarbenkrebs wiedergegeben, der sich 48 Jahre nach der Verletzung entwickelt hat. Aus der Vorgeschichte sind folgende Daten bemerkenswert:

Die bei der Aufnahme 60jährige Frau R. F. hatte als zweijähriges Kind bei der Explosion eines Spirituskochers ausgedehnte Verbrennungen an beiden Oberschenkeln erlitten. Der weitere Verlauf war durch dauernde Ulcerationen vor allem an der Beugeseite des rechten Oberschenkels gekennzeichnet. 48 Jahre nach der Verletzung entstand dort ein verhornendes Plattenepithelcarcinom.

Auch hier ist der Zusammenhang zwischen Trauma und späterer maligner Entartung nicht zu verkennen. Die lange Latenzzeit spricht dafür, daß unspezifische Faktoren am Werke waren, die erfahrungsgemäß ihre Zeit brauchen, bis die Manifestation eintritt. Die hier wirkenden chronischen Reize sind nicht allein in der Gewebszerstörung und dabei etwa freiwerdenden Carcinogenen zu sehen, sondern ebensosehr in der mechanischen Beanspruchung der entstandenen Narbe. Bereits A. v. WINIWARTER hat darauf hingewiesen, daß ein solches Geschehen mit dem adaequaten Trauma seinen Anfang nimmt, sich in Form chemischer Noxen und mechanischer Reize fortsetzt und in der malignen Entartung seine Vollendung findet.

Von den einmaligen Verbrennungen sind jene Hitzeschäden zu trennen, die einer langdauernden und intensiven Einwirkung von strahlender Wärmeenergie entsprechen. Die Folge davon sind Hautkrebse bei Heizern und Angehörigen verwandter Berufsgruppen. Ein solches Beispiel ist die auf Tafel I in Abb. e dargestellte Beobachtung. Außer der einmaligen, unfallbedingten Verbrennung beider Beine hat hier die fortdauernde berufliche Exposition sicherlich eine fördernde cocarcinogene Rolle gespielt. Mitunter verläuft nach hoher einmaliger Hitzeeinwirkung das Krebswachstum besonders schnell. G. ARNDT berichtet von 100 Krebsfällen nach Verbrennungen, darunter 18, denen sich der Krebs fast unmittelbar an die Verbrennung anschloß.

Solche Beobachtungen fallen ganz und gar aus dem Rahmen dessen, was wir über die Spontankrebse und auch über die Berufskrebse aus cancerogener Ursache wissen. Es muß dann immer die Frage geprüft werden, ob die Hitzeschädigung nicht auf ein bereits in Entartung begriffenes Gewebe getroffen ist und realisierend oder beschleunigend gewirkt hat. Unter diese Gruppe fallen Krebse, die sich nach H. STAUFFER innerhalb weniger Tage oder Wochen nach dem Trauma entwickelt haben. Auffallen muß, daß diese Tumoren vorzugsweise bei älteren Menschen und vor allem im Gesicht auftreten. W. SCHÖNFELD hat in diesem Zusammenhang auf die Praeexistenz seniler Hyperkeratosen hingewiesen, die man als fakultative Praecancerose ansehen muß. Im Experiment haben wir allerdings gefunden, daß dem Deelman-Effekt analoge Vorgänge nur auszulösen sind, wenn ein bereits bestehender Krebs durch eine thermische Noxe alteriert wird (Th. BECKER, J. SCHREITTER). Fälle mit einer auffallend kurzen Latenzzeit müssen also bei der Erörterung des ursächlichen Zusammenhanges von Geschwulst und Trauma weitgehend ausscheiden. Sie haben jedoch einiges versicherungsrechtliches Interesse.

Um auf die Klinik der kurzfristig auftretenden Brandkrebse zurückzukommen, ist festzustellen, daß selbst für hochwirksame Cancerogene eine Zeit von Wochen oder Monaten zu kurz ist, um an einem gesunden Gewebsverband einen malignen Tumor entstehen zu lassen. K. H. BAUER und B. FISCHER-WASELS schätzen die mittlere Latenzzeit auf 30 Jahre. Zu der Frage nach der Art des Vorganges muß man zwischen Distanzwirkung und Kontaktwirkung der Hitze unterscheiden. Im Falle der Distanzwirkung wird das Strahlenquantum direkt an das Substrat gebracht, während bei der Kontaktwirkung die Hitze über verschiedene Medien fortgeleitet dem Gewebe Energie zuführt. In beiden Fällen ist das Ergebnis eine Frage der Intensität. Demnach scheint die Dauerwirkung kleinerer Distanzdosen zu einer Verkürzung der Latenzzeit zu führen. Nach G. ARNDT kommt auf 1000 Krebse ein Brandnarbenkrebs. Bei seinen Fällen handelte es sich histologisch um verhornende Plattenepithelcarcinome.

### b) Der Erfrierungsnarbenkrebs

In ihrer biologischen Wirkung vermögen Hitze- und Kälteschäden gleichartige Bilder zu erzeugen. Das hat dazu geführt, die Stadieneinteilung beider einander anzugleichen. Intensive Kälteeinwirkung zeigt sich ohne weiteres befähigt, auch tiefreichende Gewebszerstörungen hervorzurufen. Derartige Defekte sind dadurch ausgezeichnet, daß sie eine schlechte Heilungstendenz haben und dazu neigen, im Narbenregenerat Ulcerationen entstehen zu lassen. Ob den bei der Kälteeinwirkung entstehenden Zerfallsprodukten cancerogene Eigenschaften zukommen, ist ebenso fraglich, wie das für die Rösttoxine unbewiesen ist.

Im Jahre 1960 haben wir eine Beobachtung veröffentlicht, die als Narbenkrebs nach Erfrierung für diese Gruppe nicht ganz repräsentativ war, weil sie sich mit einer Lähmung kombinierte. Der bei der Aufnahme 51jährige P. A. hatte im Jahre 1917 einen Oberschenkeldurchschuß erlitten. Gleichzeitig zog er sich eine Erfrierung des linken Fußes zu, die mit Defektbildung an der Ferse narbig ausheilte. Nach 25 Jahren trat an dieser Stelle eine Ulceration auf, die 4 Jahre später als verhorntes Plattenepithelcarcinom verifiziert wurde.

Der Zusammenhang zwischen Verletzung und maligner Entartung war zwar gegeben, es war aber nicht zu übersehen, daß die Cocarcinogenese einen Komplex von verschiedener Wertigkeit darstellte. In erster Linie war die Erfrierung als ursächlich für den Gewebsdefekt zu berücksichtigen. Zu erwägen war ferner, wie weit primäre Durchblutungsstörungen an ihrem Entstehen beteiligt waren. Diese Frage ließ sich auf dem Wege der Rekonstruktion so beantworten, daß die Beine 29 Jahre später keine Zeichen gestörter peripherer Durchblutung erkennen ließen. Der gleichzeitig bestehenden Peronaeuslähmung kommt ursächlich ebenfalls keine Bedeutung zu, eine unterstützende Wirkung kann man ihr aber nicht absprechen, da sie sicherlich zu einer Fehlbelastung des Fußes geführt hat. Gewisse Analogien zu der auf Seite 95 zitierten Beobachtung von A. DIETRICH sind unverkennbar. Das lange freie Intervall spricht jedoch dafür, daß die primäre Gewebsschädigung durch Kälteeinwirkung im Sinne der Defektbildung genügt hat, das Substrat richtungweisend zu beeinflussen.

Eine weitere Beobachtung betrifft den bei der klinischen Aufnahme 66jährigen S. E., der sich 1915 im Alter von 19 Jahren eine Erfrierung 3. Grades am rechten Vorfuß zuzog. Die damals durchgeführte Versorgung durch Exartikulation im Chopartschen Gelenk ergab einen gut belastungsfähigen Stumpf. Allerdings bildeten sich an seiner Vorderfläche immer wieder trophische Ulcera, die in den letzten 10 Jahren nicht mehr heilten. Zunehmende Stumpfbeschwerden führten den Patienten in die

Klinik. Es zeigte sich der in den Abb. 78 und 79 wiedergegebene Befund. Eine Probeexcision aus dem unteren Ulcus ergab ein verhorntes Plattenepithelcarcinom mit Übergreifen auf den Knochen und Destruktion desselben.

Auch in diesem Falle besteht ein ursächlicher Zusammenhang zwischen Verletzung und späterer maligner Entartung im Bereich der Schädigung. Periphere Durch-

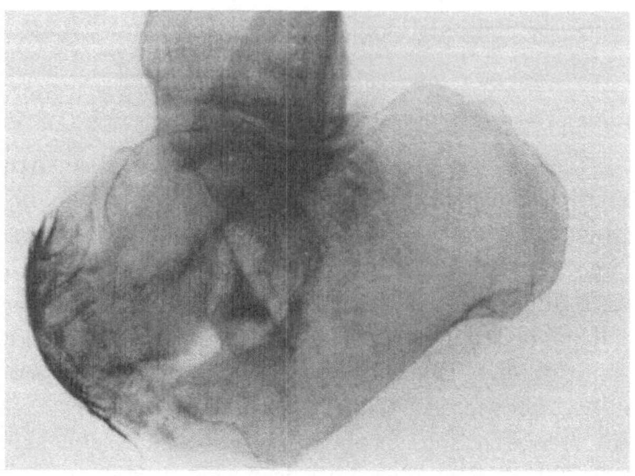

Abb. 78. Zustand nach Exartikulation des rechten Vorfußes im CHOPARTschen Gelenk nach Erfrierung III. Grades im Alter von 19 Jahren. 43 Jahre später hatte sich an der Vorderfläche des Stumpfes im Bereiche alter Ulcerationen ein Narbenkrebs entwickelt

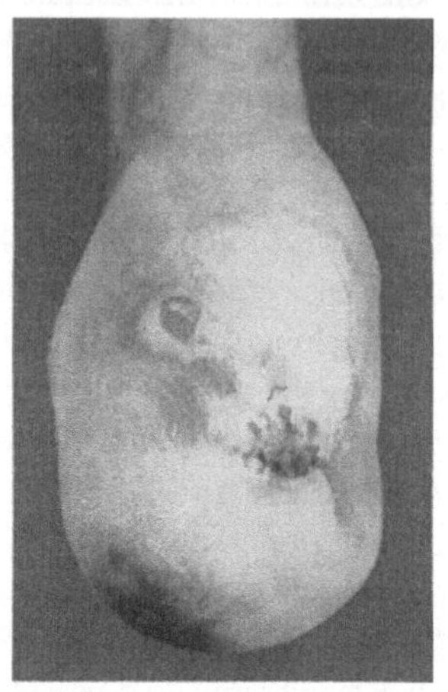

Abb. 79. Zustand nach Exartikulation nach CHOPART wegen Erfrierung (s. Abb. 78) mit Narbenkrebs auf der Vorderseite des Stumpfes

blutungsstörungen waren insofern als wesentliche Komponente auszuschließen, als sie bei einem 19jährigen ohnehin selten sind und die Gefäßsituation auch 46 Jahre später altersentsprechend war. Sicherlich hat die Lokalisation dazu beigetragen, die Entartung zu begünstigen. Die ständige Belastung des Stumpfes auf der dem Cuboid zugewendeten und subluxierten Gelenkfläche des Calcaneus und die straffe Verbindung der Weichteilnarbe mit der knöchernen Unterlage sind darauf nicht ohne Einfluß geblieben. Es sind also physikalische Kräfte wirksam geworden, die coadjunktiv die maligne Entartung der Narbe an einer Stelle gefördert haben, die bei völlig gesunden Verhältnissen kaum zur Krebsentstehung disponiert.

### 3. Elektrische Noxen

Abgesehen von der Allgemeinwirkung, die der elektrische Strom beim Durchgang durch den Organismus hervorruft, stehen die lokalen Schäden im Vordergrund des Interesses. Das Ausmaß ihrer Tiefenwirkung ist eine Funktion aus Stromstärke, Spannung und dem Widerstand, den das Gewebe dem Stromfluß entgegensetzt. Was die Elektroschäden den thermischen vergleichbar macht, ist die zerstörende Wirkung der Jouleschen Wärme. Dementsprechend finden wir analoge Stadien und das hier besonders vordergründige Verhalten im Sinne einer herabgesetzten Heilungstendenz. Hinzu kommen funktionell ungünstige Narbenregenerate mit der Neigung zur Ulceration. Wiederum finden wir auch hier die Voraussetzungen zu maligner Entartung. Als Beispiel dafür sei der Fall des 61jährigen M. G. erwähnt, der 29 Jahre nach einem Starkstromunfall in der danach an der Austrittsstelle des Stromes entstandenen Narbe an der rechten Fußsohle ein Plattenepithelcarcinom bekam. Der ursächliche Zusammenhang zwischen Verletzung und maligner Entartung ist auch hier gegeben. Sicherlich besteht er nicht darin, daß man dem Strom spezifisch cancerogene Eigenschaften beimessen müßte. Der Vorgang der Cocarcinogenese unspezifischer Faktoren setzt sich aus der als Gewebe minderwertigen Narbe, mechanischen Zugkräften und der ständigen Belastung durch das Körpergewicht zusammen (Abb. 80).

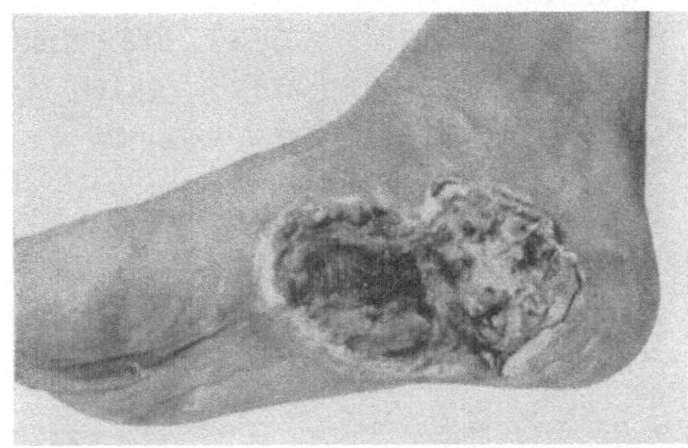

Abb. 80. 61jähriger Mann, 29 Jahre nach einer Starkstromverletzung der rechten Fußsohle hat sich im Bereich eines chronisch rezidivierenden Ulcus ein Plattenepithelcarcinom entwickelt

### 4. Aktinische Noxen

Schäden durch ionisierende Strahlen vom Wellencharakter oder korpuskularer Qualität pflegt der menschliche Organismus, abgesehen von Reaktorunfällen, nicht in einer Weise ausgesetzt zu werden, die man mit einem Unfall identifizieren könnte, es sei denn, man wolle dem Einsatz von nuklearen Sprengstoffen mit diesem konventionellen Begriff eine Legitimation verschaffen. Die Lehren, die auch für unser Thema daraus resultieren, besagen indessen, daß im Überlebensfalle selbst massive Strahlenwirkung erst nach Jahren zur malignen Entartung der geschädigten Gewebe führt. Daß ionisierende Strahlen überhaupt die Entstehung bösartiger Geschwülste auslösen können und echte cancerogene Qualität besitzen, ist im Experiment, an den Berufskrebsen und in der Klinik längst bewiesen. Es handelt sich aber ausschließlich um die Folgen wiederholter Exposition. Das einfachste bereits erwähnte Beispiel sind Hautkrebse bei Menschen, die der jahrelangen Einwirkung des Sonnenlichts ausgesetzt sind. Ferner rechnen hierzu die malignen Tumoren, die sich aus dem dauernden Umgang mit Röntgenstrahlen oder radioaktiven Substanzen ergeben, und endlich solche, die aus der therapeutischen Notwendigkeit hoher Strahlenbelastung der Haut entstehen. Das in Tafel I auf Abb. f dargestellte Narbencarcinom ist 10 Jahre nach der Radiotherapie eines Pigmentnaevus im Bestrahlungsareal entstanden. Auf Grund ihrer biologischen Wirkung müssen wir sie zu den penetrierenden Noxen zählen. Sie spielen im Rahmen des Unfallbegriffs keine wesentliche Rolle. Dagegen sind sie geeignet, einer Verletzung zusätzlich cancerogene Faktoren aufzupfropfen, wie folgendes Beispiel zeigt:

Der bei der Aufnahme 64jährige K. L. hatte im Jahre 1916 einen Schußbruch des rechten Unterschenkels erlitten. Seitdem bestand über der Tibiakante ein chronisch rezidivierendes Geschwür, das im Jahre 1924 röntgenbestrahlt wurde (Dosis nicht mehr zu ermitteln). Ein Jahr blieb der Defekt geschlossen, bestand dann aber, abgesehen von kurzen Remissionen, bis zum Jahre 1961. Seit dieser Zeit nahm das Ulcus an Größe zu und verursachte Schmerzen. Die Probeexcision ergab ein schwach verhorntes Plattenepithelcarcinom. Die Röntgenaufnahme der Abb. 81 zeigt, daß der maligne Tumor weit in den Knochen der Tibia eingedrungen ist. Sicherlich ist die Bestrahlung des posttraumatischen Ulcus für den Verlauf nicht gleichgültig gewesen. Allerdings brachte das traumatogene Ulcus auch von sich aus die Potenzen zur Entartung mit.

Der Zusammenhang zwischen Verletzung und späterer Entartung läßt sich auch in diesem Falle nicht übersehen. Vergleicht man ihn mit der auf Seite 100 geschilderten Beobachtung, bleibt der Zusammenhang auch ohne das Faktum der Röntgenbestrahlung gewahrt. Die Zeit von 46 Jahren entspricht einem Intervall, das der unspezifischen Wirkung entzündlicher und infektiöser Reize durchaus angemessen ist. Will man in diesem Falle den Röntgenstrahlen einen Wert beimessen, so kann er nur im Sinne einer Cocarcinogenese gesehen werden.

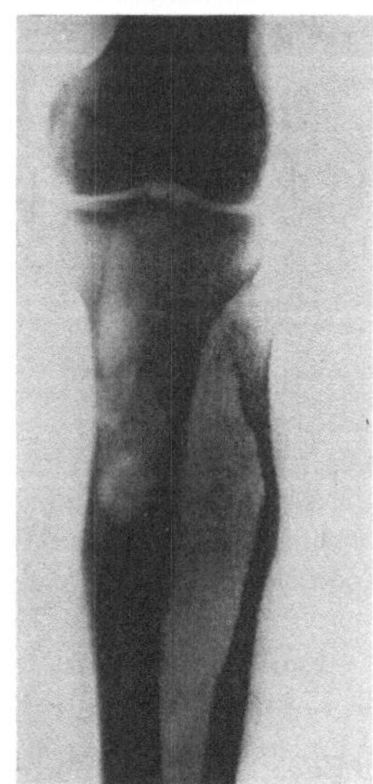

Abb. 81. Zustand nach Schußbruch des rechten Unterschenkels mit chronischer Ulceration. Von dieser ausgehend, hatte sich ein Plattenepithelcarcinom entwickelt, das, auf den Knochen übergreifend, zu teilweiser Zerstörung desselben geführt hat (Mann, 64 Jahre alt), Intervall von 46 Jahren. 8 Jahre nach der Verwundung wurde ein Narbenulcus der vorderen Tibiakante ergebnislos röntgenbestrahlt. Die Strahlenwirkung muß hier als cocarcinogener Faktor berücksichtigt werden.

## B. Carcinome als Folge chemischer Schädigung

Auch bei den Schäden durch chemische Noxen handelt es sich vorwiegend um solche, die durch deren chronische Einwirkung entstehen. In dieses Gebiet gehören die meisten spezifischen Cancerogene, deren Effekt als Ursache zahlreicher berufsbedingter Krebse unbestritten ist.

Die hier jedoch zur Debatte stehenden Schäden sind zwar nicht cancerogener Art, wohl aber können sie den Sachverhalt eines Unfalls erfüllen, wenn sie einmalig und kurzfristig zur Wirkung gelangen. Solches trifft vor allem auf die Verätzungen mit Säuren und Laugen in hoher Konzentration zu. Eine spezifische Wirkung im cancerogenen Sinne kann man diesen Agentien keinesfalls unterlegen.

### a) Carcinome als Verätzungsfolge

Die Voraussetzungen, deren Erfüllung wir für die Anerkennung eines unfallbedingten malignen Tumors verlangen, werden von den Carcinomen, die auf dem Boden von Verätzungsnarben entstehen, in idealer Weise erfüllt. Ihre Entstehung gleicht sich der von Spontantumoren so weit an, daß fast identische Vorgänge ablaufen. In besonderem Maße trifft das für bestimmte Lokalisationen, etwa im Oesophagus, zu. Hier haben wir die Stenose, die Stauung, die chronische Entzündung, verbunden mit Infektion, Sekretverhaltung und mechanischer Alteration. Wie bereits erwähnt, entsteht ein bestimmter Prozentsatz aller Oesophaguscarcinome auf diesem Boden, dem zwar eine gewisse Praedisposition immanent ist, der dennoch aber in der Lokalisation die Stellen physiologischer oder pathologischer Engen bevorzugt. Das folgende Beispiel (Abb. 82 und 83) steht für viele ähnliche.

Die 60jährige G. F. zog sich im Jahre 1935 eine Verätzung der Speiseröhre mit Natronlauge zu. Sie hat sich seit dieser Zeit regelmäßig selbst bougiert. Im Jahre 1960 war eine Stenose entstanden, die von der unteren Hälfte des Oesophagus bis zur

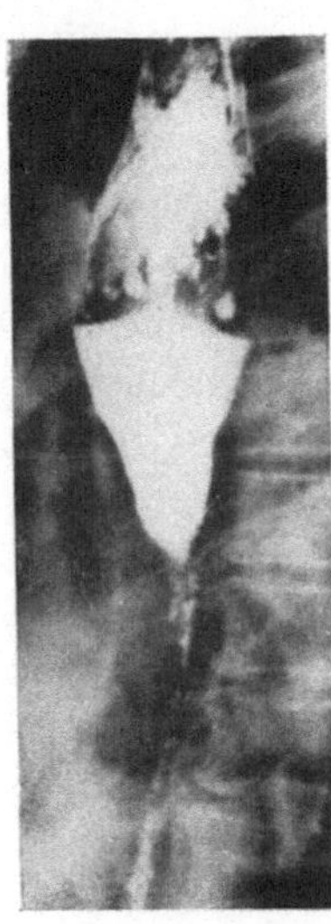

Abb. 82. Oesophagus-Carcinom nach Natronlaugenverätzung vor 25 Jahren. Die seit dieser Zeit bestehende Striktur hat zu einer Dilatation der praestenotischen Oesophagusabschnitte geführt

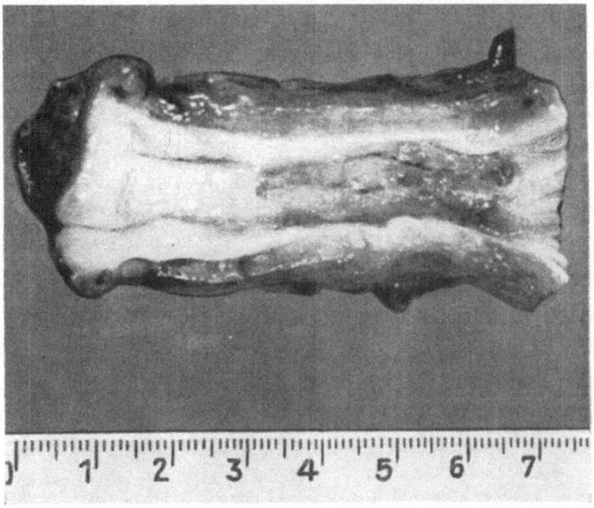

Abb. 83. Operationspräparat zu Abb. 82. Das Carcinom ist noch auf die Schleimhaut und die Submucosa beschränkt; trotz der Schrumpfung des Präparates ist auch hier noch die praestenotische Erweiterung erkennbar

Cardia reichte. Inmitten dieses Bezirkes zeigten sich erhebliche Defekte, die den Verdacht auf ein Narbencarcinom nahelegten. Die histologische Untersuchung ergab ein Plattenepithelcarcinom.

Das hier bestehende Intervall von 25 Jahren fügt sich zwanglos in die Kenntnis dessen an, was wir über die Entstehung von Narbencarcinomen und auch über die Entwicklung von Spontantumoren wissen. Selbst bei Berücksichtigung praedisponierender Faktoren ist der Zusammenhang zwischen Verletzung und Geschwulstentstehung nicht zu übersehen. Spezifische Faktoren sind hier mit Sicherheit nicht im Spiel gewesen, dagegen aber ein einwandfrei nachzuweisendes penetrierendes Trauma.

### b) Frühcarcinome als Verätzungsfolge

Gelegentlich kommen Fälle zur Beobachtung, die innerhalb kurzer Zeit nach einer Verätzung zu einem Carcinom an der Verletzungsstelle führen. Stets sind das Agens Chemikalien, die in heißem Zustand auf Haut oder Schleimhäute gelangen. Die meist umschriebenen Verätzungen 2. oder 3. Grades zeichnen sich durch den Mangel jeder Heilungsbereitschaft aus. Der Vorgang der malignen Entartung läuft auf diesem Substrat innerhalb weniger Wochen ab und steht so offensichtlich im Gegensatz zu allen Erfahrungen, die die Carcinogenese als ein protrahiertes, sich über Jahre erstreckendes Geschehen kennzeichnen, daß man sich fragen muß, ob hier spezifische Kräfte am Werk sind. Da es sich bei den in Frage kommenden Substanzen keinesfalls um Cancerogene handelt, kann man ihnen einen ursächlichen Wert nicht zubilligen. Zweifellos aber besitzen sie eine erhebliche realisierende Bedeutung. Untersucht man die Vorgeschichte und die Unfallsituation näher, treten die eigentlichen Zusammenhänge hervor. Niemals handelt es sich um Gelegenheitsverletzungen, sondern um solche, die sich im engen Zusammenhang mit der beruflichen Tätigkeit ereignen. Betroffen sind vorwiegend Arbeiter der chemischen und der Elektroindustrie. Auch handelt es sich um ältere Personen, die jahrelang im gleichen Betrieb beschäftigt und den gleichen Noxen ausgesetzt waren. Hieraus ergeben sich nun die eigentlichen Zusammenhänge, indem der Umgang mit ätzenden Substanzen im Laufe der Zeit Haut und Schleimhäute im Sinne einer Praecancerose oder gar eines carcinoma in situ vorbereitet. Die als Unfall zu bewertende Verletzung trifft also ein praeformiertes Substrat, dessen endgültige Umwandlung in einen echten Krebs nur wenig Zeit beansprucht oder bereits vollzogen ist. Als Beispiel dafür möge folgende Beobachtung dienen:

Der bei der Aufnahme 52 Jahre alte O. G. war seit 30 Jahren in einem Chemiebetrieb beschäftigt. Seine Tätigkeit bestand im Abfüllen von Säuren und Laugen. 8 Wochen vor der Aufnahme hatte er sich die rechte Hand mit heißer Natronlauge verätzt. Besonders betroffen war die Streckseite des Mittelfingers. Die Heilung der Verätzungen 1. und 2. Grades nahmen 4 Wochen in Anspruch. Lediglich am 3. Finger blieb über der Grundphalanx ein tieferer Defekt bestehen, aus dem sich im Laufe der nächsten 4 Wochen ein Geschwür mit wallartig erhabenen Rändern entwickelte. Der den Patienten seit dem Unfall behandelnde Arzt überwies ihn zur Probeexcision. Diese ergab ein schwach verhornendes Plattenepithelcarcinom (Abb. 84). Die sich hier unter den Augen des behandelnden Arztes entwickelnde Krebsgeschwulst erfüllt demnach nicht die Voraussetzungen, die zur Anerkennung des ursächlichen Zusammenhanges mit dem Unfall erfüllt sein müssen. Kein ersichtlicher Grund spricht dafür, daß hier eine Ausnahme von der sonst gültigen Regel statthaft wäre, die besagt, daß auch beim Einwirken echter Cancerogene Jahre bis zur Manifestation vergehen müssen. In der Tat bestanden auch bei diesem Patienten Hyperkeratosen an beiden Händen, verbunden mit einem chronischen Ekzem. Daß für den Patienten versicherungsrechtliche Ansprüche aus einer Berufskrankheit bestehen, bedarf keiner

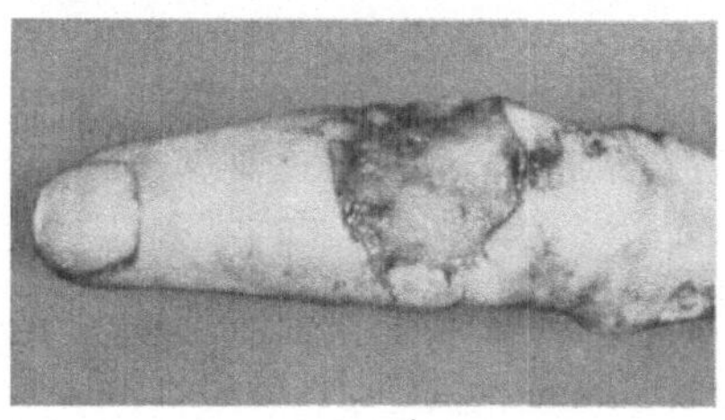

Abb. 84. Mittelfinger der rechten Hand nach Verätzung durch heiße Natronlauge. Unfall in einem Chemiebetrieb 8 Wochen zuvor. In dieser Zeit hat sich ein Plattenepithelcarcinom entwickelt. Der Verletzte war 30 Jahre in einem Chemiebetrieb tätig. Eine Vorschädigung der Haut hat mit Sicherheit bestanden (Mann, 52 Jahre alt)

besonderen Bestätigung. Ohne Zweifel sind die Hyperkeratosen und das chronische Ekzem berufsbedingt, und die Entscheidung im Sinne der Berufskrankheit stellt die selbstverständliche Konsequenz dar. Wenn diese letztlich aus beliebigem Anlaß in die maligne Entartung mündet, wird dadurch der ursächliche Zusammenhang nicht aufgehoben. Das ändert andererseits aber nichts an der Forderung, nur solche Krebse als primär unfallbedingt anzusehen, die sich auch tatsächlich an das Vorbild der Cancerogenese halten und Anlaß, Intervall und Manifestation in angemessenen Relationen erscheinen lassen.

### c) Carcinome als Folge des Zusammenwirkens von Verletzungen und anderen Schäden

Wie bereits festgestellt, ist es nicht die Verletzung als solche, die ursächlich für einen später entstehenden Krebs verantwortlich zu machen wäre. Das trifft besonders für die mechanischen Läsionen zu, deren Komplikationen erst das Gewebe auf die maligne Entartung vorbereiten. Solche Komplikationen sind in erster Linie die akute und die chronische unspezifische Infektion. Es ist kein weiter Schritt von ihnen bis zu den spezifischen Infektionskrankheiten, die sich am Verletzungsort ansiedeln und ihrerseits dazu beitragen können, den Status der ständigen Alteration zu unterhalten. Zweifellos sind sie nicht geeignet, spezifisch cancerogen zu wirken. Das Nebeneinander von Krebs und Tuberkulose zeigt, daß eine Koexistenz nicht ausgeschlossen ist.

Gehen wir aber von der Annahme aus, daß der Krebs vorwiegend ein Produkt unspezifischer chronischer Reize ist, so gliedern sich auch die spezifischen Infekte in dieses Bild ein, ohne daß es dazu großer Konstruktion bedürfte. Weitere die Entzündung unterstützenden Faktoren sind vor allem in therapeutischen Maßnahmen mannigfacher Art zu sehen. K. Link hat das an einem Fall demonstriert und folgende Komponenten aufgeführt, die zur Behandlung eines Geschwürs am Unterschenkelamputationsstumpf im Laufe der Zeit zur Anwendung kamen: Philominsalbe, Unguentolansalbe, Rivanollösung, Granugenpaste, Lebertransalbe, Borsalbe, Zinksalbe, essigsaure Tonerde, Boluphenpuder, Desitinsalbe, Protargolsalbe, Lyssiasalbe, Scharlachrotsalbe, Perusalbe, Prontosilsalbe, Wismutpuder, Vasenolpuder, Formaldehydlösung, Kupfersulfatlösung. Sicherlich sind sie in der besten Absicht verordnet und angewendet worden. Wenn es dabei etwas zu beanstanden gibt, dann ist es die Indikation, die häufig wesentliche Gesichtspunkte unbeachtet läßt. Was man bei vielen unfallbedingten Krebsen findet, ist die Tatsache, daß sich primär eine Fistel entwickelt hat, die man nun in jahrelanger Arbeit zu beeinflussen versucht. Dabei wird meist übersehen, daß jede Fistel ihre Ursache hat und man sie nur beseitigen kann, wenn man eben diese Ursache behebt. Dabei sind wir uns dessen wohl bewußt, daß es bisweilen sehr schwierig, ja unmöglich sein kann, einer traumatogenen Fistel Herr zu werden. Ein solches absolutes Hindernis kann sich aus den topographischen Verhältnissen ergeben. Diese Feststellung ändert jedoch nichts an der Binsenwahrheit, daß nur die kausale Therapie eine Fistel beseitigen kann. Meist sind es Sequester, die den Vorgang unterhalten, und erst ihre Beseitigung schafft die Voraussetzung zur Heilung. Deshalb ist jede symptomatische Therapie von vorn herein zum Mißlingen verurteilt, ja sie kann sogar dazu beitragen, die Syncarcinogenese maßgeblich zu fördern. Die soeben aufgeführte Skala ließe sich beliebig erweitern, und es sind nicht immer indifferente Mittel, die zur Anwendung gelangen. Das gilt für die Röntgen- und Radiumstrahlen in besonderem Maße. Aber auch die granulationsfördernden oder ätzenden Pasten sind sicherlich auf die Dauer nicht ungefährlich. Ähnliches trifft für Bestrahlungen mit künstlicher Höhensonne, für Quecksilber- und Teerpinselungen zu. Sie sind von sich aus nicht cancerogen, und auch die Röntgen- oder Radiumtherapie erfolgt meist nur mit unterschwelligen Dosen. Dennoch sind sie geeignet, den Zustand fortdauernder Gewebsalteration aufrecht zu erhalten und damit wesentlichen Anteil an der Cancerogenese zu nehmen.

Die Verletzung ist das Primäre im Ablauf des Geschehens, und wenn man ihr auch keine kausale Bedeutung zubilligen kann, so doch die, als Anlaß wirksam geworden zu sein. Das ist der Fall, wenn Regionen betroffen sind, die zuvor unversehrt waren und die nicht mit solchen Lokalisationen und Organen identisch sind, deren überwiegende Neigung zur spontanen malignen Entartung offensichtlich ist.

Der ursächliche Zusammenhang im Sinne des auslösenden Moments ist also auch zwischen solchen Traumen und Malignomen gegeben, deren Entstehung durch zusätzliche spezifische oder unspezifische Faktoren gefördert oder beschleunigt wurde.

## Zusammenfassung

Überblicken wir noch einmal, was in diesem Kapitel über Krebs und Unfall gesagt wurde, so treten folgende Punkte hervor. Der Zusammenhang zwischen einem von außen den Körper treffenden Ereignis und der späteren malignen Entartung kann nur so gesehen werden, daß jenes den Anlaß darstellt. Mangels Kenntnis echter kausaler Faktoren scheint es uns angängig, Anlaß und Ursache hier insofern zu identifizieren, als das eine ohne das andere nicht denkbar ist. In Analogie zu den Spontankrebsen des Menschen muß auch bei den traumatogenen Tumoren die fortdauernde Entzündung und die ständige Gewebsalteration als eigentliche Ursache für die maligne Entartung angesehen werden. Im Falle einer Verletzung bildet diese jedoch den Ausgangspunkt und die Grundlage für das weitere Geschehen und damit den Beginn der Kausalkette. Das alles hat aber eine Verletzung zur Voraussetzung, die — ob sie Haut oder Schleimhaut betrifft — im Falle des Krebses immer penetrierend sein muß. Nur so ist sie befähigt, die Grundlage für Komplikationen abzugeben, die letztlich in der malignen Entartung gipfeln. Sie muß von sich aus oder vom Organ her Bedingungen erfüllen, ohne deren Existenz die erwähnten Komplikationen nicht eintreten können. Solche Bedingungen finden wir bei starken Gewebszerstörungen, bei komplizierten Frakturen oder auch dann, wenn Körperhöhlen oder Hohlorgane eröffnet oder Fremdkörper eingesprengt werden, wenn ausgedehnte Narben der ständigen und unangemessenen mechanischen Beanspruchung ausgesetzt sind oder eine primär bestehende Mangeldurchblutung des verletzten Gewebes eine Spontanheilung verhindert. Sind die Voraussetzungen für solche Komplikationen nicht gegeben, dann fehlt dem Gewebe der wichtigste Impuls zur Entartung. Deshalb finden wir nach primär verheilten Verletzungen ebenso wenige Carcinome, wie das nach operativen Eingriffen mit aseptischen Wundverhältnissen und Primärheilung der Fall ist. Wenn jemals in einem chirurgischen Operationsgebiet ein Krebs entsteht, dann ist immer eine Komplikation, meist in Form einer Fistel, nachweisbar.

Sowohl im Schrifttum als auch im eigenen Krankengut haben wir keinen Fall gefunden, der ein nichtpenetrierendes, stumpfes Trauma mit späterer maligner krebsiger Entartung in Zusammenhang bringen ließe. Ein solcher Vorgang erscheint uns auch deshalb unwahrscheinlich, weil hierbei die wesentliche Voraussetzung des Hinzutretens komplizierender Entzündungen und Infektionen fehlt. Es versteht sich, daß ein ursächlicher Zusammenhang auch nur dann diskutabel ist, wenn die zeitlichen Voraussetzungen gewährleistet sind, das heißt, Jahre seit der Verletzung vergangen sind, bis es zur Manifestation des Krebses kommt. Im Kapital über die Begutachtung werden wir auf diese Fragen noch eingehen müssen.

## Schrifttum


Albert, E., Verh. Dt. Orthop. Ges. Beilageheft **93**, 263 (1960).
Arndt, G., Bruns' Beitr. klin. Chir. **157**, 305 (1933).
Bartel, M., Zschr. Alternsforsch. 16, 317 (1963); 17, 15 (1963).
Bauer, K. H., Das Krebsproblem. Berlin/Göttingen/Heidelberg 1963.
–, u. E. K. Frey, in: Handb. d. ges. Unfallhk., Bd. II v. Bürkle de la Camp u. P. Rostock. Stuttgart 1955.
Becker, Th., Dt. Gesd.wes. **12**, 1039 (1957).
–, Zbl. Chir. **85**, 946 (1960).
Benedict, E. B., Surg. Gyn. Obstetr. **53**, 1 (1931).
Bereston, E. S., u. Ch. Ney, Arch. Surg. **43**, 257 (1941).
Black, E., Brit. J. Cancer **6**, 12 (1952).
Bowers, R. F., u. J. M. Young, Arch. Surg. **80**, 564 (1960).
Büngeler, W., u. K. Kloos, in: Das ärztl. Gutachten im Versicherungswesen, Bd. I v. A. W. Fischer, R. Herget u. G. Molineus. München 1955.
Cervenansky, J., P. Kossey u. B. Skrovina, Vortrag 14. Int. Coll. of Surgeons. Wien 1964.
Dietrich, A., Krebs im Gefolge des Krieges. Stuttgart 1950.
–, Mschr. Unfallhk. **57**, 1 (1954).
Fenster, E., Tumor und Unfall. Stuttgart 1937.
Fischer-Wasels, B., in: Handb. d. ärztl. Begutachtung. Leipzig 1931.
Frühwald, R., Zbl. Haut-Geschl.krkh. **15**, 409 (1925).
Gertler, W., Zbl. Haut-Geschl.krkh. **63**, 350 (1949).
Gillis, L., u. S. Lee, J. Bone Surg., Am. Ed.-Brit. Ed. **33**-B 167 (1951).
Gruber, G., Mschr. Unfallkh. **50**, 73 (1943).
Guth, G., Dt. Gesd.wes. **12**, 1037 (1957).
Hawkins, C., zit. nach Benedict, E. B.
Heidemann, K. J., Zbl. Chir. **85**, 1914 (1960).
Hellner, H., Fortschr. Röntgenstr. **49**, 109 (1934).
–, Bruns' Beitr. klin. Chir. **168**, 538 (1938).
–, Die Knochengeschwülste. 2. Aufl. Berlin/Göttingen/Heidelberg 1950.
Herzog, G., in: Handb. d. spez. path. Anat. u. Histol., Bd. IX, v. Henke-Lubarsch. Berlin 1937.
Jaffe, H. L., Tumors and Tumorous Concitions of the Bones and Joints. Philadelphia 1958.
Keil, E., Krebsarzt **12**, 266 (1957).
Lauche, A., in: Handb. d. spez. path. Anatu. Histol., Bd. IV/T 3, Berlin 1937, u. Bd. IX/T 4, Berlin 1939.
Link, K., Mschr. Unfallhk. **62**, 388 (1955).
Lockhart-Mummery, J. B., u. C. Dukes, Surg. Gyn. Obstetr. **46**, 591 (1928).
McAnally, A. B., u. M. B. Dockerty, Surg. Gyb. Obstetr. **88**, 87 (1949).
Marjolin, zit. nach Benedict, E. B.
Marks, K. L., u. W. L. Turner, Brit. J. Surg. **38**, 206 (1950).
Melczer, N., Praecancerosen und primäre Krebse der Haut. Budapest 1961.
Mittermeier, H., Münch. med. Wschr. **101**, 1182 (1959).

Nobl, G., Zbl. Haut-Geschl.krkh. **7**, 370 (1923).
Pitzler, K., Habilitationsschrift. Jena 1964.
Sauerbruch, F., Die Chirurgie der Brustorgane. Berlin 1930.
Schad, M., Zschr. Krebsforsch. **32**, 43 (1930).
Scheibe, F. W., Zbl. Chir. **73**, 1129 (1948).
Schiewe, R., im Druck.
Schönfeld, W., Lehrb. d. Haut- u. Geschl.-Krankh. Stuttgart 1957.
Schreitter, J., Diss. Leipzig 1957.
Sigg, K., Varicen, Ulcus cruris und Thrombose. Berlin 1958.
Stauffer, H., Zschr. Krebsforsch. **28**, 418 (1929).
Werner, R., Zschr. Krebsforsch. **32**, 599 (1930).
Wiesner, H., Zbl. Chir. **79**, 271 (1954).
Winniwarter, A. v., Beiträge zur Statistik der Carcinome. Stuttgart 1878.
Winter, L., u. S. Papp, Die Osteomyelitis und ihre Behandlung. Jena 1964.

# X. Die Begutachtung

Das wissenschaftlich begründete Gutachten soll ein Ausdruck der selbstverantwortlichen, unparteiischen Mittlerrolle des Arztes zwischen Versicherungsträger und Versicherten sein. Die Aufgabe des Gutachters besteht darin, unter Heranziehen aller verfügbaren Quellen nach bestem Wissen eine Stellungnahme abzugeben. Dem Versicherungsträger als Auftraggeber oder dem beauftragenden Gericht bleibt es überlassen, ob sie sich der Meinung des Gutachters anschließen wollen. Sie haben aber ebenso wie der Begutachtete ein Recht darauf, ein klares Ja oder Nein zu hören. Wer sich als Gutachter, aus welchen Gründen immer, dazu nicht in der Lage sieht, darf nicht davor zurückschrecken, auch einmal zu sagen: „Ich weiß es nicht." Es wird dann schon ein anderer gefunden, der sich auf dem Gebiet auskennt.

Daß ein Gutachten dem jeweiligen Stande des theoretischen Wissens entsprechen soll, versteht sich von selbst. Es muß aber auch den Bedürfnissen der Praxis Rechnung tragen, und deshalb ist es erforderlich, fachliche Begriffe so zu handhaben, daß sie eine brauchbare, dem medizinischen Laien verständliche gutachterliche Äußerung ergeben. Letzten Endes geht es bei der Unfallbegutachtung darum, ob ein bestimmtes Ereignis und seine Folgen entschädigungspflichtig sind oder nicht. Wenn wir also in unseren bisherigen Erörterungen zu dem Ergebnis gekommen sind, daß beispielsweise eine mechanische Verletzung nicht geeignet ist, einen Krebs zu erzeugen, so ist diese Feststellung im exakten wissenschaftlichen Sinne unantastbar. Sie läßt sich aber nicht ohne weiteres auf die Versicherungspraxis übertragen, denn diese verfährt nach dem Grundsatz, daß die primären Folgen einer Verletzung und ihre sekundären Komplikationen unter bestimmten Voraussetzungen zum gleichen Kausalkomplex gehören. Wenn also die wissenschaftliche Deduktion den direkten ursächlichen Zusammenhang ausschließen muß, kann eine auf Entschädigungsverpflichtungen gerichtete Interpretation der Kausalität solches nicht tun. Sie argumentiert vielmehr so: Wenn eine erwiesene Verletzung Folgen nach sich zieht, die letztlich zu einem Krebs führen, dann ist eine Beweiskette hergestellt, die der Kausalität gleichzusetzen ist. Das heißt nun keinesfalls, nach der Maxime „post hoc, ergo propter hoc" zu verfahren. Eine solche Auffassung entspricht laienhaften Vorstellungen und einem durch nichts begründeten Kausalitätsbedürfnis. Um eine Beweiskette herzustellen, dürfen nicht nur Anfang und Ende derselben vorhanden sein, sondern auch die sie verbindenden Glieder. Klar liegen die Verhältnisse, wenn ein Unfall eine komplizierte Fraktur verursacht, daraus durch sekundäre Infektion eine Osteomyelitis entsteht und diese wiederum die Amputation erforderlich macht. Letzten Endes ist dann der Verlust der Gliedmaße eine Unfallfolge, und niemand wird sich an einer solchen Beweisführung stoßen. Im wissenschaftlichen Sinne sind dagegen die komplizierte Fraktur und der Gliedmaßenverlust keine einander bedingenden Faktoren. So aber verhält es sich mit der praktischen Brauchbarkeit eines Gutachtens, die durchaus auf Erfahrungen beruht. Sie ist also keineswegs wirklichkeitsfremd, sondern im Gegenteil bemüht, Wissenschaft und Praxis zur Übereinstimmung zu bringen. Das ist bei so einfachen Verhältnissen, wie sie sich in dem zitierten Gliedmaßenverlust darbieten, ohne große Schwierigkeiten möglich. Dagegen sind Zusammenhangsfragen zwischen Unfall und Krankheit in ihrer Beantwortung wesentlich komplizierter. Meist können sie nur mit überwiegender Wahrscheinlichkeit beantwortet werden, und diese ist das Resultat einer Summe von Beobachtungen, die sich durchaus nicht immer experimentell reproduzieren lassen. Deshalb ist es nötig, bestimmte Normen aufzustellen, die erfüllt sein müssen, um die Zusammenhangsfrage im ursächlichen Sinne bejahen zu können. Der Komplex Unfall und Krebs macht dabei keine Ausnahme. Abgesehen davon, daß die Voraussetzungen zur Anerkennung eines Unfalles erfüllt sein müssen, ist zu verlangen, daß die zur Debatte stehende Cancerogenese so abgelaufen ist, wie das der allgemeinen klinischen Erfahrung entspricht. Die wichtigsten Punkte wurden bereits im Kapitel über den Zusammenhang definiert:

1. Ein ursächlicher Zusammenhang (im versicherungsrechtlichen Sinne) zwischen Unfall und maligner epithelialer Geschwulst läßt sich begründen, wenn
   a) der Unfall nachweislich und innerhalb kurzer Zeit zu deutlichen Gewebszerstörungen geführt hat,
   b) der Unfall eine echte Praecancerose erzeugt hat,
   c) die Verletzungsstelle und Praecancerose miteinander übereinstimmen,
   d) Praecancerose und maligner Tumor örtlich übereinstimmen,
   e) die zeitlichen Voraussetzungen erfüllt sind, das heißt, möglichst Jahrzehnte zwischen Unfall und Geschwulstmanifestation vergangen sind,
   f) der Verlauf sich möglichst eng an das Vorbild der spontanen Cancerogenese hält.
2. Ein ursächlicher Zusammenhang im versicherungsrechtlichen Sinne besteht mit größter Wahrscheinlichkeit nicht, wenn
   a) die Schädigung nur eine oberflächliche war und die Zeichen tiefergreifender Gewebszerstörung oder der Penetration fehlen,
   b) der Unfall keine erkennbaren Zeichen einer Praecancerose hervorgerufen hat,
   c) das Intervall zwischen Unfall und Geschwulstmanifestation nach Monaten oder nur wenigen Jahren zählt,
   d) der Ort der Verletzung und die Lokalisation der malignen Entartung nicht übereinstimmen.

Für die Beurteilung bedeutsam wurde die Tatsache herausgestellt, daß Lebensalter des Verletzten, Dauer des Bestehens der Praecancerose, zeitliche Intervalle zwischen Unfall und Geschwulstmanifestation sowie im Auftreten von Brücken- und Brückenpfeilersymptomen identische Größen sein können. Wenn man die positiven, besonders aber die negativen Punkte berücksichtigt, wird es in den meisten Fällen möglich sein, ein Gutachten zu erstatten, das sowohl wissenschaftlich hinlänglich fundiert ist als auch den Forderungen des Versicherungsträgers wie des Versicherten nach einer klaren allgemeinverständlichen Aussage genügt. Es versteht sich, daß Vorgeschichte und Befund des Verletzten mit aller Gründlichkeit aufgenommen und dabei alle Möglichkeiten klinischer Untersuchungsmethodik ausgeschöpft werden. Der Gutachter sei sich immer der Tatsache bewußt, daß er als absolut neutrale Person zwischen den Parteien steht. Deshalb sind Versionen wie „bei wohlwollender Beurteilung" absolut verfehlt. Von einem Gutachter, der sich so oder ähnlich äußert, darf man annehmen, daß er im Bedarfsfalle auch weniger wohlwollende Beurteilungen abgibt.

Die folgenden Beispiele mögen erläutern, in welchen Modifikationen und Variationen die Frage des ursächlichen Zusammenhanges von Unfall und Geschwulst auftreten kann.

Nur selten treten die Verhältnisse so klar zu Tage, wie das in den vorhergehenden Kapiteln an einzelnen Beobachtungen demonstriert wurde. In der Regel liegt eine Fülle heterogener Daten vor, die es zu entwirren und zu ordnen gilt. Dabei ist der Verletzte für den Gutachter nicht immer eine Hilfe. Dem gegenseitigen Verständnis ist es sicher nicht förderlich, daß beide Partner ganz unterschiedliche Auffassungen vom Unfallbegriff haben. Das entbindet den Gutachter aber nicht von seiner Verpflichtung, dem zu Begutachtenden die Dinge in verständlicher Form auseinanderzusetzen. Besondere Schwierigkeiten bereitet meist die Erklärung, daß die Aufeinanderfolge zweier Ereignisse noch nicht zwangsläufig deren ursächlichen Zusammenhang bedeutet. Auch kommt es nicht selten vor, daß Tatsachen bewußt oder unbewußt verschwiegen werden in der irrigen Annahme, sich dadurch vor einer ungünstigen Beurteilung bewahren zu können. Zumal wenn es darum geht, die erste Beobachtung einer bösartigen Geschwulst zeitlich festzulegen, begegnet man einer gewissen Scheu zuzugeben, daß die Geschwulst schon zur Zeit eines fraglichen Unfalls bekannt war. Dabei ist sich der Begutachtete meist nicht darüber im klaren, daß die maßgebliche Verschlimmerung eines bereits bestehenden Leidens durch einen Unfall ebenso entschädigt wird, wie wenn beide ursächlich zusammengehören würden. Überhaupt sind die Bedingungen zeitlicher Zusammenhänge dem Laien schwer verständlich, was immer wieder in dem Bestreben erkennbar wird, Unfall und Geschwulst in eine möglichst kurze Aufeinanderfolge zu bringen. Solche und ähnliche, einem gewissen Selbstschutzbedürfnis entspringenden Versuche persönlicher Interpretation von Zusammenhängen dürfen den Gutachter keinesfalls in seiner von Emotionen freien Stellung erschüttern. Seine Aufgabe besteht darin, den Sachverhalt zu ermitteln, ihn darzustellen und die darin enthaltene Problematik zu erläutern. Im Falle Unfall und Krebs erstreckt sich diese Problematik vornehmlich auf die folgenden Fragen:

1. Hat überhaupt ein Unfall stattgefunden?
2. Hat der Unfall eine Verletzung erzeugt, die geeignet war, eine Praecancerose entstehen zu lassen?
3. Sind die Bedingungen eines angemessenen Intervalls, das nach Jahren zählen muß, erfüllt?

Alle Antworten, die nicht ein eindeutiges Ja beinhalten, machen die Annahme eines ursächlichen Zusammenhanges unwahrscheinlich. Sie müssen in einem Gutachten jedoch geprüft und erläutert werden. Dabei ist es häufig ebenso schwierig, die Anerkennung wie die Ablehnung des Zusammenhanges zu begründen. Letztere kann sich auf folgende Fakten stützen:

1. Der angeschuldigte Vorgang erfüllt nicht die Voraussetzungen zur Anerkennung eines Unfalls.
2. Ein Unfall hat sich zwar ereignet, er hat aber nicht die Stelle verletzt, an der sich später die bösartige Geschwulst manifestierte.
3. Die Verletzung war nicht penetrierend, sie hat damit nicht die Eigenschaften, die erforderlich sind, Komplikationen der Wundheilung im Sinne der Praecancerose hervorzurufen.
4. Der Zeitraum zwischen Verletzung und Manifestation des Krebses war zu kurz, um unter Berücksichtigung der Erfahrungen der Klinik (Spontankrebse, Berufskrebse) und auch des Experiments einen ursächlichen Zusammenhang wahrscheinlich werden zu lassen.

Einen Sonderfall stellt das Zusammentreffen von manifester Geschwulst und Unfall dar. Sowohl eine stumpfe, aber ganz besonders auch eine penetrierende Verletzung müssen als geeignet angesehen werden, dem Leiden die richtungweisende Wende zu einem ungünstigen Ausgang zu geben. Gedacht ist an das Beispiel der malignen Melanoblastome und deren Metastasierungsbereitschaft unter der Wirkung mechanischer Alteration. Es geht dann also um die Frage, wie weit die Überlebensaussichten des Verletzten durch den Unfall herabgesetzt worden sind. In einem solchen Falle ist ein möglichst kurzes zeitliches Intervall bestimmend für die Anerkennung des Zusammenhanges im Sinne maßgeblicher und richtungweisender Verschlimmerung.

Wie mehrfach betont, müssen die Erfahrungen der Klinik mit den Spontantumoren und den Berufskrebsen und in gewissem Umfang auch die Ergebnisse experimenteller Forschung den Maßstab dafür abgeben, an dem sich der Zusammenhang von Unfall und Krebs im Einzelfall orientiert. Bei traumatogenen Fisteln, Ulcera, Narben und Strikturen bieten sich Analogien ohne weiteres an.

Weitaus schwieriger aber ist es, selbst bei eindeutigem Unfall Verbindungen zu Krebsen der Drüsen, des Verdauungstrakts oder des Urogenitalsystems herzustellen. Den Ausnahmefall bilden penetrierende Verletzungen, deren Komplikationen etwa in Form einer Pleura- oder Darmfistel den ursächlichen Zusammenhang herstellen. Trifft dies jedoch nicht zu, dann ist gerade ein langes Intervall ohne Brückensymptome eher ein Beweis dafür, daß die unmittelbaren Unfallfolgen längst abgeklungen waren, als die Geschwulst begann, sich bemerkbar zu machen. Die organspezifische Neigung zu spontaner Entartung muß dann vorrangig eingeschätzt werden. Dabei soll nicht übersehen werden, daß die positive Syntropie zum guten Teil exogener Art ist. Sie hat aber, wie etwa beim Magencarcinom, nichts mit äußerer Gewalt oder gar mit Unfällen zu tun.

Neben den eindeutig zu bejahenden ursächlichen Verbindungen von Krebsen mit penetrierenden Verletzungen muß sich die Mehrzahl der Begutachtungen mit solchen Zuständen befassen, die angeblich auf dem Boden stumpfer Gewalteinwirkung entstanden sind. Was uns aber auch bei dieser Analyse vordringlich beschäftigt, ist die Kardinalfrage nach der Praecancerose und ihrem zeitgebundenen Ablauf.

In den Kapiteln über die Organcarcinome und ihre Praecancerosen wurde bereits darauf hingewiesen, daß ihre formale und ihre kausale Genese Gesetzen folgt, die nur im Ausnahmefall mit einmaliger physikalischer oder chemischer Einwirkung im Sinne des Unfallbegriffs verbunden sind. Dementsprechend wird man bei der gutachtlichen Beurteilung der Zusammenhangsfrage überwiegend zu einer verneinenden Entscheidung kommen müssen. Dessen ungeachtet ist es erforderlich, stets von neuem auf die theoretischen Grundlagen des Problems der Cancerogenese einzugehen und auf die Tatsachen, die durch eine millionenfach begründete Empirie gewonnen werden. Für den Fachmann kann das die Gefahr eines Abgleitens in die Routine bedeuten, vor der ihn nur das Interesse an seinem Patienten bewahrt und die Notwendigkeit, die individuellen Seiten des Problems erläutern und bewerten zu müssen. Freilich ist es unumgänglich, nach einem bestimmten Schema zu verfahren, um auch den Laien den Zusammenhang nicht verlieren zu lassen.

Die auf den nächsten Seiten wiedergegebenen Auszüge aus der Beurteilung von Zusammenhangsgutachten befassen sich mit Beispielen sowohl positiver als auch negativer Entscheidungen. Ein Mammacarcinom wird häufig mit äußerer stumpfer Gewalt in Zusammenhang gebracht. Die auf Seite 89 erwähnten Ermittlungen von A. Reissland ergaben bei 686 brustkrebskranken Frauen 44mal die Angabe einer vorangegangenen stumpfen Verletzung. Dementsprechend wird auch der Gutachter öfter mit dieser Frage konfrontiert, zumal selbst Ärzte bisweilen dazu neigen, derartige Vorstellungen bei ihren Patientinnen wachzurufen oder zu festigen. Bisher ist uns keine Beobachtung bekannt geworden, die es erlaubt hätte, ein Mammacarcinom ursächlich oder anläßlich auf eine stumpfe oder penetrierende Verletzung zurückzuführen.

Auch das Magencarcinom wird gelegentlich zum Gegenstand der Begutachtung einer Zusammenhangsfrage. Zwar ist seine Entstehung in vielfacher Weise mit exogenen Einflüssen verbunden, sie haben aber nichts mit stumpfen oder perforierenden Verletzungen zu tun. Vor allem letztere gehen mit so schweren Komplikationen ab, die ohne primäre chirurgische Intervention tödlich verlaufen. Auch bei diesem Organcarcinom haben wir bisher keine Beobachtung gefunden, die eine stichhaltige Verbindung mit einem Trauma ergeben hätte.

Das dritte Beispiel soll für die primären malignen Tumoren des Knochens und zugleich für die Metastasen der Organcarcinome stehen. Ursächliche Zusammenhänge bestehen auch hier keinesfalls. Wenn jedoch ein nachweisbarer Unfall in das Geschehen einbezogen ist, wird stets die Frage der Verschlimmerung eines praeexistenten Leidens zu erörtern sein. Meist sind derartige Fälle durch besonders kurze Intervalle zwischen Unfall und Bekanntwerden des Tumors gekennzeichnet. Die dem Laien meist unverständlichen Zusammenhänge, die bei adaequatem Trauma und langem Intervall eher für eine Kausalität sprechen, sollen andererseits bei praeexistenter Geschwulst möglichst ein kurzes Intervall aufweisen, um zur Begründung einer Verschlimmerung dienen zu können. Es empfiehlt sich, in solchen Fällen dem zu Begutachtenden klar zu machen, daß die korrekte Angabe zeitlicher Vorgänge nicht zu seinem Nachteil sein muß. Der in Abb. 85 dargestellte Fall kann das demonstrieren indem eine mechanische Alteration des Tumors zu vorübergehender Verschlimmerung führte. Ein solches das Leben des Kranken verkürzendes Ereignis kann bei der Beurteilung nicht unberücksichtigt bleiben. Ausschlaggebend ist aber immer die Frage, ob die geschilderten Vorgänge dem Unfallbegriff genügen, denn auch ein Geschwulstkranker kann einen Unfall erleiden, wie andererseits ein Geschwulstleiden einen Unfall provozieren kann.

Die weiteren Beobachtungen beziehen sich auf Ereignisse, die eine lückenlose Kausalkette erkennen lassen. Obwohl aber beim Beispiel des Narbenkrebses der

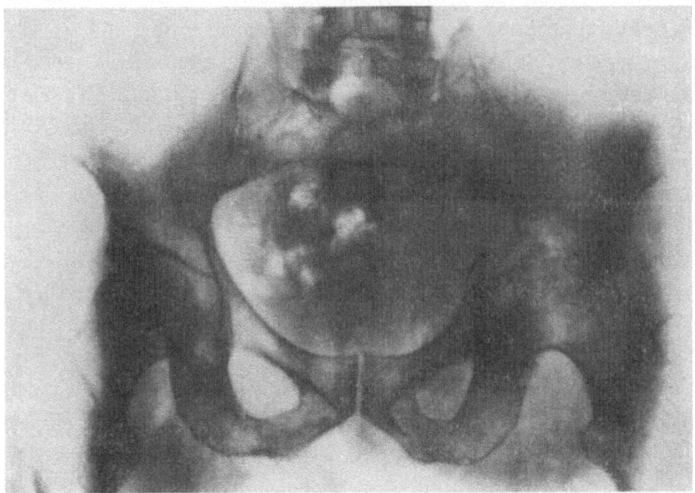

Abb. 85. Zentralluxation links nach Sturz auf die Hüfte bei gleichzeitig bestehendem metastasierendem Prostatacarcinom (63 Jahre alt)

exogene Anlaß unbestreitbar gegeben ist, stellt er doch einen Komplex dar, der teils in Richtung Unfall tendiert, teils als berufsbedingte Schädigung zu werten ist. Mehrfach wurde darauf hingewiesen, daß in der Praxis der Begutachtung meist ein Komplex gleichwertiger Noxen zu berücksichtigen ist. Den Ausschlag muß dann die Frage geben, ob der angeschuldigte Unfall auch tatsächlich geeignet war, den Ablauf des Geschehens in Gang zu setzen. Aus der Sicht des Zusammenhanges kann der Unfall immer nur der Anlaß für die Cancerogenese sein und nicht die Ursache für den Krebs. Praktisch wird er allerdings ursächlich, wenn man die Zusammenhangsfrage bejahen muß.

Das Beispiel des osteomyelitischen Fistelcarcinoms repräsentiert einen solchen Konnex. Keinesfalls ist hier der Schußbruch die Ursache für das nach Jahren entstandene Carcinom. Er hat aber einen Vorgang an einer Stelle eingeleitet, die aller Voraussicht nach ohne ihn gesund geblieben wäre. Im Verein mit dem adaequaten Trauma stellt diese Feststellung eine Entscheidung im Sinne des Zusammenhanges dar, dessen praktische Auswirkung die Entschädigungsverpflichtung für den Versicherungsträger bedeutet.

## 1. Mammacarcinom und Unfall

Die Frage, ob ein Stoß gegen die Brust die Ursache für ein 7 Monate später histologisch verifiziertes Mammacarcinom sein könne, wurde wie folgt beantwortet:

Frau H. N., 58 Jahre alt, ist nach eigenen Angaben in der Jugend immer gesund gewesen. Im Jahre 1949 wurden die Rachenmandeln entfernt, 1950 unterzog sie sich einer Schilddrüsenoperation und 1956 mußte sie wegen einer gutartigen Geschwulst der Gebärmutter (Myom) operiert werden. Im Januar 1958 ist sie am Arbeitsplatz bei Dunkelheit mit dem Arm an der Tür eines eisernen Ofens hängengeblieben und hat dabei einen Stoß gegen die linke Brust erhalten. Einen Arzt hat sie nicht aufgesucht, da die Schmerzen an der getroffenen Stelle und eine gleichzeitig entstehende Schwellung unter eigener Behandlung nach wenigen Tagen abklangen. Im April des gleichen Jahres bemerkte sie dann einen Knoten in der linken Brust an der Stelle, die von dem Stoß getroffen worden war. Dieser Knoten hatte bis Anfang August Walnußgröße erreicht. Die Probeentnahme von Gewebe ergab eine bösartige Neubildung im Sinne eines Krebses der Brustdrüse. Deshalb wurde im September 1958 die Radikaloperation das heißt die Entfernung der linken Brust samt den beiden Brustmuskeln und den Lymphknoten der Achselhöhle, durchgeführt. Frau N. klagt jetzt über Schwellungen und Taubheit des linken Armes und darüber, daß sie bei einigen Arbeiten, wie zum Beispiel Wäschewaschen, behindert sei. Sie hat darum eine Unfallrente beantragt, weil sie der Auffassung ist, daß der Stoß gegen die linke Brust die Ursache für die bösartige Geschwulst sei, derentwegen sie operiert werden mußte was zu einer Herabsetzung der Gebrauchsfähigkeit des linken Armes geführt habe. Vom Versicherungsträger sind folgende Fragen gestellt worden:

1. Wie war das Ereignis vom Januar 1958 beschaffen?
2. War das Ereignis dazu angetan, eine bösartige Geschwulst hervorzurufen?
3. Besteht ein ursächlicher Zusammenhang zwischen dem genannten Ereignis und dem jetzigen Zustand der Frau N.?

### Zu 1.:

Bei der Beantwortung dieser Frage müssen wir uns auf die Angaben der Untersuchten verlassen. Es waren keine Zeugen anwesend, allerdings hat sie nach einigen Tagen Berufskolleginnen von dem erlittenen Stoß erzählt. Offenbar waren die Beschwerden aber nicht sehr heftig, weil Frau N. weder einen Arzt in Anspruch nehmen mußte noch sich veranlaßt fühlte, eine Unfallmeldung zu machen. Diese wurde erst $^3/_4$ Jahre später, nachdem sie bereits operiert war, erstattet. Es handelt sich demnach um eine Rekonstruktion, die sich nur auf die Angaben der Antragstellerin stützt. Wie wir den Akten entnehmen, ist das Ereignis vom Januar 1958 inzwischen als Betriebsunfall anerkannt worden. Ärztlicherseits ist allerdings zu bemerken, daß der Stoß einer eisernen Tür gegen die Brust allein noch nicht die Voraussetzungen eines Unfalls erfüllt, sondern daß vielmehr auch Folgen vorhanden sein müssen, die sich in einer erkennbaren Schädigung des betroffenen Organs und einer Störung seiner Funktion ausdrücken. Die erlittene Verletzung kann nicht erheblich gewesen sein, da Frau N. sich nicht einmal des Datums erinnern kann. Nach unserer Auffassung hat es sich um keinen Unfall, sondern um eine belanglose Gelegenheitsverletzung gehandelt. Da das

Ereignis vom Januar 1958 jedoch als Betriebsunfall anerkannt wurde, werden wir in unseren weiteren Ausführungen diese Tatsache berücksichtigen. Für die Beurteilung des ursächlichen Zusammenhanges ist sie allerdings unerheblich.

**Zu 2.:**

Ob der Stoß gegen die linke Brust eine bösartige Geschwulst hervorrufen konnte, ist in hohem Maße unwahrscheinlich. Wir kennen eine Anzahl ursächlicher Faktoren, die geeignet sind, bösartige Geschwülste beim Menschen zu erzeugen. Es handelt sich um sogenannte exogene, das heißt von außen kommende Schäden, deren wichtigste die ionisierenden Strahlen (Röntgen oder Radium) und chemische Verbindungen (Teer, Anilinfarben, Arsen, Schwermetalle) sind. In ihnen sehen wir die Ursache für eine Anzahl anerkannter Berufskrebse. Neben diesen ursächlichen Faktoren gehören zur Krebsentstehung auch solche nicht ursächlicher, aber förderlicher Art. Es kann sich wiederum um Strahlen, chemische Verbindungen, Gifte, Infektionserreger, Hormone und ähnliches handeln. Schließlich ist das Bestehen einer Disposition, das heißt der Neigung des Organismus zur krebsigen Entartung, erforderlich. Diese Bereitschaft wird überwiegend erworben und hauptsächlich durch das Altern des Menschen hervorgerufen sowie von seiner Geschlechtszugehörigkeit beeinflußt. So ergeben sich als Voraussetzungen zur Entstehung eines Krebses mehrere gleichberechtigt zusammenwirkende Kräfte. Was die mechanische Gewalt im Sinne eines Unfalls betrifft, sind die Meinungen dahingehend übereinstimmend, daß sie nur anläßlich, aber nicht ursächlich sein kann. Sie wird dann zu einem die Entartung vorbereitenden Moment, wenn sie penetrierend, das heißt die Haut durchdringend, wirkt und sich auf ihrem Boden Geschwüre und Fisteln ausbilden. Solche Unfallfolgen können zu krebsiger Entartung führen, ohne daß unbedingt bekannte ursächliche Schäden mitwirken müssen. Jedoch vergeht lange Zeit, bis auf solchem Boden die Umwandlung in einen Krebs erfolgt, und in der Regel liegen zwischen der Verletzung und der letztlich erfolgenden Entartung Intervalle von mindestens 10 Jahren, meist sogar von 20—30 Jahren. Deshalb muß auf die Bedeutung des Zeitfaktors hingewiesen werden, dessen Größe für die Anerkennung eines Zusammenhanges von Unfall und Krebs ebenso bedeutsam ist wie der Nachweis entzündlicher Vorstadien des Krebses im geschädigten Gewebe. Daraus ergibt sich die Forderung, daß Brückensymptome feststellbar sein müssen, die sich in der erwähnten fortdauernden Entzündung der später krebsig entartenden Region zu erkennen geben.

Weil sowohl die ursächlichen als auch die nichtursächlichen disponierenden Faktoren für die Beurteilung eines Unfallzusammenhanges bei bösartigen Neubildungen gleichberechtigt sind, spielt es für den Verletzten und seinen versicherungspflichtigen Entschädigungsanspruch keine Rolle, ob die Schädigung ursächlich oder nicht ursächlich war, da auch ein disponierender Faktor im Sinne einer unfallbedingten Fistel die Voraussetzungen zur krebsigen Neubildung schaffen kann.

Im Falle der Frau N. handelt es sich um eine bösartige Geschwulst der Brustdrüse. Die Ursachen solcher Krebse sind verhältnismäßig genau bekannt. Wir wissen, daß sie vorzugsweise bei Menschen auftreten, die sich jenseits des Lebensgipfels befinden. Ganz überwiegend betrifft die Erkrankung Frauen, während Männer nur mit einem

Bruchteil an der Gesamtzahl beteiligt sind. Das deutet bereits darauf hin, daß es sich um eine geschlechtsbeeinflußte Neubildung handelt. Im sogenannten Klimakterium, das bei Frauen etwa mit dem 40. Lebensjahr beginnt und mit dem 50. beendet ist, erfolgt eine grundlegende Umstellung im Hormonhaushalt des Körpers. Zu dieser Zeit unterliegt auch die Brustdrüse einer Umstellung, an welcher die Geschlechtshormone maßgeblich, wenn auch nicht ursächlich, beteiligt sind und der Entartung den Boden bereiten. Einer äußeren Gewalteinwirkung bedarf es zu ihrer Entstehung nicht. Deshalb müssen alle Behauptungen, die einen Zusammenhang mit äußerer Gewalteinwirkung und der Entstehung von Brustdrüsenkrebsen zum Inhalt haben, mit großer Vorsicht beurteilt werden. Zwar zeigt sich immer wieder, daß ein Stoß gegen die Brust als Ursache für einen später gefundenen Krebs angegeben wird, jedoch findet man bei näherer Betrachtung, daß der Stoß nur der Anlaß zur Entdeckung einer bereits bestehenden Geschwulst war. In diesem Sinne kann ein mechanischer Insult gelegentlich bedeutungsvoll werden, wenn es um die Frage geht, ob die äußere Gewalt eine bereits bestehende Geschwulst im Sinne der Beschleunigung des Wachstums beeinflußt haben kann. Allerdings muß man dann fordern, daß die Verletzung erheblich war und das Geschwulstwachstum danach eine sichtbare Beschleunigung erfahren hat.

**Zu 3.:**

Die obigen Ausführungen unter dem Gesichtspunkt betrachtet, ob der Unfall der Frau N. geeignet war, eine bösartige Geschwulst in der linken Brust hervorzurufen, lassen keine ursächlichen Zusammenhänge ersichtlich werden. Wir wissen, daß für die Brustdrüsenkrebse der Frau nur innere Vorgänge ursächliche Qualität besitzen. Es kommt hinzu, daß die zeitlichen Bedingungen nicht erfüllt sind, da nach dem Stoß im Januar 1958 bereits im April 1958 die Geschwulst bemerkt und im September 1958 feingeweblich nachgewiesen wurde. In der Regel müssen aber Jahre vergehen, bis aus einer äußeren oder inneren Ursache bösartige Neubildungen entstehen. Es fehlen ferner bei Frau N. die Brückensymptome, die in ununterbrochener Reihenfolge vom Unfall bis zur Entdeckung der Geschwulst deutliche Zeichen hätten verursachen müssen. Wir können also feststellen, daß keine Zusammenhänge, weder im ursächlichen noch im anläßlichen noch im begünstigenden Sinne gefunden wurden.

Es ist noch zu besprechen, ob der Stoß gegen die Brust eine bereits bestehende Geschwulst getroffen und dadurch die Beschleunigung des Wachstums ausgelöst haben kann. Wiederum fehlen hier die verbindenden Brückensymptome, und selbst wenn der Stoß eine gewisse Beschleunigung des Leidens ausgelöst hätte, wäre er nicht geeignet gewesen, das Schicksal der Frau N. richtungweisend zu bestimmen. Eine bösartige Neubildung der Brustdrüse hat in jedem Falle die operative Behandlung mit Entfernung der Brust zur Folge, gleichgültig, ob das Geschwulstwachstum zusätzlich durch irgendwelche äußere Einwirkungen beeinflußt wurde.

Die dritte Frage, ob ein ursächlicher Zusammenhang zwischen dem Unfallgeschehen und dem jetzigen Zustand der Frau N. besteht, muß also verneint werden. Die derzeitige Situation ist eine Folge der durch die bösartige Neubildung der linken Brust bedingten operativen Behandlung. Dieser Endzustand ist durch den Unfall weder hervorgerufen, noch durch ihn im Sinne maßgeblicher Verschlimmerung sichtbar beeinflußt worden. Die Klagen der Untersuchten sind glaubhaft und können auf die Folgen der durch das Grundleiden notwendigen Operation zurückgeführt werden. Sie sind jedoch nicht mit dem Unfall im Januar 1958 ursächlich verknüpft.

Zusammenfassung:

1. Frau H.N. hat im Januar 1958 einen Stoß gegen die linke Brust erlitten.
2. Im April 1958 hat sie erstmalig einen Knoten in der linken Brust bemerkt, der im August des gleichen Jahres als bösartige Geschwulst erkannt und im September Anlaß zur Radikaloperation wurde.
3. Der jetzt bestehende Zustand nach Abtragung der linken Brustdrüse und Ausräumung der linken Achselhöhle ist die notwendige Folge der malignen Entartung des Drüsenkörpers. Er steht mit dem Ereignis vom Januar 1958 in keinem ursächlichen Zusammenhang.
4. Was das Ereignis selbst betrifft, so muß seine Erheblichkeit angezweifelt werden. Es wurde jedoch bei der Beurteilung der Zusammenhangsfrage die Annahme zugrunde gelegt, daß es sich im Jahre 1958 um einen Betriebsunfall gehandelt hat.
5. Mechanische äußere Gewalteinwirkungen haben für das Entstehen bösartiger Geschwülste keine ursächliche Bedeutung.
6. In der Entstehung von Brustdrüsengeschwülsten der Frau spielen innere Ursachen die Hauptrolle, während äußere Einwirkungen gelegentlich nur im Sinne der Beschleunigung des Wachstums schon existierender Krebse wirksam werden können.
7. Auch im Sinne der Verschlimmerung eines bereits bestehenden Leidens ist bei Frau N. kein Zusammenhang gegeben.
8. Eine unfallbedingte Erwerbsminderung besteht nicht.
9. Die Klagen der Frau N. sind glaubhaft, jedoch nicht auf Unfallfolgen zu beziehen.

### 2. Magencarcinom und Unfall

Hier handelte es sich um die Frage, ob ein Unterarmbruch und verschiedene Prellungen des Körpers als die Ursache für ein 10 Jahre nach dem Unfall entdecktes Magencarcinom anzusehen seien. Die Beurteilung lautete:

Wie aus der Vorgeschichte ersichtlich, hat der damals 47 Jahre alte Herr P. im Jahre 1948 bei der Montage eines Baggers einen Unfall erlitten, bei dem er sich einen linksseitigen Unterarmbruch sowie Prellungen der Beine und des Brustkorbes zuzog. Die dadurch hervorgerufene Erwerbsminderung betrug auf Grund von Funktionsstörungen des verletzten linken Armes für die Dauer 20%. 10 Jahre nach dem Unfall wurde bei Herrn P. eine bösartige Neubildung des Magens festgestellt, an deren Folgen er verstarb.

Uns ist die Frage gestellt worden, ob ursächliche Zusammenhänge zwischen der Todesursache und dem im Jahre 1948 erlittenen Betriebsunfall bestehen können.

Wir wissen, daß die Krebsgeschwülste zu ihrer Entstehung ursächliche und nichtursächliche Faktoren benötigen. Die mechanischen Verletzungen gehören nicht zu den ursächlichen. Gewisse anläßliche Zusammenhänge sind nur dann anzunehmen, wenn eine penetrierende, das heißt Haut oder Schleimhaut durchdringende Verletzung zu örtlicher chronischer Entzündung beziehungsweise Geschwür- oder Fistelbildung führt und sich an dieser Stelle auf Grund des ständigen Reizes später ein Krebs entwickelt. In einem solchen Falle muß aber eine Übereinstimmung der verletzten Region und des Ortes der Neubildung vorhanden sein. Es wird ferner zwischen der Verletzung und der Entwicklung der Geschwulst ein genügender Zeitraum gefordert, der etwa einem Jahrzehnt und darüber entspricht. In dieser Zeitspanne müssen sogenannte Brückensymptome, die der langsamen Entwicklung der Vorstufen der Geschwulst Ausdruck geben, nachweisbar sein.

Bei Herrn P. liegen die Verhältnisse so, daß der Unfall nicht an der Stelle eine Verletzung hinterlassen hat, die später bösartig wurde. Auch ist diese Verletzung keine penetrierende gewesen und Brückensymptome haben sich nicht bemerkbar gemacht. Lediglich die Vorbedingungen eines angemessenen zeitlichen Intervalls sind gegeben. Auch die Möglichkeit der Verschlimmerung eines existenten Leidens durch den Unfall kann hier ausgeschlossen werden, weil alle Erfahrung dagegen spricht, daß der Magenkrebs bei Herrn P. bereits vor 10 Jahren, also zur Zeit des Unfalls, bestanden hat.

Vom Magenkrebs wissen wir, daß er sich auf dem Boden chronischer Entzündungen entwickelt. Die meisten dieser Geschwülste werden zwischen dem 50. und 70. Lebensjahr beobachtet. Unter der Vielzahl der bösartigen Neubildungen des Menschen nimmt er beim Manne neben dem Lungenkrebs die erste Stelle ein, und jeder vierte von allen Krebskranken ist von ihm betroffen. Ein Unfall könnte nur dann in das Geschehen eingeschaltet sein, wenn er entweder den zunächst gesunden Magen verletzt oder an diesem Organ bereits bestehende bösartige Veränderungen getroffen hätte. Doch muß dazu gesagt werden, daß ein solches Ereignis nicht richtungweisend sein kann, da ein einmal vorhandener Magenkrebs auch ohne alles äußere Dazutun unbehandelt mit Sicherheit innerhalb verhältnismäßig kurzer Zeit zum Tode führt und andererseits die Vorstufen dieser Krankheit nicht auf dem Boden stumpfer mechanischer Gewalt entstehen.

Wir müssen also feststellen, daß bei Herrn P. kein ursächlicher Zusammenhang zwischen dem im Jahre 1948 erlittenen Betriebsunfall und dem zum Tode führenden Leiden bestanden hat und geben unser Gutachten zusammenfassend so ab:

1. Herr A.P. hat im Jahre 1948 einen Betriebsunfall erlitten, bei dem er sich einen Unterarmbruch links sowie Prellungen der Brust und der Arme und Beine zuzog.
2. 10 Jahre später ist der Verletzte verstorben. Das zum Tode führende Leiden war ein Magenkrebs.
3. Ursächliche Zusammenhänge zwischen dem Unfall und dem 10 Jahre später festgestellten Magenkrebs bestehen nicht, weil sich weder eine stumpfe noch eine penetrierende Verletzung des Magens ereignete und die Entstehung dieses Organkrebses anderen Gesetzen unterliegt.
4. Auch die unfallbedingte Verschlimmerung eines bereits vorhandenen Krebsleidens ist auszuschließen, weil der Magenkrebs zur Zeit des Unfalls noch nicht bestanden haben kann. Wir schließen dies aus der weit geringeren Lebenserwartung eines unbehandelt gebliebenen Magenkrebskranken.

### 3. Bösartige Knochengeschwulst und Unfall

Es handelt sich um die Frage, ob eine zentrale Luxation unfallbedingt sei und ob sie die Ursache einer Geschwulst des Beckens sein könne.

Der jetzt 63 Jahre alte, früher angeblich immer gesunde Herr R.P. ist in der Ausübung seines Berufes als Tischler am 23. 4. 1963 auf glattem Boden ausgerutscht und mit der linken Hüfte aufgeprallt. Er hatte sofort Schmerzen, die sich beim Weiterarbeiten während einiger Stunden so steigerten, daß er den Betriebssanitäter aufsuchte, der ihn an den Hausarzt weiterleitete. Dieser stellte zunächst eine Prellung der linken Hüfte fest. Vier Wochen später machten sich Röntgenaufnahmen erforderlich. Auf diesen und auf weiteren im benachbarten Bezirkskrankenhaus angefertigten Aufnahmen sind Veränderungen des Beckenknochens im Bereich der Hüftgelenkpfanne und oberhalb derselben zu erkennen. Diese Veränderungen haben den letztbegutachtenden Arzt veranlaßt, die immer noch erheblichen Beschwerden des Versicherten und seine fortbestehende Arbeitsunfähigkeit auf ein Geschwulstleiden zu beziehen, das mit der Verletzung und ihren Folgen in keinem ursächlichen Zusammenhang steht. Demgemäß mußte die weitere Anerkennung einer Unfallvollrente abgelehnt werden. Herr P. hat gegen diese Entscheidung Einspruch erhoben. Wir sind beauftragt worden, als Obergutachter den Unfallzusammenhang mit dem jetzigen Befund zu klären.

Dazu ist es nötig, eine Reihe von Fragen zu untersuchen.

1. Hat sich überhaupt ein Unfall ereignet?
2. Welche Unfallfolgen sind jetzt noch feststellbar?
3. Läßt sich beim Untersuchten eine bösartige Geschwulst im alten Verletzungsbereich feststellen?
4. Bestehen zwischen dem fraglichen Unfallvorgang und einer eventuell existierenden Geschwulst ursächliche Zusammenhänge?

**Zu 1.:**

Nach der Schilderung des Ereignisses vom 23. 4. 63 müssen wir sagen, daß ein Ausgleiten auf glattem Boden und das Aufprallen der Hüfte auf einer harten Unterlage dann die Voraussetzungen zur Anerkennung eines Unfalls erfüllen, wenn dieser Vorgang Folgen hatte. Die Einstellung der Arbeit, der ärztliche Befund vom 23. 4. 63 und vor allem der Röntgenbefund vom 15. 5. 63, der einen Einbruch der linken Hüftgelenkpfanne ergab, lassen diese Voraussetzungen erfüllt erscheinen. Demgemäß handelte es sich um einen Unfall und darüberhinaus um einen Betriebsunfall, da das Geschehen sich während der Arbeitszeit und bei einer typischen beruflichen Verrichtung ereignete.

**Zu 2.:**

Als Folgen des Unfalls finden wir einen alten Einbruch der linken Hüftgelenkpfanne, eine sogenannte „zentrale Luxation“, die jetzt zum Zeitpunkt der Begutachtung (1965) klinisch und röntgenologisch als ausgeheilt gelten muß (Abb. 85). Demgemäß bestehen auch keine nennenswerten Unfallfolgen mehr. Daß der Unfall kein gesundes Körpergebiet getroffen hat, sondern ein solches, das bereits durch zerstörende Veränderungen in der Umgebung gekennzeichnet und vorbelastet war, wird noch zu erörtern sein. Wenn wir dennoch einen Unfall und seine Folgen befristet anerkannt haben, so deshalb, weil auch ein völlig Gesunder gleichen Alters in der gleichen Situation und beim gleichen Unfallmechanismus einen Knochenbruch im Bereich des Hüftgelenks hätte erleiden können.

**Zu 3.:**

Von Wichtigkeit für die Beurteilung sind die Röntgenbefunde vom 15. 5. 1963. Bereits zu dieser Zeit, also knapp einen Monat nach dem Unfall, ist eine Auflockerung der Knochenstruktur in der Umgebung der Hüftgelenkpfanne zu erkennen.

Wesentlich für die Beurteilung ist ferner der Verlauf. Der erstbehandelnde Arzt war ohne ein Röntgenbild wohl in der Lage, eine Störung der Funktion zu diagnostizieren, jedoch konnte er keine Verletzung am Knochen feststellen, weil bei der Besonderheit des vorliegenden Bruches das Hüftgelenk beweglich blieb. Der erstuntersuchende Röntgenarzt mußte die von ihm erhobenen Befunde als Unfallfolgen deuten, zumal ihm der Einbruch der Gelenkpfanne nicht verborgen blieb. Im weiteren Verlauf jedoch nahm das Geschehen einen fortschreitenden Charakter an und die Geschwulst wurde größer. Erstmalig hat Herr Chefarzt Dr. M. die zutreffende Diagnose gestellt und gesagt, daß die Veränderungen im Becken entweder der Tochtergeschwulst einer unbekannten Primärgeschwulst entsprechen oder daß es sich um eine Primärgeschwulst im Bereich des Beckenknochens selbst handelt. Der weitere Verlauf hat die Richtigkeit seiner Ansicht bestätigt. Aus dem Befund wurde auch die richtige Behandlung abgeleitet, und die durchgeführte Röntgen- und Hormontherapie hatte insofern einen Erfolg, als im Vergleich zu den hier angefertigten Aufnahmen kein Fortschreiten der Geschwulst, sondern zunehmende Restauration des Knochens festzustellen ist. Infolge der Kürze des zeitlichen Intervalls zwischen Unfall und ersten zerstörenden Veränderungen am Knochen kann mit Sicherheit gesagt werden, daß das Unfallereignis am 23. 4. 63 und die bösartige Geschwulst im Hüftknochen ursächlich nichts miteinander zu tun haben.

**Zu 4.:**

Die Zusammenhangsfrage läßt sich im vorliegenden Falle verhältnismäßig leicht beantworten. Wir wissen aus der Vielzahl der Erfahrungen an Verletzten, vor allen Dingen aus den Kriegserfahrungen, daß bösartige Geschwülste und mechanische Verletzungen nur sehr selten miteinander etwas zu tun haben. Die Ursachen für die Entstehung bösartiger Geschwülste sind andere, als sie mechanische Unfallfolgen hervorrufen. Gelegentlich kann auf indirektem Wege, etwa durch Komplikationen in Form von Fisteln oder Geschwüren, ein Unfall auch einmal zum Anlaß für eine bösartige Geschwulst werden. Um einen solchen Zusammenhang aber anerkennen zu können und aus dieser Anerkennung wissenschaftliche Stichhaltigkeit abzuleiten, ist die Erfüllung folgender Voraussetzungen unabdinglich:

1. Die Verletzung muß die Stelle getroffen haben, an der sich später die bösartige Geschwulst ausbildete.
2. Die Verletzung muß nicht nur erwiesen sein, sie muß auch hinreichend schwer sein und mindestens alsbald zu ärztlicher Behandlung geführt haben.
3. Es müssen zeitliche Bedingungen erfüllt sein in dem Sinne, daß die Geschwulst nicht unmittelbar nach dem Unfall in Erscheinung treten darf.
4. Es müssen Erscheinungen von Vorstufen der Entartung erkennbar sein, die als sogenannte „Praecancerosen“ das geschädigte Gewebe vorbereiten.

5. Solche Brückensymptome sind erforderlich, um nachzuweisen, daß die Geschwulst sich langsam im Anschluß an den Unfall, in der Regel im Laufe von mehreren Jahren, entwickelt hat.

Weil wir aus der Erfahrung mit den bösartigen Geschwülsten des Menschen wissen, daß diese zu ihrer Entwicklung viele Jahre brauchen, bis sie zur vollen Entwicklung kommen, besteht kein Grund, der uns veranlassen könnte anzunehmen, daß eine der selten unfallbedingten Geschwülste kürzere Zeit zu ihrer Entstehung benötigen sollte.

Wenn wir diese Ausführungen auf Herrn P. und sein Geschwulstleiden übertragen, so sind Punkt 1 und 2 insofern erfüllt, als ein erwiesener Unfall vorliegt, der auch Folgen hinterlassen hat. Das wichtigste Kriterium aber, die große Zeitspanne zwischen Unfall und erstem Auftreten der Geschwulst ist jedoch nicht erfüllt, da bereits einen Monat nach dem Unfall eine Geschwulst im Beckenknochen festgestellt wurde. Rückschauend kann man sagen, daß diese Geschwulst zur Zeit des Unfalls bereits bestanden hat und deshalb nicht von diesem verursacht worden sein kann. Sie ist auch jetzt noch vorhanden. Es wäre demnach noch die Frage zu prüfen, ob die Verschlimmerung eines bereits bestehenden Leidens durch den Unfall erfolgt ist. Eine solche Verschlimmerung ist anzunehmen, da der Unfall ein bereits vorgeschädigtes Gewebe und Gebiet getroffen hat. Andererseits kann man diese Verschlimmerung nicht für die Dauer anerkennen, sondern nur solange, als tatsächlich Folgen äußerer Gewalteinwirkung bestehen. Diese sind aber, wenn man die Erfahrungen der Unfallheilkunde und die Befunde zugrunde legt, inzwischen ausgeglichen. Andererseits wäre bei diesem Zustand auch ohne ein äußeres Ereignis in absehbarer Zeit ein spontaner Einbruch der Hüftgelenkpfanne zu erwarten gewesen. Wir müssen deshalb dem Vorgutachter beipflichten, wenn er sagt, daß der Unfall zugleich Anlaß für die Erkennung der bestehenden Geschwulst gewesen ist.

Der jetzige Zustand des Patienten ist der eines Geschwulstkranken und dementsprechend ernst zu beurteilen. Die Röntgen- und Hormonbehandlung haben das Geschwulstleiden zwar zum vorübergehenden Stillstand gebracht, doch kann von Heilung keine Rede sein.

Zusammengefaßt geben wir unser Obergutachten dahingehend ab:

1. Herr R.P. hat am 23. 4. 1963 einen Betriebsunfall erlitten.
2. Der Betriebsunfall hatte einen Einbruch der linken Hüftgelenkpfanne zur Folge.
3. Die unfallbedingte Erwerbsminderung hat nur bis zur 26. Woche bestanden. Spätestens zu diesem Zeitpunkt wäre es bei dem unbehandelt gebliebenen Grundleiden auch zu einem spontanen Einbruch der Hüftgelenkpfanne gekommen.
4. Ein bereits bestehendes Geschwulstleiden ist durch den Unfall zur Kenntnis gelangt. Es steht mit diesem in keinem ursächlichen Zusammenhang und hat mit Sicherheit bereits am 23. 4. 1963 existiert.
5. Durch den Unfall ist eine vorübergehende Verschlimmerung des örtlichen Geschwulstleidens eingetreten. Diese Verschlimmerung ist jetzt nicht mehr real.
6. Auch ohne den Unfall vom 23. 4. 63 wäre es ohne Behandlung in absehbarer Zeit allein unter der Belastung des Körpergewichts zu einem Einbruch der linken Hüftgelenkpfanne gekommen, da das fortschreitende Geschwulstleiden den Knochen weiter zerstört hätte.

7. Erst der Unfall hat auf die Geschwulst aufmerksam gemacht und zur Einleitung zweckmäßiger Behandlungsmaßnahmen geführt. Dadurch ist die Geschwulst in ihrem Wachstum vorübergehend zum Stillstand gekommen.
8. Herr P. ist Invalide.

## 4. Narbenkrebs und Unfall

Bei einem Heizer war ein Hautkrebs auf einer Verwundungsnarbe entstanden. Die Frage, ob eine Kriegsfolge oder eine Berufserkrankung vorliege, wurde so beurteilt:

Der jetzt 60 Jahre alte P.P. ist Heizer und hat seit seinem 18. Lebensjahr (1912) als solcher gearbeitet. Im Jahre 1915 erlitt er im Feldeinsatz eine Weichteilverletzung am rechten Unterschenkel. Die Wunde über dem Schienbein war zwar nach 3 Monate dauernder Lazarettbehandlung verheilt, brach aber in regelmäßigen Abständen immer wieder auf. Nach Kriegsende ging Herr P. in seinen Beruf zurück. Seine Tätigkeit als Kesselheizer in einem Industriebetrieb brachte es mit sich, daß er sich gelegentlich Schürfungen an den Schienbeinen zuzog. Hinzu kam eine ständige Verschmutzung der Haut mit Schmieröl, Teer, Ruß und Asche. Auch zeigten sich infolge der Hitzestrahlung chronische Entzündungen der Haut beider Schienbeine. Im Jahre 1952 hatte sich ein permanentes Geschwür mit wallartig erhabenen Rändern über dem rechten Schienbein im Bereich der alten Narbe entwickelt. Die Probeentnahme von Gewebe ergab ein schwach verhornendes Plattenepithelcarcinom, das auf Tiefenbestrahlung nicht reagierte. Deshalb mußte im gleichen Jahr die Amputation des rechten Beines am Oberschenkel durchgeführt werden.

Zu der Frage, ob der Verlust des rechten Beines eine Folge der Kriegsverletzung oder beruflicher Tätigkeit sei, ist folgendes zu sagen:

Der Kesselheizer P.P. hat als 21jähriger Soldat eine Weichteilverletzung des rechten Unterschenkels über dem Schienbein erlitten. Auf dieser Narbe hat sich 37 Jahre nach der Verletzung ein Hautkrebs entwickelt, der letztlich die Absetzung des rechten Beines notwendig machte. Lassen wir zunächst die berufliche Exposition unberücksichtigt, so erhebt sich die Frage, ob die Verletzung geeignet war, nach so langer Zeit einen Krebs herbeizuführen. Wie wir aus der unfallärztlichen Erfahrung wissen, ist ein Krebs als Folge eines Unfalls ein seltenes Ereignis. Die Mehrzahl solcher Geschwülste entsteht spontan, ohne daß es einer äußeren Gewalteinwirkung bedürfte. Ein geringer Teil, die sogenannten Berufs- oder Gewerbekrebse haben ihre Ursachen in bestimmten, genau bekannten Schädigungen, die teils chemischer Art sind, teils auf Strahlenwirkung beruhen. Es gibt aber auch eine zahlenmäßig sehr kleine Gruppe von Krebsen, die nach äußerer Gewalteinwirkung entstehen. Wenn auch solche Kräfte, vor allem mechanischer Art, nicht spezifisch krebserzeugend sind, können sie doch zum Anlaß für die Geschwulstentstehung werden und im Versicherungsfalle sogar Anerkennung als ursächliches Moment finden. Dazu sind aber bestimmte Voraussetzungen zu erfüllen. Diese erstrecken sich auf folgende Punkte:

1. Die Verletzung muß hinreichend schwer gewesen sein und die Stelle getroffen haben, an der sich später der Krebs entwickelte.
2. Die Verletzung muß penetrierend, das heißt in die Tiefe dringend, gewesen sein.

3. Die Verletzung muß eine Praecancerose, das heißt einen Zustand fortdauernder Entzündung des verletzten Gewebes, hervorgerufen haben, aus dem erfahrungsgemäß bösartige Geschwülste hervorgehen.
4. Die für die spontanen Krebse gültigen langen Entwicklungszeiten müssen auch hier gewahrt sein, sie sind mit wenigstens 10 Jahren anzusetzen.
5. Der Zeitraum zwischen Verletzung und Geschwulstbildung soll sogenannte Brückensymptome aufweisen, die sich als fortdauernde Entzündungen, Fistelbildungen oder Geschwüre zu erkennen geben.

Betrachtet man unter diesen Gesichtspunkten den Verlauf der Vorgeschichte des Herrn P., dann erweisen sich alle unter den Punkten 1–5 genannten Forderungen erfüllt. Die Verletzung war sowohl hinreichend schwer als auch penetrierend. Es ist eine chronische Entzündung in Form des wiederholten Aufbrechens der Narbe zu erkennen, die man als Praecancerose bewerten kann und die zugleich die Forderung nach Brückensymptomen erfüllt. Auch die zeitlichen Bedingungen sind gegeben, indem die Krebsbildung seit der Verwundung 37 Jahre benötigte. Dieser Zeitraum spricht sehr für einen Zusammenhang von Unfall und Krebs, da er sich stark an die Verhältnisse bei der Entstehung von Spontangeschwülsten angleicht. Die Kette des Nachweises eines inneren Zusammenhanges ist lückenlos und im versicherungsrechtlichen Sinne als ursächlich anzusehen. Wir sind zu einer solchen Deutung berechtigt, obwohl feststeht, daß mechanische Verletzungen von sich aus nicht krebserzeugend sind, denn in diesem Falle hat die Verletzung ein Geschehen in Gang gesetzt, von dem man sagen kann, daß es an gleicher Stelle ohne äußeres Dazutun mit überwiegender Wahrscheinlichkeit nicht abgelaufen wäre. Bei der Beurteilung haben wir allerdings den zweiten Komplex der beruflichen Schädigung noch nicht berücksichtigt. Ohne diese läßt sich zunächst feststellen, daß der Verlust des rechten Beines letztlich auf die im Jahre 1915 erlittene Verwundung zurückzuführen ist.

Zur zweiten Frage nach der Berufskrankheit ist zu sagen, daß Herr P. mit einer Unterbrechung von 4 Jahren während des ersten Weltkrieges kontinuierlich 35 Jahre lang als Kesselheizer tätig war. Auf den ersten Blick erscheint es leicht, eine ursächliche Verbindung zwischen der Tätigkeit des Geschädigten und seiner Krankheit, dem Schienbeinkrebs, herzustellen, zumal dieser bei Kesselheizern zu den anerkannten Berufskrankheiten gehört. Dazu bedarf es aber ebenfalls der Erfüllung bestimmter Voraussetzungen, die in folgenden Punkten bestehen:

1. Die Tätigkeit muß viele Jahre ununterbrochen ausgeübt worden sein.
2. Es muß eine Praecancerose im Sinne langdauernder örtlicher Entzündung bestanden haben.
3. Es müssen Brückensymptome nachweisbar sein.
4. Die zusätzliche Einwirkung krebserzeugender Faktoren muß geprüft werden.
5. Es muß ein angemessener Zeitraum bis zur Entstehung der bösartigen Geschwulst nachweisbar sein.

Die genannten Punkte auf die Verhältnisse bei Herrn P. übertragen, führen auch hier zu einer Übereinstimmung. Sowohl die zeitlichen Voraussetzungen der beruflichen Tätigkeit als auch die des langen Intervalls bis zur Entstehung der Geschwulst sind erfüllt. Die Praecancerose gibt sich als fortdauernde Entzündung und zugleich als Brückensymptom zu erkennen. Zusätzlich krebserzeugende Schäden sind ebenfalls vorhanden, sie werden durch die ständige berufsbedingte Verschmierung mit Öl und Ruß repräsentiert. Gerade letzterer ist als krebserzeugend anerkannt, und die Rußkrebse der Schornsteinfeger waren die ersten, die als berufsbedingt erkannt wurden (P. Pott, 1775).

Demgegenüber ist die reine Hitzewirkung nicht als spezifisch krebserzeugend anzusehen. Ihre Wirkung beruht vielmehr darauf, daß durch sie chronische Entzündungen entstehen, aus denen sich auf die Dauer krebsig entartete Geschwüre entwickeln können, auch ohne daß dabei ein spezifisch krebserzeugender Stoff beteiligt gewesen wäre.

Wir können also, diesmal ohne Berücksichtigung der Verwundung, feststellen, daß die Tätigkeit als Heizer und die damit verbundene Hitzeeinwirkung geeignet war, eine bösartige Geschwulst am rechten Schienbein des Herrn P. hervorzurufen, die im Sinne einer Berufskrankheit anerkannt werden muß. Daß die Entartung gerade am rechten Schienbein entstanden ist, erklärt sich aus der Tatsache der Linkshändigkeit des Geschädigten. Solche Menschen setzen beim Schaufeln das rechte Bein vor, so daß dieses mehr als das linke der Hitzeeinwirkung ausgesetzt ist. Aber auch am linken Bein des Herrn P. finden sich Zeichen der chronischen Entzündung der Haut, wie im Befund näher ausgeführt.

Nach dem bisher Gesagten können wir feststellen, daß bei Herrn P. zwei gleichberechtigte Komplexe nebeneinander bestehen, die jeder für sich geeignet waren, die bösartige Geschwulst am rechten Schienbein hervorzurufen. Sowohl die Verwundungsnarbe an dieser Stelle als auch die berufsbedingte chronische Hitzewirkung waren in der Lage, jeweils in Verbindung mit der fortdauernden Entzündung, nach langer Zeit ihres Bestehens zur krebsigen Entartung zu führen. Damit sind sie auch in direktem Zusammenhang mit dem Verlust des rechten Beines zu bringen. Es fragt sich nun, ob die Erfahrung und die Wahrscheinlichkeit mehr für den einen oder für den anderen Entstehungsmodus sprechen. Ohne Zweifel ist hier ein Vorgang abgelaufen, den K. H. Bauer als Syncarcinogenese bezeichnet hat. Darunter versteht man das Zusammenwirken verschiedener Reize, die nicht eigentlich krebserzeugender Natur sein müssen. Im Falle des Herrn P. sind das die Narbe über dem Schienbein, die chronische Entzündung, die Reizung des Gewebes durch die Wärmestrahlung und die Verschmutzung durch Ruß, Teer und Schmieröle. Hinzu kommt noch eine gewisse Disposition, das heißt die Bereitschaft der Haut dieser Region zu entzündlichen und geschwürigen Veränderungen. Sie entstehen auf dem Boden vorhandener Mangeldurchblutungen ohne die Mithilfe von außen kommender Schäden. Bei Verletzungen aber sind sie häufig der Anlaß für Heilungsstörungen. Wir finden also eine Summation von Reizen unterschiedlicher Art und Herkunft, die auf das letztlich bösartig gewordene Gewebe der Schienbeingegend gewirkt haben. Um das Überwiegen des einen oder anderen zu ermitteln, kann die Statistik herangezogen werden. Sie sagt, daß Unterschenkelgeschwüre, die auf dem Boden von Durchblutungsstörungen entstehen, verhältnismäßig selten krebsig entarten. Die Rate der Entartung liegt unter 1%, und ähnlich verhält es sich mit solchen Geschwüren, die durch äußere Gewalt entstanden sind. Demgegenüber liegt die Rate der Hautkrebse als Folge einer Dauerwirkung von Wärmestrahlen höher und ist so signifikant, daß diese Krankheit Anerkennung als berufsbedingter Schaden gefunden hat. Der Schienbeinkrebs der Kesselheizer darf auch im Falle des Herrn P. als Modell dienen, nachdem er über 30 Jahre in einem Beruf tätig war, der anerkanntermaßen derartige Gefährdung mit sich bringt. Im Vergleich dazu spielen die Verwundung und die örtlich gegebene Disposition eine verhältnismäßig untergeordnete Rolle, obwohl ihr Mitwirken unverkennbar und die Möglichkeit nicht ausgeschlossen ist, daß auch ohne die berufliche Schädigung ein Schienbeinkrebs entstanden wäre. Die Wahrscheinlichkeit spricht aber auf Grund der größeren Häufigkeit eines solchen Ereignisses überwiegend für eine Berufserkrankung.

Zusammengefaßt geben wir unser Gutachten dahingehend ab:

1. Herr P.P. hat mit 21 Jahren eine Verwundung erlitten, als deren Folge sich ein Narbengeschwür an der Haut des rechten Schienbeines entwickelt hat.
2. 37 Jahre nach der Verletzung ist an dieser Stelle ein Hautkrebs entstanden, der die Amputation des rechten Beines im Oberschenkel erforderlich machte.
3. Seit der Verwundung bis zur Entstehung des Hautkrebses waren Brückensymptome vorhanden, die in ständig wiederkehrenden Entzündungen und Geschwüren ihren Ausdruck fanden.
4. Die Voraussetzungen zur Anerkennung des ursächlichen Zusammenhanges von Verwundung, Hautkrebs und Verlust des rechten Beines sind gegeben.
5. Herr P.P. ist aber Kesselheizer und hat bereits 3 Jahre vor der Verwundung und weitere 30 Jahre nach derselben als solcher gearbeitet.
6. Unabhängig von der Verwundung sind auch die Voraussetzungen zur Anerkennung des Schienbeinkrebses als Berufskrankheit gegeben.
7. Da die Wahrscheinlichkeit auf Grund der Erfahrung überwiegend für die unter Punkt 6 genannten Zusammenhänge spricht, kommen wir zu dem Schluß, daß eine entschädigungspflichtige Berufskrankheit vorliegt.
8. Herr P.P. ist im Sinne des Gesetzes Arbeitsinvalide.

### 5. Fistelcarcinom und Unfall

Hier geht es um die Frage nach dem Zusammenhang von Unterschenkelschußbruch, Osteomyelitis und Fistelkrebs, der Anlaß zur Oberschenkelamputation wurde. Die Beurteilung lautete:

Der jetzt 61 Jahre alte Herr N.O. hat als 18jähriger einen Schußbruch des linken Unterschenkels erlitten. Nach fast zwei Jahre dauernder Lazarett- und später Krankenhausbehandlung wurde er mit verheiltem Knochenbruch und vernarbten Weichteilwunden entlassen. Bereits 9 Monate später mußte er wegen eines Abszesses an der alten Verwundungsstelle wieder operiert werden. Seitdem sind nach vorübergehender Abheilung in mehr oder weniger regelmäßigen Abständen erneute Eiterverhaltungen und Abszesse aufgetreten, die wiederholt chirurgisch behandelt werden mußten. Seit 10 Jahren besteht über der Mitte des linken Schienbeines eine Fistel, aus der sich wiederholt kleine Knochensplitter abgestoßen haben. 42 Jahre nach der Verwundung entstand in der Umgebung der Fistel ein sich immer mehr ausbreitendes Geschwür, dessen feingewebliche Untersuchung ein verhornendes Plattenepithelcarcinom ergab. Daraufhin wurde die Amputation in Oberschenkelmitte durchgeführt.

Uns ist die Frage gestellt worden, ob die Verwundung und ihre Folgen geeignet waren, eine bösartige Geschwulst hervorzurufen, und ob die Wahrscheinlichkeit für einen Zusammenhang auch nach so langer Zeit von 42 Jahren spricht. Um diesen Komplex beantworten zu können, ist es zweckmäßig, ihn in folgende Fragen aufzuteilen:

1. Können mechanische Verletzungen die Ursache für bösartige Geschwülste sein?
2. Sind die Verletzungsfolgen ursächlich in die Geschwulstentstehung eingeschaltet?
3. Wie verhält es sich mit den zeitlichen Bedingungen im Rahmen der Krebsentstehung?
4. Können andere, von der Verwundung unabhängige Faktoren ursächlich für den Krebs in Frage kommen?
5. Stehen die Verwundung und die 42 Jahre später notwendige Amputation miteinander im Zusammenhang?

**Zu 1.:**

Während die Ursachen der meisten Organkrebse, die spontan entstehen, unbekannt sind und sich nur vermutungsweise auf bestimmte äußere oder innere Schädigungen zurückführen lassen, kennen wir von den Berufskrebsen und auch aus der experimentellen Forschung eine ganze Anzahl ursächlicher geschwulsterzeugender Faktoren. Sie sind sowohl physikalischer als auch chemischer Art und werden, um zwei Beispiele unter vielen zu nennen, von Röntgenstrahlen und Anilinfarbstoffen repräsentiert. Mechanische Verletzungen durch Unfälle oder Verwundungen haben sich als unwirksam erwiesen, bösartige Geschwülste zu erzeugen. Vor allem ist das für die einmalige Gewalteinwirkung zutreffend. Irgendwelche spezifischen Kräfte oder Fähigkeiten, einen Krebs zu erzeugen, wohnen ihnen mit Sicherheit nicht inne. Dafür sprechen die Millionenzahlen der Verwundeten großer Kriege ebenso wie die Vielzahl der Unfallgeschädigten. Dennoch sehen wir, wenn auch bei einer kleinen Zahl von Verletzten, an der Stelle der Gewalteinwirkung später Krebsgeschwülste entstehen. Da die mechanisch bedingte Verletzung oder Verwundung, und von dieser soll hier die Rede sein, als spezifische Ursache nicht in Frage kommt, muß man prüfen, ob andere Zusammenhänge bestehen. Wir kommen damit zur zweiten Frage.

**Zu 2.:**

Beobachtet man diejenigen Krebse, die in irgendeiner Weise mit einem Unfall oder mit einer Verwundung in Verbindung gebracht werden, dann zeigt sich, daß es sich bei diesen ausnahmslos um penetrierende Verletzungen, das heißt durch die Haut in die Tiefe dringende Gewebsschäden, gehandelt hat. Es ergibt sich ferner die Beobachtung, daß derartige Verletzungen fast immer durch Komplikationen in der Wundheilung ausgezeichnet waren. Solche Komplikationen sind Entzündungen, Infektionen, Fisteln, Narben- und Geschwürbildungen, die den Heilungsverlauf stören und ihn nicht zum Abschluß kommen lassen. Ähnliche und vergleichbare Vorgänge findet man aber auch bei der Entstehung von Organgeschwülsten, für die keine ursächlichen spezifischen Faktoren bekannt sind. Man bezeichnet den Zustand der fortdauernden Entzündung und der gestörten Heilung, in dem das Organ oder ein Gewebe sich befinden, als Praecancerose. Derartige Praecancerosen oder Vorkrebse gehören in der Regel zur Entstehungsgeschichte der meisten Organgeschwülste, deren eigentliche Ursachen unbekannt sind und deren Zahl weit überwiegt gegenüber denen, die wie die Berufskrebse aus bekannter Ursache entstehen. Wenn wir also sagten, mechanische Schäden seien für den Krebs nicht ursächlich, dann ist diese Feststellung nunmehr so zu erweitern, daß ihre Komplikationen zu Vorkrebsen des Gewebes führen können. Voraussetzung dafür sind allerdings die durchdringende, penetrierende Verletzung und als ihre Folge die Wundheilungsstörungen. Diese wiederum müssen von Dauer sein und sich über einen langen Zeitraum verfolgen lassen. Damit kommen wir zur nächsten Frage.

**Zu 3.:**

Um den Bedingungen gerecht zu werden, denen die Krebsentstehung nach Verletzungen unterliegt, braucht man vergleichbare Vorgänge, die als Modell dienen können. Sie bieten sich in den wiederholt zitierten Spontankrebsen des Menschen an. Nicht nur die Vorkrebse sind hier vergleichbare Zustände, auch die zeitlichen Bedingungen müssen vergleichbar sein. Aus der Klinik wissen wir, daß solche Krebse viele Jahre und Jahrzehnte benötigen, um sich aus einem Vorkrebs zu entwickeln. Deshalb besteht die Forderung, daß auch bei Krebsen in der Folge von Verletzungen die gleichen zeitlichen Bedingungen eingehalten werden. Tatsächlich ist das der Fall, und man darf sagen, je länger der Zeitraum war, der zwischen Verletzung und späterer Geschwulstbildung verstrichen ist, um so größer ist die Wahrscheinlichkeit eines Zusammenhanges beider. Bedingung ist allerdings, daß dieser Zeitraum durch sogenannte Brückensymptome gekennzeichnet ist, die in den genannten Heilungsstörungen und wiederholten Entzündungen ihren Ausdruck finden. Intervalle zwischen Verletzung und Krebs von 10—40 und mehr Jahren sind keine Seltenheit, sie sind sogar die Voraussetzung für einen Ablauf der Krebsentstehung, der ganz der klinischen Erfahrung entspricht.

**Zu 4.:**

Da ein Teil der menschlichen bösartigen Geschwülste bekannte Ursachen hat — Röntgenkrebse, Anilinkrebse — muß auch im Zusammenhang mit einem Unfall oder einer Verwundung geprüft werden, ob ein allenfalls entstandener Krebs vielleicht spezifische Ursachen haben kann. Hier hilft uns die Kenntnis der Berufs- oder Gewebekrebse, deren Ursachen genauer bekannt sind. Sie sind in der Liste der Berufskrankheiten aufgeführt und erstrecken sich auf Schäden, hervorgerufen durch Strahlen und eine Anzahl chemischer Elemente und Verbindungen. Wie schon der Name sagt, sind sie nicht mit Unfallfolgen gleichzusetzen. Die Art, wie sie auf den Organismus einwirken, ist nicht auf ein plötzliches Ereignis zurückzuführen, sondern auf ein Geschehen, das sich über einen längeren Zeitraum erstreckt. Dieser zählt nach Jahren und hat mit einem kurzfristig ablaufenden Unfall nichts gemeinsam. Dennoch können auch solche spezifisch krebserzeugenden Schäden aus Anlaß eines Unfalls in den Körper gelangen. Zu denken wäre an die Einsprengung giftiger Metalle oder von Teer. Auch können die Verletzungsfolgen der Anlaß dafür sein, daß der Organismus mit krebserzeugenden Schäden in Verbindung kommt. Ein solcher Kontakt kann sich zum Beispiel aus der Röntgenbestrahlung der entzündeten Verletzungsstelle ergeben. Allerdings sind dabei die zur Anwendung kommenden Strahlendosen zu gering, um von sich aus zu einer bösartigen Geschwulst zu führen. Immerhin aber können sie dazu beitragen, das ohnehin gestörte Gleichgewicht an der Verletzungsstelle weiter zu verschieben und auf diese Weise das Stadium des Vorkrebses in ungünstigem Sinne zu beeinflussen. Ähnliches gilt für den jahrelang durchgeführten Gebrauch verschiedener Lösungen und Salben, die nicht immer geeignet sind, ihren Zweck, die Heilung herbeizuführen, auch zu erreichen.

**Zu 5.:**

Eine Antwort auf diese Frage wird möglich, wenn man das Ergebnis der unter den Punkten 1—4 erörterten zusammenfaßt. Es wurde festgestellt, daß mechanische Verletzungen nicht die Ursache bösartiger Geschwülste sein können, daß sie aber zum Anlaß derselben werden, wenn sie penetrierend waren und die Wundheilung nicht ungestört zum Abschluß kam. Solche Wundheilungsverzögerungen können auf die Dauer zu Veränderungen im Gewebe der Verletzungsstelle und zu einem Vorkrebs führen. Dazu bedarf es vieler Jahre, die Mindestdauer ist mit 10 Jahren anzusetzen. Während dieser Zeit müssen Brückensymptome in Form ständiger Entzündung oder wiederholten Aufflammens derselben beobachtet worden sein. Gelegentlich können auch spezifisch krebserzeugende Schäden sich an der Krebsentstehung nach Unfällen beteiligen. In der Regel haben sie jedoch keinen ausschlaggebenden ursächlichen Wert.

Namhafte Autoren, wie K. H. BAUER, H. BÜRKLE DE LA CAMP, N. GULEKE, A. W. FISCHER, E. HOLSTEIN, haben ihre Aufmerksamkeit der Begutachtung solcher Fälle zugewandt. Sie vertreten übereinstimmend die Auffassung, daß ursächliche Zusammenhänge im Sinne versicherungsrechtlicher Bedeutung zwar selten sind, sich aber immer wieder beobachten lassen. Zur Anerkennung des Zusammenhanges fordern sie die Erfüllung folgender Bedingungen:

1. Der Unfall muß erwiesen und schwer gewesen sein.
2. Die Art der Gewalteinwirkung und die Art der Geschwulstentstehung müssen übereinstimmen.
3. Die Zeit zwischen Unfall und Geschwulstentstehung muß mit den allgemeinen Erfahrungswerten übereinstimmen.
4. Es müssen Brückensymptome nachweisbar sein.

Diese Punkte auf die obigen Erörterungen übertragen, führen zu folgender Feststellung. Herr N. O. hat eine penetrierende Verletzung des linken Unterschenkels, einen Schußbruch, erlitten. Als dessen Folge entwickelte sich eine eitrige Knochenmarks- und Weichteilentzündung, die — abgesehen von Zeiten der Ruhe — immer wieder aufflackerte und auf die Dauer zu einem Zustand an der Verletzungsstelle führte, der mit einem Vorkrebs identisch ist. Aus diesem Vorkrebs hat sich im Laufe der Jahre ein Krebs entwickelt, dessen Ausdehnung und Lokalisation die Amputation des linken Beines im Oberschenkel erforderlich machten. Zwar ist die Verwundung als solche keine Krebsursache, sie hat aber ein Geschehen in Gang gesetzt, das zum Krebs führte und letztlich die Amputation zur Folge hatte. Ursache und Anlaß sind in diesem Falle übereinstimmende und begrifflich untrennbare Faktoren. Aus diesem Grunde muß man die Verwundung und den Verlust des linken Beines in einen Kausalzusammenhang bringen, dessen Glieder lückenlos ineinandergreifen.

Zusammengefaßt geben wir unser Gutachten so ab:

1. Herr N.O. hat als 18jähriger einen Schußbruch des linken Unterschenkels erlitten.

2. Als Folge des Schußbruches hat sich eine fortdauernde, von Zeiten relativer Ruhe abgelöste Entzündung an der Verletzungsstelle entwickelt.
3. Aus der fortdauernden Entzündung ist ein Vorkrebs entstanden, und aus diesem hat sich im Laufe vieler Jahre ein Krebs an der Stelle der ehemaligen Verwundung entwickelt.
4. Der Zeitraum von 42 Jahren, der zwischen der Verwundung und der Entstehung des Krebses am linken Unterschenkel liegt, spricht für den Zusammenhang beider Ereignisse.
5. Die notwendige Amputation des linken Beines ist eine Folge der Verwundung.

## Schlußbetrachtung

Die Beschäftigung mit Fragen des Zusammenhanges von Krebs und Unfall führt bei aller Seltenheit einschlägiger Beobachtungen zu unbestreitbar echten Verbindungen zwischen beiden Komplexen. Sie sind zwar nicht kausaler Art im Sinne des Begriffs, jedoch befähigt, eine Kontinuität herzustellen, die sich lückenlos von der Verletzung bis zur Manifestation der Geschwulst erstreckt. Ein Unfall, der zum Anlaß für die Cancerogenese wird, hat aber eine Perforation des epithelialen Deckverbandes zur Voraussetzung. Nur so scheint es denkbar, daß eine Praecancerose zur Entwicklung kommt, die wir in der fortdauernden Entzündung, der Mazeration des Gewebes, der Sekretverhaltung und der gestörten Regeneration erblicken, und nur so wird die Verbindung zu den Spontantumoren epithelialer Herkunft hergestellt, die durchweg aus dem Boden einer Praecancerose hervorgehen.

Aus dieser Sicht scheinen die unfallbedingten Krebse nichts anderes zu sein als der Spezialfall in einem Geschehen von allgemeiner Gültigkeit. Die Beziehungen zum Lebensalter und zu dem Intervall zwischen Determination und Realisation führen ebenfalls zu dem großen Modell und zur Anerkennung des Zusammenhanges zwischen Unfall und Krebs im Einzelfall. Wenn hierbei nicht oder nur sehr selten das Mitwirken spezifischer Cancerogene nachzuweisen ist, kann dies zwar als Mangel empfunden werden, aber nicht als Hindernis für Analogien, solange noch für die Spontantumoren solche Äquivalente unbekannt sind. Zwar ist es denkbar, daß sie als Metabolite im Gewebe, auch im traumatisch geschädigten, entstehen können. Vorläufig ist das aber nicht bewiesen. Vielmehr hat die Beschäftigung mit der Materie uns immer mehr mit dem Gedanken vertraut gemacht, daß auch unspezifische Reize cancerogen werden, sofern die Zeit ihrer Wirkung genügend lang ist. Deshalb meinen wir, ist die Praecancerose der Schlüssel zum Verständnis und zur Prophylaxe sowohl der Spontangeschwülste als auch der traumatogenen Carcinome.

Eine Anzahl Abbildungen stammt nicht aus dem eigenen Krankengut. Sie wurden mir von folgenden Herren liebenswürdigerweise zur Verfügung gestellt:
Doz. Dr. Burkhardt, Dresden: Abb. 7,
Prof. Dr. Güthert, Erfurt: Abb. 14,
Prof. Dr. Langhof, Jena: Abb. 45,
Dr. Reuter, Stuttgart: Abb. 48,
Prof. Dr. Schumann, Erfurt: Abb. 8,

Prof. Dr. Uebermuth, Leipzig: Abb. 47, 49, 77 und 84
Dr. Wachter, Pößneck: Abb. 54 und 55
Dr. Watzlawick, Cottbus: Abb. 25.

Die Röntgenaufnahmen sind überwiegend in der Radiologischen Klinik der Friedrich-Schiller-Universität entstanden. Die histologischen Befunde des Jenaer Krankengutes wurden im Pathologischen Institut der Friedrich-Schiller-Universität Jena erhoben. Den Direktoren beider Institute, Herrn Prof. Dr. Arndt und Herrn Prof. Dr. Bolck, danke ich für Überlassung der Dokumente verbindlichst.

a. Nach 40 Jahren carcinomatös entartete branchiogene Fistel
b. Dreilamellennagel aus Stahl mit Nickelüberzug nach halbjährigem Verweilen im Schenkelhals
c. Torpide Narbenulcera nach Benzinverbrennung vor einem halben Jahr
d. Stecksplitter des rechten Lungenoberlappens; Resektionspräparat. Der Splitter ist in eine schwielige Granulationshöhle eingebettet
e. Narbencarcinom der rechten Stirnseite 10 Jahre nach Bestrahlung eines Pigmentnaevus
f. Narbencarcinom bei 62jährigem Heizer. Verbrennung beider Beine mit heißer Asche vor 38 Jahren. Patient hatte seitdem ununterbrochen seinen Beruf weiter ausgeübt.

Tafel I

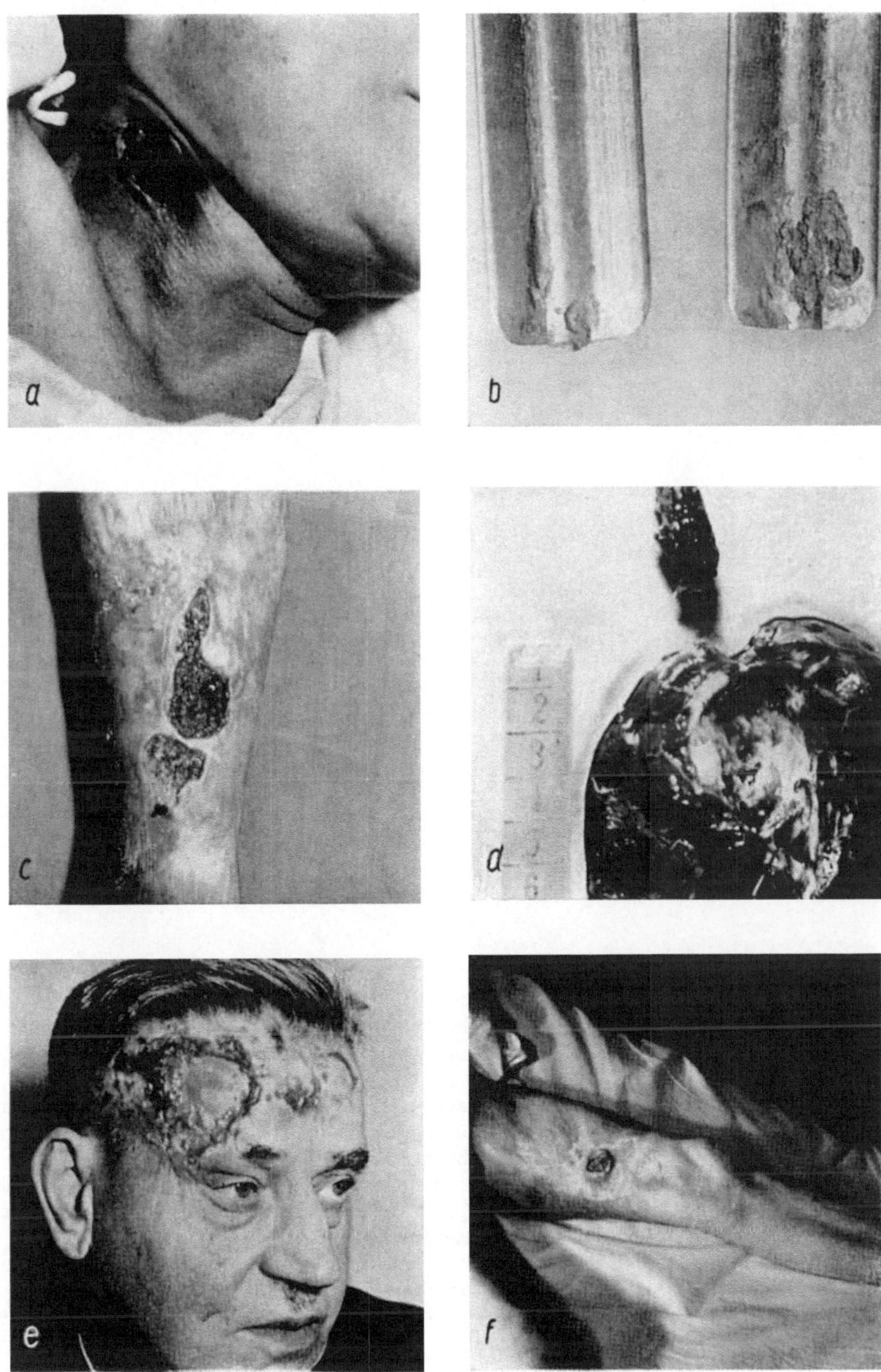

a. Zustand nach Osteomyelitis beider Unterschenkel. Auf der linken Seite bestand seit 50 Jahren eine chronisch rezidivierende Fistel. Seit einem halben Jahr entstand ein Granulationspilz (s. auch Abb. 54 und 55)

b. Der wie in a dargestellte Granulationspilz auf einer chronisch fistelnden alten Osteomyelitis

c. Nach Amputation wegen Sepsis zeigt sich auf dem Längsschnitt des Präparates eine hochgradige Zerstörung der Tibia, verbunden mit erheblicher Entzündung der Weichteile

d. Histologischer Schnitt vom Rande der Granulationen. Schwere chronisch-fortdauernde narbenbildende Entzündung. Starke Verbreiterung der Epidermis mit zapfenförmigem Vorwachsen in die Tiefe (Färbung: Hämatoxylin Eosin, Vergrößerung: 50fach)

e. Schwere chronisch-narbenbildende Entzündung mit Ausbildung von reichlich mehrkernigen Riesenzellen (Färbung: Hämatoxylin Eosin, Vergrößerung: 128fach)

f. Schwere chronisch-fibroblastische Entzündung mit starker Wachstumstendenz. Im Blickfeld 2 Mitosen. Rechts oben Telophase, links unten Metaphase (Färbung: Hämatoxylin Eosin, Vergrößerung: 320fach)

Tafel II

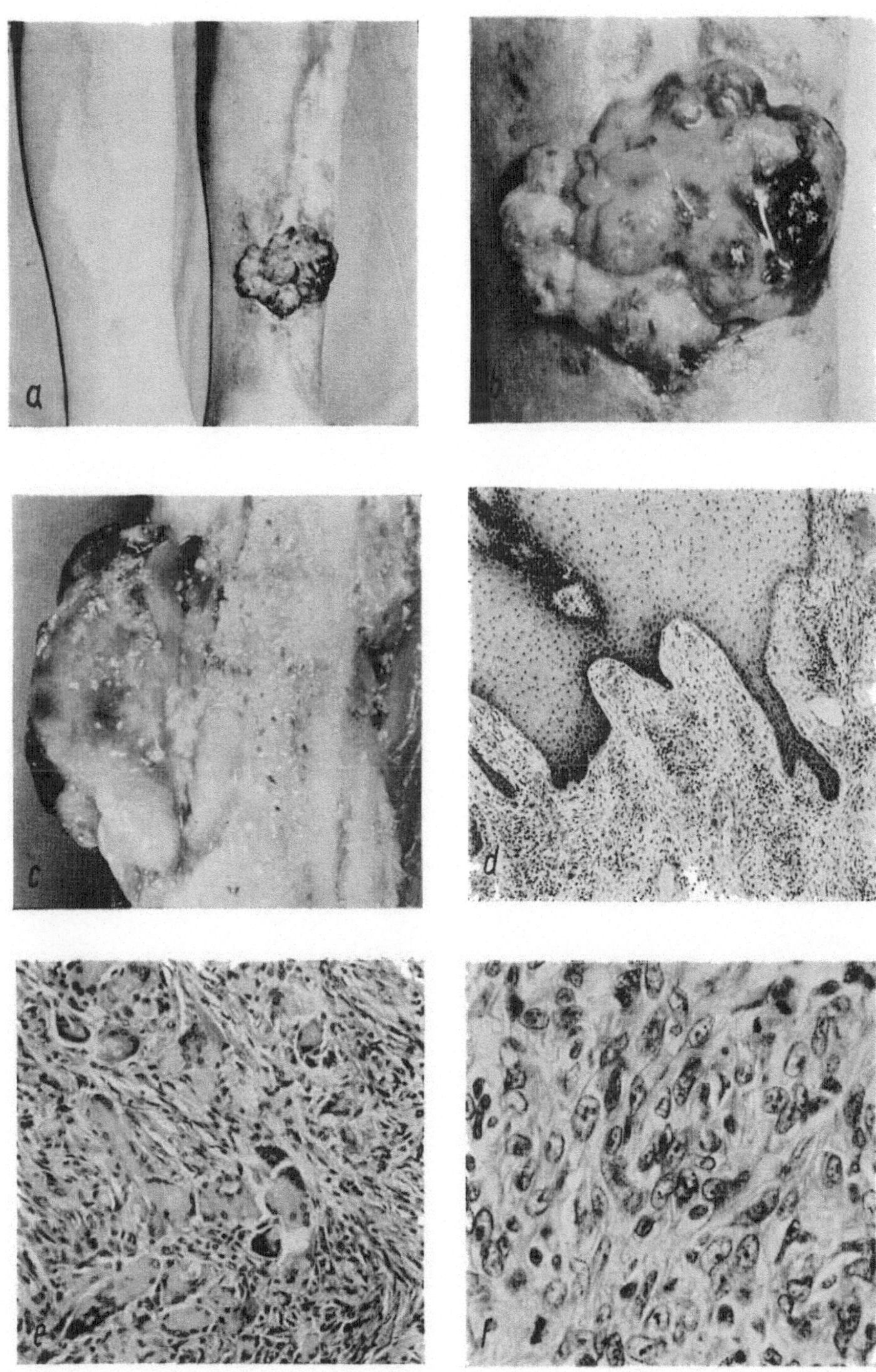

## Namenverzeichnis

## Sachverzeichnis